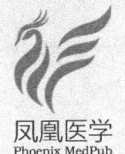

全国高职高专教育"十三五"规划教材

供药学类、食品药品管理类、药品制造类、临床医学类、护理类、医学技术类等专业用

中医学基础

（第2版）

Basis of Traditional Chinese Medicine

主　审	姚安贵
主　编	孙立艳　李艳梅
副主编	谢仲德　王育虎　费　娜　王光普
编　委	（按姓氏笔画排序）
	王　轶（天津生物工程职业技术学院）
	王光普（天津医科大学总医院）
	王育虎（山东医药技师学院）
	朱曼迪（辽宁医药职业学院）
	孙立艳（天津生物工程职业技术学院）
	李艳梅（云南新兴职业学院）
	费　娜（河南医药技师学院）
	董正平（滨州医学院）
	景晓琦（山西药科职业学院）
	谢仲德（重庆三峡医药高等专科学校）

江苏凤凰科学技术出版社

国家一级出版社　全国百佳图书出版单位

全国高职高专教育药学专业"十三五"规划教材建设指导委员会

主 任 委 员
曾庆琪　傅　梅

副主任委员（排名不分先后）
王开贞　李榆梅　张知贵　陈国忠　林国君
罗晓清　耿　磊

常 务 委 员（排名不分先后）
马月宏　王开贞　王　宁　王祥荣　毛春芳
叶颖俊　朱　缨　刘浩芝　孙立艳　严秀芹
李　春　李淑珍　李榆梅　吴方评　谷建亚
邹纯才　张习中　张平平　张知贵　张　威
陆丹玉　陈国忠　林国君　罗晓清　赵庆年
姚安贵　秦红兵　耿　磊　徐坤山　徐毓华
栾家杰　郭庆河　傅　梅　曾庆琪　鄢海燕
樊　明　苏丹丹

再 版 说 明

全国高职高专教育药学专业"十二五"规划教材自 2015 年出版以来,在医药卫生高职高专院校的使用过程中,得到了广大师生的普遍认可。为了适应我国医学高职高专教育改革和发展的需要,贯彻国家对"十三五"期间教材建设的要求,江苏凤凰科学技术出版社组织了近 50 所高职高专院校的教师对本套教材进行整体修订。本次教材的修订,将深入贯彻落实职业教育教学"十三五"文件精神,依据职业教育药学生培养目标及满足新时期医药卫生行业技术技能型人才需求,体现医药行业最新要求,以期更好地为职业学校药学类人才培养服务。

本套教材修订突出"必需、实用、新颖"。其编写特点如下:

1. 保留了第 1 版注重实践、重点突出、激发学生学习兴趣的特点,注重职业教育学生的思维特点,并与教师的授课方式相结合,方便教师教学、学生学习。

2. 内容的修订遵循课程－岗位－资格证书对接一致的原则。坚持以就业为导向、以岗位需求为标准的职业教育办学指导思想,结合就业岗位的基本技能、专业技能、综合技能要求编排各章节,使知识与应用相结合,以期达到教学就业一体化的目标。同时章节后设置习题,紧密结合国家执业药师资格考试大纲要求,努力做到学历证书与执业资格证书对接。

3. 遵循新老内容替换的原则。注重三新,即新知识(药物)、新技术、新工艺取代替换老知识(药物)、老技术、老工艺。注意把最新的知识和最新的案例引用到教材中,体现时代新气息。本套教材所涉及的国家执业药师资格考试指南及大纲、《中国药典》及其他相关规范性文件等,均为最新版本,充分体现行业标准和要求。

4. 遵循课程实训内容与岗位需求一致的原则。课程实训内容紧密与就业岗位需求对接,取代传统的验证理论性实验,以期无缝对接到岗位需求。强调以提高技术应用能力为宗旨,根据工作岗位的需求编写教材。

5. 进一步完善了整套教材的系统性和整体性,突出专业特色,使各门教材之间有机衔接,避免不必要的重复。

6. 各科严格按照实际教学时数编写,文字精练,篇幅把控较好,有利于学生对重要知识点的掌握。

本套教材旨在通过此次修订,在内容、形式上进行全面补充、完善、提高。希望本套修订版教材的面世,能对广大高职高专药学专业人才的培养有所帮助。

第 2 版前言

中医药文明是人类四大医药文明之一,在华夏民族的发展长河中,对民族的生存、繁衍发挥着重要的作用。中医药文化深受古代唯物论和辩证法思想的影响,在长期的医疗实践中,以其独特而卓著的理论体系、预防体系和治疗体系,为人类的健康作出了重大贡献。

为适应国家发展现代职业教育的要求,遵循以服务发展为宗旨,以促进就业为导向,适应技术进步和生产方式变革以及社会公共服务的需要,实现培养数以亿计的高素质劳动者和技术技能型人才的目标,结合国家职业要求确定本教材内容的广度和深度,努力保持中医学基本理论的科学性和完整性,我们组织全国多所高职高专院校的教师编写这本《中医学基础》,供全国高职高专中药学、药品生产技术(中药)、药品生产与加工(中药炮制与配制)、药品质量与安全、药品经营与管理等专业教学使用。本教材在编写过程中,努力保持中医学体系的科学性和完整性,反映中医学学术发展的成熟内容,实现教学内容的整体优化。

本教材注重内容的选择及整体上的联系,充分体现了中医学基本思想和内容。全书除绪论外共十章,包括阴阳学说与五行学说,藏象学说,气、血、津液,经络,病因、病机与发病,体质,四诊,辨证,养生与治则,常见病的辨证论治,力求通俗易懂、层次分明、逻辑严谨、特色突出。每章设有学习导航、导学情景、要点与知识链接,有利于学生在掌握知识的基础上,拓展知识视野,培养创新思维。另外,在每章还增加了经典诵读部分,旨在帮助学习者领略祖国医学之精华,加强中医基本功。

本教材在编写过程中,由姚安贵老师主审,并得到了各位编者及其所在单位的大力支持,在此表示感谢。由于我们水平所限,教材中难免存在不足之处,恳请广大读者不吝赐教,提出宝贵意见,以便修改。

孙立艳
2017 年 12 月

目　　录

绪论 ··· 1
 第一节　中医学理论体系的形成和发展概况 ···································· 1
  一、先秦两汉时期 ·· 1
  二、魏晋隋唐时期 ·· 2
  三、宋金元时期 ·· 2
  四、明清时期 ·· 2
  五、近代和现代 ·· 3
 第二节　中医学的基本特点 ··· 3
  一、整体观念 ·· 3
  二、辨证论治 ·· 5
 思考与练习 ·· 7

第一章　阴阳学说与五行学说 ··· 8
 第一节　阴阳学说 ··· 8
  一、阴阳的基本概念 ·· 9
  二、阴阳学说的基本内容 ·· 9
  三、阴阳学说在中医学中的应用 ·· 11
 第二节　五行学说 ··· 13
  一、五行的基本概念和特性 ·· 14
  二、五行学说的基本内容 ·· 15
  三、五行学说在中医学中的应用 ·· 16
 思考与练习 ·· 19

第二章　藏象学说 ··· 21
 第一节　五脏 ··· 22
  一、心 ·· 22
  二、肺 ·· 24
  三、脾 ·· 26
  四、肝 ·· 28
  五、肾 ·· 31
 第二节　六腑 ··· 35
  一、胆 ·· 35
  二、胃 ·· 35
  三、小肠 ·· 36

四、大肠 ... 37
　　五、膀胱 ... 37
　　六、三焦 ... 37
第三节　奇恒之腑 ... 38
　　一、脑 ... 38
　　二、女子胞 ... 39
第四节　脏腑之间的关系 ... 39
　　一、脏与脏之间的关系 ... 39
　　二、腑与腑之间的关系 ... 43
　　三、脏与腑之间的关系 ... 43
思考与练习 ... 45

第三章　气、血、津液 ... 46
第一节　气 ... 46
　　一、气的概念 ... 46
　　二、气的生成 ... 47
　　三、气的运动 ... 48
　　四、气的功能 ... 49
　　五、气的分类 ... 50
第二节　血 ... 51
　　一、血的概念 ... 51
　　二、血的生成 ... 52
　　三、血的运行 ... 52
　　四、血的功能 ... 52
第三节　津液 ... 53
　　一、津液的概念 ... 53
　　二、津液的代谢 ... 53
　　三、津液的功能 ... 54
第四节　气、血、津液之间的关系 ... 55
　　一、气与血的关系 ... 55
　　二、气与津液的关系 ... 56
　　三、血与津液的关系 ... 57
思考与练习 ... 57

第四章　经络 ... 59
第一节　概述 ... 59
　　一、经络的概念 ... 59
　　二、经络系统的组成 ... 60
第二节　十二经脉 ... 61
　　一、命名 ... 61
　　二、走向与交接规律 ... 61
　　三、分布规律 ... 62
　　四、表里关系 ... 62
　　五、流注次序 ... 62

六、循行路线 ··· 62
第三节　奇经八脉 ··· 70
　　一、督脉 ··· 70
　　二、任脉 ··· 71
　　三、冲脉 ··· 71
　　四、带脉 ··· 72
　　五、阴跷脉与阳跷脉 ··· 73
　　六、阴维脉与阳维脉 ··· 74
第四节　经络的生理功能 ··· 75
　　一、沟通联系 ··· 75
　　二、运行气血 ··· 76
　　三、感应传导 ··· 76
　　四、调节平衡 ··· 76
第五节　经络学说的应用 ··· 77
　　一、说明病理变化 ··· 77
　　二、指导疾病的诊治 ··· 77
思考与练习 ··· 78

第五章　病因、病机与发病 ·· 80
第一节　病因 ·· 80
　　一、外感病因 ··· 81
　　二、内伤病因 ··· 88
第二节　病机 ·· 93
　　一、邪正盛衰 ··· 94
　　二、阴阳失调 ··· 96
第三节　发病 ·· 98
　　一、正邪与发病 ·· 99
　　二、内环境与外环境的影响 ··· 100
思考与练习 ·· 101

第六章　体质 ·· 103
第一节　体质的概念和形成 ·· 103
　　一、体质的概念 ··· 103
　　二、体质的形成与影响因素 ··· 104
第二节　体质的分类 ··· 106
　　一、体质分类的标准 ··· 106
　　二、常用体质分类的特征 ··· 106
第三节　体质学说的应用 ··· 107
　　一、体质与发病 ··· 107
　　二、体质与病理变化 ··· 108
　　三、体质与诊断 ··· 108
　　四、体质与治疗 ··· 108
　　五、体质与养生 ··· 109
思考与练习 ·· 109

第七章　四诊 ... 111

第一节　望诊 ... 112
- 一、望神 ... 112
- 二、望面色 ... 113
- 三、望形态 ... 114
- 四、望头面五官 ... 115
- 五、望躯体 ... 118
- 六、望四肢 ... 119
- 七、望皮毛 ... 119
- 八、望爪甲 ... 121
- 九、望舌 ... 121
- 十、望排出物 ... 125
- 十一、望小儿指纹 ... 125

第二节　闻诊 ... 126
- 一、听声音 ... 126
- 二、嗅气味 ... 128

第三节　问诊 ... 129
- 一、问一般项目 ... 129
- 二、问主诉 ... 129
- 三、问现病史 ... 130
- 四、问既往史、生活史与家族病史 ... 130
- 五、问现在症 ... 130

第四节　切诊 ... 137
- 一、脉诊 ... 137
- 二、按诊 ... 142

思考与练习 ... 143

第八章　辨证 ... 145

第一节　八纲辨证 ... 145
- 一、表里辨证 ... 146
- 二、寒热辨证 ... 147
- 三、虚实辨证 ... 149
- 四、阴阳辨证 ... 151
- 五、八纲之间的关系 ... 151

第二节　气血津液辨证 ... 152
- 一、气病辨证 ... 152
- 二、血病辨证 ... 154
- 三、津液病辨证 ... 155

第三节　脏腑辨证 ... 157
- 一、心与小肠病辨证 ... 157
- 二、肺与大肠病辨证 ... 160
- 三、脾与胃病辨证 ... 162
- 四、肝与胆病辨证 ... 165

五、肾与膀胱病辨证 ··· 167
　　六、脏腑兼病辨证 ··· 170
第四节　六经辨证 ··· 173
　　一、太阳病证 ··· 173
　　二、阳明病证 ··· 174
　　三、少阳病证 ··· 175
　　四、太阴病证 ··· 175
　　五、少阴病证 ··· 175
　　六、厥阴病证 ··· 175
第五节　卫气营血辨证 ··· 176
　　一、卫分证 ··· 176
　　二、气分证 ··· 176
　　三、营分证 ··· 176
　　四、血分证 ··· 177
思考与练习 ··· 178

第九章　养生与治则 ·· 179
第一节　养生 ··· 179
　　一、养生的基本原则 ··· 179
　　二、养生的基本方法 ··· 181
第二节　治则 ··· 182
　　一、既病防变 ··· 182
　　二、治病求本 ··· 183
　　三、扶正祛邪 ··· 185
　　四、调衡阴阳 ··· 186
　　五、调理气血 ··· 187
　　六、调理脏腑 ··· 188
　　七、三因制宜 ··· 188
思考与练习 ··· 189

第十章　常见病的辨证论治 ·· 191
第一节　感冒 ··· 191
　　一、病因与病机 ··· 191
　　二、诊断要点 ··· 191
　　三、辨证论治 ··· 192
　　四、预防调护 ··· 192
第二节　咳嗽 ··· 193
　　一、病因与病机 ··· 193
　　二、诊断要点 ··· 193
　　三、辨证论治 ··· 193
　　四、预防调护 ··· 194
第三节　喘证 ··· 194
　　一、病因与病机 ··· 195
　　二、诊断要点 ··· 195

三、辨证论治 ………………………………………………………………………… 195
　　　四、预防调护 ………………………………………………………………………… 196
　第四节　不寐 …………………………………………………………………………… 196
　　　一、病因与病机 ……………………………………………………………………… 196
　　　二、诊断要点 ………………………………………………………………………… 196
　　　三、辨证论治 ………………………………………………………………………… 197
　　　四、预防调护 ………………………………………………………………………… 197
　第五节　胃痛 …………………………………………………………………………… 198
　　　一、病因与病机 ……………………………………………………………………… 198
　　　二、诊断要点 ………………………………………………………………………… 198
　　　三、辨证论治 ………………………………………………………………………… 198
　　　四、预防调护 ………………………………………………………………………… 199
　第六节　呕吐 …………………………………………………………………………… 199
　　　一、病因与病机 ……………………………………………………………………… 199
　　　二、诊断要点 ………………………………………………………………………… 200
　　　三、辨证论治 ………………………………………………………………………… 200
　　　四、预防调护 ………………………………………………………………………… 200
　第七节　便秘 …………………………………………………………………………… 200
　　　一、病因与病机 ……………………………………………………………………… 201
　　　二、诊断要点 ………………………………………………………………………… 201
　　　三、辨证论治 ………………………………………………………………………… 201
　　　四、预防调护 ………………………………………………………………………… 202
　第八节　泄泻 …………………………………………………………………………… 202
　　　一、病因与病机 ……………………………………………………………………… 202
　　　二、诊断要点 ………………………………………………………………………… 202
　　　三、辨证论治 ………………………………………………………………………… 202
　　　四、预防调护 ………………………………………………………………………… 203
　第九节　头痛 …………………………………………………………………………… 203
　　　一、病因与病机 ……………………………………………………………………… 203
　　　二、诊断要点 ………………………………………………………………………… 204
　　　三、辨证论治 ………………………………………………………………………… 204
　　　四、预防调护 ………………………………………………………………………… 205
　第十节　眩晕 …………………………………………………………………………… 205
　　　一、病因与病机 ……………………………………………………………………… 205
　　　二、诊断要点 ………………………………………………………………………… 205
　　　三、辨证论治 ………………………………………………………………………… 205
　　　四、预防调护 ………………………………………………………………………… 206
　第十一节　淋证 ………………………………………………………………………… 206
　　　一、病因与病机 ……………………………………………………………………… 206
　　　二、诊断要点 ………………………………………………………………………… 207
　　　三、辨证论治 ………………………………………………………………………… 207
　　　四、预防调护 ………………………………………………………………………… 208

第十二节 阳痿 ………………………………………………………………… 208
一、病因与病机 ………………………………………………………… 208
二、诊断要点 …………………………………………………………… 208
三、辨证论治 …………………………………………………………… 208
四、预防调护 …………………………………………………………… 209

第十三节 郁证 ………………………………………………………………… 209
一、病因与病机 ………………………………………………………… 209
二、诊断要点 …………………………………………………………… 209
三、辨证论治 …………………………………………………………… 209
四、预防调护 …………………………………………………………… 210

第十四节 虚劳 ………………………………………………………………… 210
一、病因与病机 ………………………………………………………… 210
二、诊断要点 …………………………………………………………… 210
三、辨证论治 …………………………………………………………… 211
四、预防调护 …………………………………………………………… 212

第十五节 痹症 ………………………………………………………………… 212
一、病因与病机 ………………………………………………………… 212
二、诊断要点 …………………………………………………………… 212
三、辨证论治 …………………………………………………………… 212
四、预防调护 …………………………………………………………… 213

第十六节 痛经 ………………………………………………………………… 213
一、病因与病机 ………………………………………………………… 213
二、诊断要点 …………………………………………………………… 213
三、辨证论治 …………………………………………………………… 214
四、预防调护 …………………………………………………………… 214

第十七节 带下病 ……………………………………………………………… 214
一、病因与病机 ………………………………………………………… 214
二、诊断要点 …………………………………………………………… 214
三、辨证论治 …………………………………………………………… 215
四、预防调护 …………………………………………………………… 215

第十八节 乳癖 ………………………………………………………………… 215
一、病因与病机 ………………………………………………………… 215
二、诊断要点 …………………………………………………………… 215
三、辨证论治 …………………………………………………………… 216
四、预防调护 …………………………………………………………… 216

第十九节 疖 …………………………………………………………………… 216
一、病因与病机 ………………………………………………………… 216
二、诊断要点 …………………………………………………………… 216
三、辨证论治 …………………………………………………………… 216
四、预防调护 …………………………………………………………… 217

第二十节 瘾疹 ………………………………………………………………… 217
一、病因与病机 ………………………………………………………… 217

二、诊断要点 …………………………………………………………………………… 217
三、辨证论治 …………………………………………………………………………… 217
四、预防调护 …………………………………………………………………………… 218
第二十一节 痔 ……………………………………………………………………………… 218
一、内痔 ………………………………………………………………………………… 218
二、外痔 ………………………………………………………………………………… 219
思考与练习 ……………………………………………………………………………… 219

参考文献 ……………………………………………………………………………………… 221

绪 论

学习导航
1. 掌握中医理论体系的主要特点。
2. 熟悉中医学理论体系的形成和发展概况。
3. 能正确运用中医学的基本观点思考和分析问题，充分认识中医学，热爱中医事业。

中医学是以中医药理论与实践经验为主体，研究人类生命活动中健康与疾病转化规律及其预防、诊断、治疗、康复和保健的综合性科学。中医学是中华民族在长期与疾病作斗争过程中的经验总结，是在古代唯物论和辩证法思想的影响下，在长期的医疗实践中，受天文学、农学等其他学科知识的渗透，并在吸取世界各民族医药精华的基础上，逐步形成的一种独特的医学理论体系。

第一节 中医学理论体系的形成和发展概况

一、先秦两汉时期

这一时期是中医药理论的形成阶段，对前代的医学实践和经验进行了系统的总结，逐步形成了相对完整的理论体系。

《黄帝内经》成书于战国至秦汉时期，托名于黄帝，非一时一人之作。该书包括《素问》《灵枢》两部分，共18卷，162篇。其内容非常广泛，不仅包含了人体生理、病理，疾病诊断、治疗、预防等医学理论知识，同时包含了天文学、地理学、哲学、水利学、人类学、社会学、军事学、数学、生态学等多学科成就。该书在许多方面的论述代表了当时世界的领先水平。在形态学方面，对人体骨骼、血脉的长度、内脏器官的大小和容量等的记载，已相当接近现代医学的认识。例如，食管与肠的比例是1∶35，现代解剖学是1∶37。在血液循环方面，认识到血液在脉中是"流行不止，环周不休"。在疾病发生上，强调人体正气的作用，提出了"治未病"的论点。

《难经》原名《黄帝八十一难经》，托名秦越人所著。全书共81难，用假设问答、解释疑难的方式，阐述了人体的组织结构、生理功能，以及疾病的病因、病机、诊断、治疗等内容，特别是在脉诊、经络、命门、三焦等方面，补充了《黄帝内经》的不足。

《伤寒杂病论》为东汉末年张仲景所著，经宋代林亿等整理后，分为《伤寒论》和《金匮要略》。该书以六经论伤寒，以脏腑论杂病，提出了包括理、法、方、药在内的辨证论治原则，使中医基础理论与临床实践紧密结合起来，为中医临床医学的发展奠定了坚实的基础。《伤寒杂病论》被誉为"方书之祖"，该书的问世，代表了中医临床医学的发展和辨证论治的确立。

《神农本草经》托名神农所著,是我国现存最早的药物学专著。该书收载药物365种,根据药物的功效和毒性,将药物分为上、中、下三品,并将药物分为寒、凉、温、热四性,酸、苦、甘、辛、咸五味。书中记述的黄连治痢、常山截疟、麻黄治喘、海藻治瘿瘤、水银治疥疮等,均是世界药物学上的最早记载。该书奠定了中药理论体系发展的基础。

知识链接

中医四大经典指的是在中医发展史上起到重要作用,具有里程碑意义的四部经典巨著,对古代乃至现代中医都有着巨大的指导作用与研究价值。目前学术界一般将《黄帝内经》《难经》《伤寒杂病论》《神农本草经》看作是中医四大经典。

二、魏晋隋唐时期

魏晋隋唐时期,中医学理论和中医临床实践得以显著发展。晋代皇甫谧在总结以往针灸学经验的基础上,撰写了我国现存最早的针灸学专著《针灸甲乙经》。晋代王叔和著成了我国第一部脉学专著《脉经》,确立了寸口脉诊法,首创了"三部九候"及脏腑分配原则。隋代巢元方编著的《诸病源候论》,发展了证候分类学体系,是我国第一部病因、病机和证候学专著。唐代药王孙思邈编著了《千金要方》和《千金翼方》,是两本以记载处方和其他各种治疗手段为主的方书。《备急千金要方》一书载方5300首,较系统地总结和反映了自《黄帝内经》以后至唐代初期的医学成就,尤其是在脏腑辨证方面有了较大的发挥。

三、宋金元时期

宋金元时期,中医学术百家争鸣,氛围浓厚,中医理论体系取得了突破性进展。宋代陈无择的《三因极一病证方论》阐述了"三因致病说",把复杂的病因分为内因、外因和不内外因三类,使中医病因学说得到了进一步的系统化、理论化。宋代钱乙在《小儿药证直诀》中系统地论述了小儿的生理、病理特点,提出了以五脏为纲的儿科辨证方法。

宋金元时期,学术气氛异常活跃,涌现出许多学术观点各具特色、临床成就各有千秋的医学流派,最具代表性的是刘完素、张从正、李杲、朱丹溪,称为金元四大家。刘完素倡导"火热论",认为外感"六气皆从火化""五志过极,皆为热甚",治病主张多用寒凉药物,被后世称为"寒凉派",代表作有《医方精要》《素问玄机原病式》。张从正倡导"攻邪论",主张治病当以驱邪为要务,善用汗、吐、下三法,被后世称为"攻邪派",代表作有《儒门事亲》《治法心要》。李杲创立了"内伤脾胃学说",认为"内伤脾胃,百病由生",治病善用温补脾胃之法,被后世称为"补土派",代表作有《脾胃论》《内外伤辨惑论》。朱丹溪创立了"相火论",认为"阳常有余,阴常不足",治病善用养阴之法,被后世称为"滋阴派",代表作有《格致余论》《丹溪心法》。

四、明清时期

明清时期,中医学理论不断创新、综合、汇通和完善,朝着专门化方向发展,其间编撰了许多专门性、独特性和权威性的医学全书、丛书和类书。

明代张景岳的《景岳全书》,丰富和发展了阴阳学说、藏象学说。吴又可著《温疫论》,首论"戾气"为瘟疫病因,开传染病学之先河。赵献可编著《医贯》,提出"命门学说"。李中梓提出了"肾为先天之本,脾为后天之本"的理论,发展了脏腑学说。

清代,温病学说迅速发展。温病学派的创始人叶天士著成《温热论》,创立了"卫气营血辨证"。吴鞠通编著《温病条辨》,创立了"三焦辨证"。薛生白所著《湿热条辨》和王士雄所著《温热经纬》,

对温病学说发展均有所贡献。另外,清代王清任编著了《医林改错》,改正了古书在人体解剖方面的错误,同时发展了瘀血理论,创立了一系列活血化瘀的方剂。

知识链接

温病一词最早出于《素问》,之后的《伤寒论》《难经》《诸病源候论》等皆有记载。崇祯末年,瘟疫猖獗,阖门传染,患者甚多。当时医家多局限于伤寒之法,治疗无效,甚至致死。吴又可通过深入细致的临证体察,明确指出温疫并非伤寒,而是天地间疠气自口鼻而入,伏于膜原,表里分传,治宜表里分消,创立了一套辨证论治的方法,成为辨治外感温热病的新学术流派。清代中期以后,温病学派日趋壮大,叶天士、薛雪、吴鞠通、王孟英等成为该时期的代表人物,并称温病四大家。

五、近代和现代

鸦片战争以后,中医学理论的发展呈现出新旧并存的趋势,一方面不断收集和整理前人的学术成果,代表人物曹炳章集古今中医学之大成,编著了《中国医学大成》;另一方面涌现出了中西汇通和中医学理论科学化的思潮,形成中西医汇通学派,代表人物有唐容川、恽铁樵、张锡纯。张锡纯编著《医学衷中参西录》,大胆地并用中西药物,对后世医家影响极大。

新中国成立后,党和政府十分重视中医药事业的发展,大力倡导中西医结合和中医现代化。几十年来,中医基础理论的研究发展迅速,一些学者对阴阳、五行、藏象、气血、经络、体质、病因、病机、治则等中医基本理论进行了系统的研究,出版了大量的中医理论研究专著。一些学者用现代科学技术和方法对中医药基础理论进行了探讨与研究,促进了中医药学与现代科学的沟通,特别是在藏象学说、体质学说、证候研究、经络研究等方面成绩显著,促进了中医药学的发展。

第二节 中医学的基本特点

一、整 体 观 念

整体观念,是中医学对人体自身的完整性,以及人与自然和社会环境的统一性的认识。整体观念认为,人体自身是一个有机整体,由各脏腑、组织、器官所构成,而构成人体的各个脏腑、组织、器官之间,在结构上相互联系、不可分割,在功能上相互协调、相互为用,在病理上相互影响;同时认为,人与自然环境和社会环境相互联系,密不可分。人生活在自然环境和社会环境中,而自然环境、社会环境的变化又影响着人体。人类在能动地适应和改造自然环境与社会环境的过程中维持着正常的生命活动。整体观念是古代唯物论和辩证法思想在中医学中的体现,贯穿于中医生理、病理、诊法、辨证、养生和防治等各个方面。

(一)人是一个有机整体

中医学认为,人体是一个以心为主宰,以五脏为中心的一个内外联系、自我调节和自我适应的有机整体。

1. 生理上的整体性 主要体现在五脏一体观与形神一体观。

(1)五脏一体观:构成人体的五脏、六腑、五体、五官、九窍通过经络系统的联络作用,组成了心、肺、脾、肝、肾为中心的五个生理系统,相互之间既有相辅相成的协同作用,又有相反相成的制约作用,并通过精、气、血、津液等的作用来完成机体统一的功能活动。这种以五脏为中心的结构与机能相统一的观点就是五脏一体观。

(2)形神一体观:形是神的藏舍之处,神是形的生命体现,神不能离开形体单独存在,有形才有生命。形神统一,是生命存在的保证。

2. 病理上的整体性　中医学十分注重机体的整体统一性,把局部病理变化与整体病理反应统一起来,既重视局部病变与其相关内在脏腑之间的联系,更强调局部病变与其他脏腑之间的相互影响。例如,肝气郁结,初起表现为胸胁闷胀、疼痛,日久肝气乘脾犯胃,则表现出脘腹胀满、纳食不香、恶心呕吐、大便溏泻等脾失健运、胃失和降的病理变化。

3. 诊断防治和养生的整体性　中医主要根据"有诸内,必形诸外"的理论,通过观察分析面色、形体、舌象、脉象等外在病理变化来分析、判断其内在脏腑的病变情况,从而对疾病作出正确的诊断。故《灵枢·本脏》中说:"视其外应,以知其内藏,则知所病矣。"

在治疗疾病时,中医主张从整体出发,全面了解和分析病情,协调机体阴阳、气血,以及脏腑平衡,达到扶正祛邪、消除病变的目的,例如,肝开窍于目,肝与目密切联系,故治疗眼疾时,从调肝着手,多可获得满意疗效。

在养生保健时,中医非常重视形体和精神的整体调摄,提倡形神共养,即不仅要注意形体的保养,而且要重视精神的调摄,使得形体健壮,精神健旺。

(二)人与自然环境的统一性

人类生活在自然界中,自然界环境中的各种变化直接或间接地影响着人体的生命活动。这种人与自然环境息息相关的认识,就是"天人一体"的整体观。

1. 季节气候对人体的影响　自然界的生物在四时气候变化中有春生、夏长、秋收、冬藏等生长变化过程。人的生理活动随着季节气候的交替也产生着相应的变化。例如,夏天炎热,腠理开泄,则汗多尿少;冬天气候寒冷,腠理固密,则汗少尿多。随着季节、气候的改变,人体的脉象也会出现春弦、夏洪、秋毛、冬石相应的变化。如果气候变化过于剧烈或急骤,超过了人体自身的适应能力,或机体的调节机能失常,不能对自然环境的变化作出适应性调节时,则可导致疾病的发生,甚至引发一些季节性很强的多发病、流行病。一般来说,春季多温病,夏季多痢疾、泄泻,冬季多伤寒。

知识链接

早春,人体血脉应阳气渐长之热而上浮,但渐退未尽之阴寒之气却又令其内敛不散,阴阳二气相搏,致使春脉呈现浮滑而微弦之态。夏季,天气炎热,人体肌肤血管舒张,表现为脉象上浮而大。入秋,阴气渐长而阳气渐消,人气血内敛,暑热未尽,又致气血敛而不下,与夏脉相比,其势已稍下,并渐而下沉。严冬天寒地冻,阴盛阳伏,人体肌肤血管紧缩,以减少体温的耗散,所以脉象渐沉,轻取不应,重按始得,如蛰虫潜居地下越冬一般。

2. 昼夜对人体的影响　昼夜晨昏的变化,影响着人体的生理活动,使人体的阴阳气血进行着相应的适应性调节,以适应自然环境的改变。《素问·生气通天论》中写道:"故阳气者,一日而主外,平旦人气生,日中而阳气隆,日西而阳气已虚,气门乃闭。"这说明人体的阳气白天趋于体表,夜晚潜于体内的运动趋向,人体随着昼夜阴阳二气的盛衰变化而表现出规律性的适应性调节。昼夜的变化也在一定程度上影响着疾病的过程。《灵枢·顺气一日分为四时》中写道:"夫百病者,多以旦慧、昼安、夕加、夜甚。"因昼夜间自然界阳气的变化,导致人体内的阳气发生朝始生、午最盛、夕始弱、夜半衰的适应性改变,从而使病情表现出旦慧、昼安、夕加、夜甚的周期性起伏变化。

3. 地域环境对人体的影响　地域环境不同,则气候、水土不同,人们的饮食结构、风俗习惯存在着一定的差异,对人体的生理活动也有一定的影响,进而影响体质的形成。例如,江南地势低洼,气候多湿热,人体腠理多稀疏,体格多瘦弱;北方地势高凸,气候多燥寒,人体腠理多致密,体格多壮实。人们长期生活在特定的地域环境中,久而久之逐渐在机能方面形成了某些适应性变化,一旦易地而居,因环境的突然改变,初期常感不适,或生皮疹,或生腹泻,习惯上称为水土不服。经过一段时间后,大多数人又都能够逐渐适应新的环境。疾病的发生,特别是某些地方性疾病的发生,与地域环境的差异密切相关。例如,东方傍海而居之人易患痈疡,南方潮湿久居之人易患痹证。

(三)人与社会环境的统一性

人生活在纷纭复杂的社会环境中,对社会产生着影响,而人的生命活动同样也受到社会环境,如政治、经济、文化、宗教、法律、婚姻、人际关系等社会因素的影响,这些因素通过与人的信息交换影响着人体的生理功能、心理活动和病理变化。

1. 社会环境对人体的影响　社会的变迁,给人们的生活条件、生产方式、思想意识和精神状态等方面带来了相应的变化,而社会环境的不同,造就了人的身心机能与体质的个体差异。安定良好的社会环境,可使人精神振奋,勇于进取,有利于人的身心健康,从而增强抵抗力,以致疾病不易发生,人健康长寿;动乱不安的社会环境,可使人精神压抑,紧张恐惧,危害人的身心健康,从而降低抵抗力,导致疾病容易发生。所以,《论衡》中写道:"太平之世多长寿人",《医述》中写道:"大饥之后,必有大疫。"随着社会的进步,居住环境日益舒适,卫生条件逐渐改善,有利于人们的身心健康,使人类的寿命随着社会的进步而延长。但是,社会进步在给人类带来身心健康的同时,也给人类带来了不利于健康的因素,如环境污染、资源危机、能源危机、生态危机等,正威胁着人类的生存和发展。同时,社会的进步,促使生活节奏加快,使人过度紧张,从而可导致精神焦虑、头痛、头晕等病症。

2. 社会地位对人体的影响　个人的政治、经济地位的高低,对人的身心机能有着重要影响,可导致性格、气质和体质的一定差异。政治、经济地位过高,养尊处优,容易使人骄恣纵欲;政治、经济地位低下,容易使人自卑和颓废。个人社会地位的改变,也势必带来物质和精神生活的变化,甚至可影响健康,导致疾病。《素问·疏五过论》中指出,"尝贵后贱"可致"脱营"病,"尝富后贫"可致"失精"病,这说明社会地位及经济状况的剧烈变化,常可导致人的精神情志的不稳定,从而影响人体脏腑的功能,而致某些身心性疾病的发生。此外,家庭纠纷、婚姻不遂、亲人亡故、邻里不和、上下级之间或同事之间关系紧张,均可破坏人体生理和心理的协调与稳定,从而损害身心健康,导致疾病的发生。

[要点:整体观念的理解]

二、辨 证 论 治

辨证论治,是中医认识疾病和治疗疾病的基本法则,是中医对疾病的一种特殊的研究和处理方法。

(一)病、证、症的概念

病,即疾病,是疾病发展的全过程的病理概括,包括特定的致病因素、发病形式、病理演变规律、临床症状和体征,反映了某一病理过程的特征和规律。例如,感冒、消渴、中风等。

证,即证候,是疾病发展过程中某一阶段的病理概括,包括疾病的病因、病位、病性和邪正盛衰变化,反映了疾病发展过程中现阶段的病理变化的本质和发展趋势,是确定治法、处方遣药的依据。例如,肺肾阴虚、肝胆湿热等。

症,包括症状与体征。症状是疾病的临床表现,即患者主观的异常感觉,如恶寒发热、恶心、呕吐、头身疼痛等。能被觉察到的客观表现则称为体征,如面色、舌苔、脉象等。

病、证、症三者既有区别,又相互联系。病与证是通过症状和体征表现出来的,病的重点是疾病的全过程，证的重点是疾病的现阶段。有内在联系的症状和体征组合在一起反映出疾病某一阶段的本质即证，各阶段的证候贯串并叠合起来，便是疾病的全过程。证是病理本质的反映，而症仅仅是疾病的个别表面现象，因而证比症更能深刻和准确地揭露疾病的本质。

(二) 辨证论治的概念

辨证，是将通过四诊(望、闻、问、切)收集的病情资料，运用中医理论进行分析、综合，辨清疾病的原因、性质、部位和发展趋向，概括判断为某种证候的过程。论治，是根据辨证的结果，选择和确定相应的治疗原则和治疗方法。

中医认识疾病和治疗疾病时，既要注重辨病，又要注重辨证，并着重于辨证。只有从辨证入手，才能正确地进行论治。例如，感冒常表现出恶寒发热，头身疼痛，咳嗽，鼻塞流涕等症状，其病位在表，治当解表，但因其病因和机体反应的不同，则可表现出不同的证候，故治疗前还需根据患者寒热的轻重、痰和涕的色质、口渴与否、舌象、脉象等情况进行辨证，分清风寒、风热等证，才能确定选用辛温解表还是辛凉解表等治法，从而避免治疗用药的盲目性，减少失误，提高临床疗效。

(三) 同病异治与异病同治

同一疾病在其不同的发展阶段，可表现出不同的证；而不同的疾病在其发展过程中又可表现出相同的证。因此，中医在治疗疾病时，还要掌握同病异治和异病同治的原则。

同病异治，是指同一疾病，因发病的时间、地域不同，或所处的疾病阶段、类型不同，或患者的体质不同，所反映出来的证候也不同，因而可采用不同的治疗方法。例如，麻疹在其不同的阶段表现出不同的证候，初期疹未出透，治当发表透疹；中期肺热明显，治当清解肺热；后期余热未尽，肺胃阴伤，治当养阴清热。

异病同治，是指不同疾病，在其发展过程中只要出现性质相同的证候，就可采用相同的治疗方法。例如，久泻之后，出现脱肛，属于中气下陷证；产后调理不当，引起子宫下垂，也属于中气下陷证，这两种病都可以用升提中气的方法治疗。

相同的证，代表着主要矛盾的本质相同，可用相同的治疗方法；不同的证，揭示其本质特点不同，需用不同的治疗方法，故有"证同治亦同，证异治亦异"的说法。这种针对疾病发展过程中不同本质的矛盾、不同的状态，用不同的方法进行治疗的思想，是辨证论治的精髓所在。

[要点：病、证、症的区分]

经典诵读

1. 夫上古圣人之教下也，皆谓之虚邪贼风，避之有时，恬淡虚无，真气从之，精神内守，病安从来。是以志闲而少欲，心安而不惧，形劳而不倦，气从以顺，各从其欲，皆得所愿。

——《素问·上古天真论》

2. 故阳气者，一日而主外，平旦人气生，日中而阳气隆，日西而阳气已虚，气门乃闭。是故暮而收拒，无扰筋骨，无见雾露，反此三时，形乃困薄。

——《素问·生气通天论》

3. 春生夏长，秋收冬藏，是气之常也，人亦应之，以一日分为四时，朝则为春，日中为夏，日入为秋，夜半为冬。朝则人气始生，病气衰，故旦慧；日中人气长，长则胜邪，故安；夕则人气始衰，邪气始生，故加；夜半人气入脏，邪气独居于身，故甚也。

——《灵枢·顺气一日分为四时》

思 考 与 练 习

一、单选题

1. 中医学的指导思想是（ ）
   A. 阴阳学说　　　　B. 五行学说　　　　C. 整体观念　　　　D. 辨证论治
2. 下列著作的成书奠定了中医理论基础的是（ ）
   A.《伤寒杂病论》　　B.《黄帝内经》　　C.《千金要方》　　D.《诸病源候论》
3. 确立六经辨证论治纲领的医家是（ ）
   A. 张介宾　　　　B. 华佗　　　　C. 钱乙　　　　D. 张仲景
4. 中医学第一部病因病机证候学专书是（ ）
   A.《伤寒杂病论》　　B.《黄帝内经》　　C.《诸病源候论》　　D.《中藏经》
5. 创立"卫气营血"辨证理论的医家是（ ）
   A. 吴瑭　　　　B. 薛生白　　　　C. 王孟英　　　　D. 叶天士
6. 在温病学方面，创立以"三焦为核心"辨证论治方法的医家是（ ）
   A. 朱震亨　　　　B. 吴鞠通　　　　C. 吴有性　　　　D. 刘完素
7. 现存最早的药物学专著是（ ）
   A.《神农本草经》　　B.《炮炙论》　　C.《新修本草》　　D.《本草纲目》

二、简答题

1. 金元四大家所代表的学术流派各是什么？
2. 何谓整体观念？体现在哪几个方面？
3. 如何区分病、证、症的概念？

真题链接

单选题

1. 由宋代官府颁行的我国第一部成药典是（ ）
   A.《神农本草经》　　B.《本草纲目》　　C.《太平圣惠方》
   D.《千金翼方》　　　E.《太平惠民和剂局方》

   （2015 年国家执业药师资格考试《中药学综合知识与技能》真题）

2. 根据中医理论，"症""证""病"含义不同，下列表述中属于"证"的是（ ）
   A. 胸痹　　　　B. 心悸　　　　C. 气虚血瘀
   D. 胸胁胀满　　E. 胸痛彻背

   （2016 年国家执业药师资格考试《中药学综合知识与技能》真题）

（李艳梅）

第一章　阴阳学说与五行学说

> **学习导航**
> 1. 掌握阴阳学说、五行学说的基本概念和基本内容。
> 2. 熟悉事物属性的阴阳划分和事物的五行推演、归类。
> 3. 能初步应用阴阳学说、五行学说说明和分析人体的生理、病理现象,用辩证唯物主义和历史唯物主义观正确对待和分析阴阳学说和五行学说。

导学情景

张先生最近常感觉没有精神,浑身疲乏无力,腰膝酸软,四肢发凉,小便量多,大便不成形。张先生知道这一定是肾虚的表现,他想到了广告中说的六味地黄丸专治肾虚,当他到药店买药的时候,店员的一句话让他迷惑了。店员说六味地黄丸是治疗肾阴虚的药物,不知道张先生是肾阴虚还是肾阳虚。

请同学们在学习完本章节后,为张先生判断六味地黄丸是否对症。

阴阳学说和五行学说属于我国古代哲学的范畴,是人们用以认识自然和解释自然的世界观和方法论,是我国古代的唯物论和辩证法。当阴阳学说和五行学说的哲学思想引用到医疗实践中,与中医学自身固有的理论和经验相融合,用以阐释人体的生理功能和病理变化,指导疾病的临床诊断和治疗,成为中医学理论体系的重要组成部分。

第一节　阴 阳 学 说

阴阳学说,是研究阴阳的内涵及其运动变化规律,并用以阐释宇宙万事、万物的发生、发展和变化的一种古代哲学理论,是古人认识宇宙本质和解释宇宙变化的世界观和方法论。

阴阳学说是古人通过生产和生活实践,在通过长期观察、分析、抽象和纯化自然界事物的基础上,建立的一种辩证法思想。阴阳学说认为,世界是物质性的整体,是由阴阳二气所构成的,是阴阳二气对立统一的结果。如《素问·阴阳应象大论》中所说:"阴阳者,天地之道也,万物之纲纪,变化之父母,生杀之本始,神明之府也。"

中医学的阴阳学说是用阴阳的属性及其运动变化规律,探究人体生命活动,阐释人体病理变化,指导临床实践的一种论理方法,是中医学理论体系的重要组成部分。

一、阴阳的基本概念

阴阳,是对自然界相互关联的事物或现象对立双方属性的概括,既可以代表相互对立且相互关联的两个事物或现象,又可以代表同一事物内部相互对立的两个方面。如《类经·阴阳类》中所说:"阴阳者,一分为二也。"

阴阳其最初的涵义是很朴素的,仅指日光的向背,即向日者为阳,背日者为阴,后来引申为气候的寒暖,方位的上下、左右、内外,运动状态的躁动与宁静等。自然界的一切事物和现象都存在正反两个方面,古代思想家引用阴阳概念来概括自然界相互关联而性质相反的事物、现象或事物内部存在的正反两个方面,用以解释自然界两种对立和相互消长的物质势力。

(一)事物的阴阳属性

事物和现象的阴阳属性是根据自然界相互关联的事物、现象或同一事物内部对立双方的性质、动态、位置、发展趋势等因素来划分的。一般来说,凡是剧烈运动的、外向的、上升的、温热的、明亮的、兴奋的都属于阳;而相对静止的、内守的、下降的、寒凉的、晦暗的、抑制的都属于阴(表1-1)。

表1-1 事物阴阳属性归类表

属性	空间	时间	温度	湿度	季节	重量	亮度	事物运动状态
阳	天、上、外、左	昼	温热	干燥	春、夏	轻	明亮	上升、运动、兴奋、亢进
阴	地、下、内、右	夜	寒凉	湿润	秋、冬	重	晦暗	下降、静止、抑制、衰退

《素问·阴阳应象大论》中说:"水火者,阴阳之征兆也。"古人通过长期对自然现象的观察,认为水与火的矛盾最为突出,最为典型,其特性最具有阴阳的代表性。因水性寒凉润下,可代表阴性的事物和现象;火性温热炎上,可代表阳性的事物和现象。用水火的自然特性来理解阴阳概念,可起到执简驭繁的作用。

(二)阴阳的特性

1. 普遍性 阴阳是一个抽象的概念,自然界的一切事物和现象都包含着阴和阳相互对立的两个方面。例如,天与地、动与静、火与水、热与寒等。自然界事物的生成、发展、变化和消亡都是阴阳二气对立统一的结果,所以说阴阳普遍存在于自然界的一切事物和现象之中。

2. 相关性 阴阳学说认为,阴阳是相关的。阴阳所分析的事物或现象,是处在同一范畴、同一层次、同一交点上的,也就是说是相关的。不相关的事物或现象不能用阴阳来加以概括。例如,以昼夜而言,则夜为阴,昼为阳;以人的性别而言,则女为阴,男为阳。

3. 相对性 事物的阴阳属性,既有绝对的一面,也有相对的一面。例如,上下、天地、水火、日月,其阴阳属性是固定不变的。因为事物阴阳的属性是与对立面比较确定,条件的变化也会导致阴阳属性的变化。例如,50℃的水与30℃的水相比当属阳,如果与80℃的水相比,则应属阴。

4. 无限可分性 自然界的一切事物和现象的阴阳属性,皆可以再进行阴阳的划分。例如,昼为阳,夜为阴;上午为阳中之阳,下午为阳中之阴;前半夜为阴中之阴,后半夜为阴中之阳。

[要点:阴阳的概念与事物阴阳属性的划分]

二、阴阳学说的基本内容

(一)交感互藏

1. 阴阳交感 是指阴阳二气之间相互感应交合,发生相摩、相错、相荡的相互作用。阴阳交感是自然界万物得以产生和变化的前提条件。例如,《素问·阴阳应象大论》中提到"阴阳者,万物之能始也";《素问·天元纪大论》中提到"阴阳相错,而变由生"。

古代哲学家认为,构成自然界万物的本原之气,通过自身的运动分化为属性相反的阴阳二气,阳主动,阴主静;阳化气,阴成形;阳气布散而为天,阴气凝聚而为地。天气下降,地气上升,天地阴阳二气氤氲交感,相摩相荡,达到"和"的状态,则化生自然界万物,并推动和调控自然界万物的发展变化。《易传·系辞下》中说:"天地氤氲,万物化醇;男女构精,万物化生。"在人类,男女构精,产生新的生命体,没有阴阳二气的交感运动,就没有自然界和生命。

2. 阴阳互藏 是指相互对立的阴阳双方的任何一方都包含着另一方,即阴中有阳,阳中有阴。《类经·运气类》中说:"天本阳也,然阳中有阴;地本阴也,然阴中有阳,此阴阳互藏之道。"事物或现象的阴阳属性是依据其所涵属阴与属阳成分的比例大小而决定的。

知识链接

阴阳互藏是阴阳二气交感合和的动力根源。天气在上,但内涵地之阴气,即阳中有阴,故有"亲下"之势,天气在其所涵地之阴气的作用下下降于地;地气居下,但内寓天之阳气,即阴中涵阳,故有"亲上"之势,地气在其所涵天之阳气的鼓动下上升于天,所以说阴升阳降而致天地二气交感相错的内在动力机制在于阴阳互藏之道。

(二)对立制约

阴阳的对立制约,是指自然界相互关联的一切事物、现象,都存在着相互对立而属性相反的阴阳两个方面,且阴阳之间相互对抗、相互制约和相互排斥。

阴阳学说认为,自然界的一切事物、现象,都存在着相互对立而属性相反的阴阳两个方面。例如,天与地、上与下、外与内、动与静、升与降、出与入、热与寒、火与水等。阴阳双方既是对立的,又是统一的,对立是阴阳之间相反的一面,而统一则是阴阳之间相成的一面,是对立的结果。阴与阳相互对抗、相互制约和相互排斥,以求其统一,取得阴阳之间的相对的动态平衡,称之为"阴平阳秘"。自然界春、夏、秋、冬四季有温、热、凉、寒的气候变化,周而复始。春夏温热,是因春夏的阳气上升抑制了秋冬寒冷之气的缘故;而秋冬寒冷,是因秋冬的阴气上升抑制了春夏温热之气的缘故。

阴阳的对立制约,贯穿于事物发生、发展、变化过程的始终,使得自然界保持动态平衡,生生不息。如果阴阳的对立制约关系失常,则会导致阴阳失调,出现各种异常现象。在人体生命运动过程中,阴阳双方相互对立、相互制约、相互对抗,以取得相对的动态平衡,维持人体正常的生命运动。如果人体阴阳的对立制约关系失常,将影响人体阴阳的动态平衡,导致疾病的发生。故《素问·阴阳应象大论》中说:"阴胜则阳病,阳胜则阴病。"

(三)互根互用

互根,即相互依存,互为根本;互用,即相互滋生、促进和助长。阴阳互根互用是指阴阳之间的相互依存、相互滋生、相互为用的关系。

阴阳学说认为,阴阳双方相互依存,相互为用,双方互为存在的前提和条件,任何一方都不能离开另一方而单独存在。例如,以上下而言,上为阳,下为阴,没有上,也就无所谓下,没有下,也就无所谓上;以寒热而言,热为阳,寒为阴,没有热,也就无所谓寒,没有寒,也就无所谓热。故《医贯·阴阳论》中说:"阳根于阴,阴根于阳;无阳则阴无以生,无阴则阳无以化。"以人体的机能活动(阳)和营养物质(阴)而言,机能活动的运转,依赖于营养物质的充养,营养物质的化生,又依赖于机能活动的运转,两者相互依存,相互为用,协调平衡,才能维持人体正常的生理活动。正如《素问·阴阳应象大论》中所说:"阴在内,阳之守也;阳在外,阴之使也。"倘若人体阴阳双方不能相互依存、相互为用,就会出现有阴无阳或有阳无阴的"孤阴不生,独阳不长"的病理现象,最终导致"阴阳离决,精气乃绝"。

(四)消长平衡

阴阳的消长,是指阴阳双方不是静止不变的,而是始终处于此消彼长或此长彼消的运动变化之中。自然界的任何事物在一定时间、一定限度内,相互对立、相互依存的阴阳双方,始终在不断地进行消长和变化,以保持事物的相对动态平衡,维持事物正常的发生、发展和变化。

阴阳消长的根本原因在于阴阳之间存在的对立制约和互根互用关系。由阴阳对立制约关系导致的消长变化主要表现为阴阳的互为消长,即阳长阴消或阴长阳消;由阴阳互根互用关系导致的消长变化主要表现为阴阳的皆消皆长,即此长彼亦长,或此消彼亦消。

阴阳的平衡,是指阴阳双方通过消长变化,维持的一种相对的动态平衡关系。阴阳学说认为,自然界的任何事物都是通过阴阳双方的对立、互根和消长关系,维持着一种相对的动态平衡,以促进事物自身的不断发展和变化。

自然界四时气候的变化、更替,就是一个典型的阴阳消长、平衡的过程。从冬末至春再至夏,阴气渐消,阳气渐长,气候由寒变温,甚至炎热;由夏末至秋再至冬,阳气渐消,阴气渐长,气候则由热变凉,甚至寒冷。虽然自然界四时气候周而复始的变化、更替,但从总体上说,始终是维持在一个相对的动态平衡之中的。

(五)相互转化

阴阳的转化,是指相互对立的阴阳双方,在一定条件下可以各自向其相反的方向转化,即阴可以转化为阳,阳可以转化为阴。

阴阳转化的条件,一般出现在事物发展、变化的极期阶段,即所谓"极则生变""重则必反"。当事物的运动变化发展到了极点,即阴阳双方的消长变化发展到一定程度时,事物的阴阳属性就会发生转化。正如《素问·阴阳应象大论》中所说:"重阴必阳,重阳必阴""寒极生热,热极生寒"。

阴阳的转化既可以表现为突变的形式,又可以表现为渐变的形式。炎热夏季突然雷电暴雨,气温骤降;急性热病高热突然体温下降、四肢厥冷等,就是突变的例子;一年四季之中的寒暑交替,一天之中的昼夜转化,慢性疾病由实转虚等,就是渐变的例子。

综上所述,阴阳的交感互藏、对立制约、互根互用、消长平衡、相互转化,既相互区别,又相互联系,不可分割。它们分别从不同角度阐述了阴阳的运动规律和变化形式,阐明了阴阳之间的对立统一关系。阴阳的交感互藏是事物发生、发展、变化的前提,是在阴阳不断消长与转化过程中实现的;阴阳的对立、互根是阴阳相互关系和相互作用的基本原理;阴阳的消长、转化是事物的运动形式,而阴阳的消长是在阴阳对立、互根的基础上表现出的量变过程,阴阳的转化是在量变基础上发生的质变。正确理解阴阳的上述基本观点,有助于认识错综复杂的自然现象和掌握中医学理论体系的主要内容。

[要点:阴阳学说包含的基本内容]

三、阴阳学说在中医学中的应用

阴阳学说是中医学理论体系中的一个重要组成部分。它作为中医学的思维方法和论理工具,成为古代医家构筑中医学理论体系的基石,贯穿于中医理论体系的各个方面,用来说明人体的组织结构、生理功能、病理变化,并有效地指导疾病的诊断和治疗。

(一)说明人体的组织结构

人体是一个有机的整体,在人体的组织结构中存在着阴阳对立统一关系。《素问·宝命全形论》中提到:"人生有形,不离阴阳。"人体的一切组织结构,既是相互联系的,又可以划分为相互对立的阴阳两个部分。

阴阳学说是按阴阳属性,将人体的组织结构具体划分。就人体部位而言,上部为阳,下部为阴;体表属阳,体内属阴;背部属阳,腹部属阴;四肢外侧属阳,内侧属阴。就人体脏腑组织而言,筋、脉、肉、皮、骨五体在外,属阳,五脏六腑在内,属阴;就五脏六腑而言,五脏属阴,六腑属阳。就五脏位置而言,心、肺位居上焦,属阳,肝、脾、肾位居下焦,属阴;就五脏功能而言,心主温通为阳中之阳,肺主肃降为阳中之阴,肝主升发为阴中之阳,肾主封藏为阴中之阴,脾主运化为阴中之至阴。就经络而言,隶属于脏,分布于肢体内侧的为阴经;隶属于腑,分布于肢体外侧的为阳经。就气血而言,气为阳,血为阴。

知识链接

人体组织结构的阴阳,主要是根据人体形体结构的上下、内外、表里、前后的关系及脏腑、组织、器官的生理功能特点划分的。因此,人体脏腑、组织结构的阴阳属性,不仅是解剖部位的简单概括和对比,而且还包含着脏腑、组织、器官自身所固有的功能特性。

(二)说明人体的生理功能

阴阳学说认为,人体的正常生命活动,是阴阳双方对立统一、协调关系的结果。人体生、长、壮、老、已的生命过程,是由精所化生之气来推动和调控的,人体的生理功能主要体现在阴精(物质)与阳气(功能)的对立统一关系中。人体的阴精是阳气的物质基础,精能化气,以推动、调节、控制机体各种功能的发挥;人体的阳气是阴精的能量表现,阳气运动,以激发机体各种功能并促进阴精的化生。因此,没有阴精,就无以化生阳气;没有阳气,就无以化生阴精。精与气之间,对立制约,互根互用,维持着人体阴阳双方相对的动态平衡,从而推动、调节和控制机体生命活动有序而稳定的进行。

(三)说明人体的病理变化

人体阴与阳之间的平衡协调状态,是维持人体正常生命运动的基本条件,是人体健康的标志;而阴与阳之间的平衡协调状态失常,则说明机体发生了疾病,处于病理状态。

疾病的发生、发展和变化,取决于正气和邪气两个因素。正气和邪气皆可分阴阳,即正气有阴精与阳气之分,邪气有阴邪和阳邪之别。疾病的发生、发展和变化,实际上是正邪斗争的结果,正邪斗争必然破坏人体阴阳之间的平衡协调状态,导致阴阳失调。无论疾病的病理变化多么复杂,最基本的不外乎邪正盛衰和阴阳失调。

1. 阴阳偏盛　是属于阴或阳的任何一方高于正常水平的病理状态。

(1)阴偏盛:指阴邪致病,导致机体阴气偏盛,表现出机能障碍,产热不足的病理变化,即"阴胜则寒"。阴邪偏盛,必然抑制或损伤机体的阳气,导致阳气被困或不足的病理现象,即"阴胜则阳病"。

(2)阳偏盛:指阳邪致病,导致机体阳气偏盛,表现出机能亢奋,产热有余的病理变化,即"阳胜则热"。阳邪偏盛,必然耗伤机体的阴液,导致阴液不足,即"阳胜则阴病"。

2. 阴阳偏衰　是属于阴或阳的任何一方低于正常水平的病理状态。

(1)阴偏衰:指机体阴液不足,导致阳气相对偏盛,表现出虚性亢奋的病理变化,即"阴虚则热"。阴液亏损,可累及阳气,使阳气生化不足或耗散,进而导致阳虚,表现出以阴虚为主的阴阳两虚的病理现象,即"阴损及阳"。

(2)阳偏衰:指机体的阳气不足,导致机能衰退,阴气相对偏盛,表现出产热不足的病理变化,即"阳虚则寒"。阳气虚损,可累及阴液,使阴液生成不足,进而导致阴虚,表现出以阳虚为主的阴阳两虚的病理现象,即"阳损及阴"。

[要点:用阴阳学说阐释人体生理功能和病理变化]

(四)指导疾病的诊断

《素问·阴阳应象大论》说:"善诊者,察色按脉,先别阴阳。"在疾病诊断过程中,既可用阴阳概括辨证中的病证属性,又可用阴阳分析四诊中的具体脉症。例如,以证分阴阳,则里证、寒证、虚证为阴,表证、热证、实证为阳;以色泽分阴阳,则晦暗为阴,鲜明为阳;以症状分阴阳,则恶寒、口淡不渴、便溏等为阴,发热、口渴欲饮、便秘等为阳;以声息分阴阳,则呼吸微弱、语音低怯、少言沉静等为阴,呼吸气粗、语音高亢、多言躁动等为阳;以脉象分阴阳,则沉脉、迟脉、虚脉、涩脉等为阴,浮脉、数脉、实脉、滑脉等为阳。

在疾病诊断过程中,必须分辨疾病症状和体征的阴阳属性。只有在四诊中辨清疾病症状和体征的阴阳属性,才能在辨证中抓住疾病的病机,辨别病证的性质,进而为治疗提供确切的依据。

(五)指导疾病的防治

1. 指导养生　人要想做到健康无病,延年益寿,就必须遵循自然界阴阳二气的变化规律,即"法于阴阳",使人体的阴阳与自然界四时的阴阳变化相适应,以保持人与自然界阴阳变化的协调统一。例如,根据"春夏养阳,秋冬养阴"的原则,对"能夏不能冬"的阳虚阴盛体质者,夏季用温热之药预培其阳,则冬季不易发病;对"能冬不能夏"的阴虚阳亢体质者,冬季用凉润之品预养其阴,则夏季不易发病。

2. 确定治疗原则　由于疾病的基本病机是阴阳失调,因此调整阴阳,补其不足,泻其有余,恢复阴阳的相对平衡为治疗的基本原则。

阴阳偏胜为有余之证,应损其有余。"阳盛则热"属实热证,宜用寒凉药以制其阳,以寒治热,即"热者寒之"。"阴盛则寒"属寒实证,宜用温热药以制其阴,以热治寒,即"寒者热之"。若出现"阳胜则阴病""阴胜则阳病"的情况,则当兼顾其不足,配合益阴或扶阳之法。

阴阳偏衰为不足之证,应补其不足。"阴虚则热"是阴不制阳而致阳亢,属虚热证,一般不能用寒凉药直折其热,而应"阳病治阴",采用"壮水之主,以制阳光"的方法。"阳虚则寒"是阳不制阴而致阴盛,属虚寒证,不宜用辛温发散药以散阴寒,而应"阴病治阳",采用"益火之源,以消阴翳"的方法。

3. 归纳药物的性能　中医主要是从药物的性味和升降浮沉等方面来分辨药物性能的,而药物的性味和升降浮沉也可用阴阳概括。

药性有寒、热、温、凉四种,其中寒、凉药物属阴,温、热药物属阳。一般情况下,属于寒性或凉性的药物能清热泻火,减轻或消除热象,多用于阳热证;属于热性或温性的药物能散寒温里,减轻或消除寒象,多用于阴寒证。

药物有酸、苦、甘、辛、咸、淡、涩等滋味,习惯上以酸、苦、甘、辛、咸为代表,称之为五味。药物五味的属性也可用阴阳概括,即辛、甘、淡味属阳,酸、苦、咸、涩味属阴。故《素问·至真要大论》中写到:"辛甘发散为阳,酸苦涌泄为阴,咸味涌泄为阴,淡味渗泄为阳。"

升降浮沉是指药物在体内发挥作用的趋向。升浮之药多具有升提、发散、解表的特点,故属阳。降是下降,沉为向内沉于里,沉降之药多具有收涩、泻下、重镇的特点,故属阴。

第二节　五 行 学 说

五行学说,是研究木、火、土、金、水五行的概念、特性及其运动变化规律,并用以阐释自然界万物发生、发展、变化及相互关系的一种古代哲学思想。五行学说认为,自然界的一切事物都是由木、火、土、金、水五种基本物质所构成,自然界各种事物和现象的发展与变化,都是这五种物质不断运动和相互作用的结果。

五行学说来源于生产实践,逐渐渗透到中医学中,与中医学的基本理论和临床实践相结合,用以阐述人体的形态结构、生理功能、病理变化及其与外在环境的相互联系,成为指导中医诊断疾病和防治疾病的一种独特的理论和方法。五行学说对促进中医学理论体系的形成和发展有着深远的影响。

一、五行的基本概念和特性

(一)五行的基本概念

五行是指木、火、土、金、水五类物质及其运动变化。"五"指木、火、土、金、水五种基本物质,"行"指这五类物质的运动变化。五行最初称"五材",指木、火、土、金、水,是人类日常生活和生产实践中最为常见和不可缺少的五种基本物质。

(二)五行的特性

五行的特性是古人在长期的生活和生产实践中,通过长期的接触和观察而得出的理性概念,是用以识别各种事物的五行属性的基本依据。

1. 木的特性　木曰曲直:"曲",意屈;"直",意伸。"曲直"指树木枝条曲直,向上向外舒展的生长形态,具有生长、柔和、能屈能伸的特性,引申为凡具有生长、升发、条达、舒畅等性质或作用的事物和现象,都归属于木。

2. 火的特性　火曰炎上:"炎",指焚烧、炎热、光明之意;"上",指上升。"炎上"指火具有炎热、温暖、上升、光明的特性,引申为凡具有温热、上升、光明等性质或作用的事物和现象,都归属于火。

3. 土的特性　土爰稼穑:"爰",通"曰";"稼",指种植谷物;"穑",指收获谷物。"稼穑"泛指人类种植和收获谷物的农事活动,即"春种曰稼,秋收曰穑"。土能播种庄稼,收获五谷,生长万物,有"土载万物""土为万物之母""万物土中生"及"万物土中灭"之说,故具有生化、承载、受纳的特性,引申为凡具有生化、承载、受纳等性质或作用的事物和现象,都归属于土。

4. 金的特性　金曰从革:"从",意顺从、服从;"革",意变革、革除。"从革"指金通过变革而生,其质地刚硬,常用作兵器以杀戮,具有清洁、肃杀、沉降、收敛等特性,引申为凡具有清洁、肃杀、沉降、收敛等性质或作用的事物和现象,都归属于金。

5. 水的特性　水曰润下:"润",指潮湿、滋润、濡润;"下",指向下、下行。"润下"指水滋润寒凉,性质柔顺,流动趋下,具有寒凉、滋润、向下、闭藏等特性,引申为凡具寒凉、滋润、向下、闭藏等性质或作用的事物和现象,都归属于水。

[要点:五行的概念和各自的特性]

(三)事物属性的五行归类

五行学说是依据抽象的五行特性,通过取象比类和推演络绎的方法,将自然界中的各种事物和现象进行归类,分别归属于木、火、土、金、水,从而构建了五行系统。

1. 取象比类法　从事物的形象中找出能反映其本质的特征,直接与五行各自的特性相比较,以确定其五行属性的方法。事物或现象的某一特征与木的特性相类似,则归属于木;与火的特性相类似,则归属于火。以方位配五行:日出东方,与木的升发特性相类似,故东方归属于木;南方炎热,与火的温暖特性相类似,故南方归属于火;中原地带,土地肥沃,万物繁茂,与土的生化特性相类似,故中央归属于土;日落于西,与金的沉降特性相类似,故西方归属于金;北方寒冷,与水的寒凉特性相类似,故北方归属于水。

2. 推演络绎法　根据已知的某事物的五行特性,推演归纳其他相关事物,从而确定相关事物的五行属性的方法。例如,肝属木,肝与胆相表里,主筋,在窍为目,在志为怒,在液为泪,因此可推演胆、筋、目、怒、泪皆归属于木。

中医学在天人相应思想的指导下,以五行为中心,以空间结构的五方、时间结构的五季、人体结构的五脏为基本框架,将自然界的各种事物和现象,以及人体的生理、病理现象,按其属性进行归类,从而将人体的生命活动与自然界的事物和现象联系起来,形成了联系人体内外环境的五行结构系统,以此说明人体的整体性及人与自然环境的统一(表1-2)。

表1-2 事物属性的五行归类

自然界							五行	人体					
五音	五味	五色	五化	五气	五方	五季		五脏	五腑	五官	五体	五志	五液	五脉
角	酸	青	生	风	东	春	木	肝	胆	目	筋	怒	泪	弦
徵	苦	赤	长	暑	南	夏	火	心	小肠	舌	脉	喜	汗	洪
宫	甘	黄	化	湿	中	长夏	土	脾	胃	口	肉	思	涎	缓
商	辛	白	收	燥	西	秋	金	肺	大肠	鼻	皮	悲	涕	浮
羽	咸	黑	藏	寒	北	冬	水	肾	膀胱	耳	骨	恐	唾	沉

二、五行学说的基本内容

(一)五行相生、相克与制化

1. 五行相生 指木、火、土、金、水之间存在着有序的依次滋生、助长和促进的关系。

五行相生次序:木生火,火生土,土生金,金生水,水生木,依次滋生,循环无端。

在五行相生关系中,任何一行都存在着"生我"和"我生"两方面的关系,"生我"者为"母","我生"者为"子"。以木为例,生我者为水,故水为木之母;我生者为火,故火为木之子。

2. 五行相克 指木、火、土、金、水五行之间存在着有序的依次克制、抑制、制约的关系。

五行相克次序:木克土,土克水,水克火,火克金,金克木,依次制约,循环不止。

在五行相克关系中,任何一行都存在着"克我"和"我克"两方面的关系。"克我"者为我"所不胜","我克"者为我"所胜"。以火为例,克我者为水,故水为火之"所不胜";我克者为金,故金为火之"所胜"。

3. 五行制化 指五行之间既相互滋生又相互制约,以维持自然界的平衡协调,推动事物间稳定而有序变化和发展的关系。

五行制化是五行生克结合的自我调节。五行生克是自然界事物协调发展不可分割的两个方面。如果没有事物间的相互滋生,也就没有事物的发生和成长;如果没有事物间的相互克制,事物就会过于亢盛而成为灾害,也就不能维持事物间正常的变化和发展。因此,自然界事物之间必须生中有克,克中有生,相反相成,才能维持自然界的平衡协调,推动事物间稳定而有序的变化和发展。正如《类经图翼》中所说:"造化之机,不可无生,亦不可无制。无生则发育无由,无制则亢而为害。"

五行制化的规律:木生火,火生土,而木又克土;火生土,土生金,而火又克金;土生金,金生水,而土又克水;金生水,水生木,而金又克木;水生木,木生火,而水又克火。如此循环往复。

[要点:五行相生、相克的概念与次序]

(二)五行相乘、相侮与母子相及

1. 五行相乘 指五行中一行对其所胜的过度克制。

五行相乘次序与相克次序一致,即木乘土,土乘水,水乘火,火乘金,金乘木,依次循环。

导致相乘的原因有太过与不及两种情况。太过是指五行中某一行亢盛有余,超正常限度克制其所胜,以致其所胜虚弱。例如,木旺乘土,即木气亢盛有余,过度克土以致土虚。不及是指五行中某一行虚弱不及,难以承受其所不胜正常限度的克制而更加虚弱。例如,土虚木郁,即土气虚弱不及,难以承受木的克制而更加虚弱。

相乘与相克虽次序相同,但却有本质区别。相克是五行之间正常的克制现象,相乘则是五行之间异常的过度克制现象。就人体而言,相克是生理现象,相乘则是病理变化。

2. 五行相侮　指五行中一行对其所不胜的反向克制，又称反克、反侮。

五行相侮次序与相克次序相反，即木侮金，金侮火，火侮水，水侮土，土侮木，依次循环。

导致相侮的原因有太过与不及两种情况。太过是指五行中某一行亢盛有余，使其所不胜不仅不能克制它，反而被它反向克制。例如，木火刑金，即木气亢盛有余，金不能克木而反被木所侮。不及是指五行中某一行虚弱不及，不仅不能克制其所胜，反而被其所胜反向克制。例如，金虚木侮，即金气虚弱不及，金不能克木而反被木所侮。

总而言之，五行相乘和相侮皆属于异常克制现象，两者之间既有区别，又有联系。区别是相乘是按五行相克次序发生的过度克制现象，相侮是按五行相克次序发生的相反方向的克制现象。联系是：相乘与相侮往往是一个问题的两个方面，常可同时发生。例如，木气亢盛有余时，木既可乘土，又可侮金；木气虚弱不及时，既可受金乘之，又可受土反侮。《素问·五运行大论》中提到"气有余，则制己所胜而侮所不胜；其不及，则己所不胜，侮而乘之，己所胜，轻而侮之"，充分说明了五行相乘与相侮产生的原因及相互关系。

3. 五行的母子相及

(1)母病及子：指五行中的母行异常，常累及其子行，最终导致母子两行皆异常的现象。母病及子的一般规律是母行虚弱，累及其子行，导致子行不足，最终导致母子两行皆不足。以水为例，若水不足，不能生木，则导致木气虚弱，终致水竭木枯，母子俱虚。

(2)子病及母：指五行中的某一行异常，影响到其母一行，结果母子皆异常。子病及母的一般规律有三种：① 子行亢盛，引起母行亢盛，结果子母两行皆盛，常称为子病犯母；② 子行虚弱，累及母行，导致母行不足，最终导致子母俱虚；③ 子行亢盛，损伤母行，以致子盛母衰，常称为子盗母气。

[要点：五行相乘、相侮的概念与次序]

三、五行学说在中医学中的应用

五行学说在中医学中的应用，主要是以五行的特性和生克乘侮的规律，具体地分析研究人体各脏腑组织器官的功能及相互关系，解释人体病理机制，并指导临床诊断和治疗。

(一)说明五脏的生理功能及其相互关系

1. 说明五脏的生理功能　五行学说将人体的五脏分别归属于五行，并用五行的特性加以类比，以此说明五脏的生理功能。

木有生长升发、舒畅条达的特性，肝喜条达而恶抑郁，故以肝属木。火有温热的特性，心阳具有温煦作用，故以心属火。土有生化万物的特性，脾主运化水谷，为气血生化之源，故以脾属土。金有清肃、收敛的特性，肺有肃降的作用，故以肺属金。水具有滋润、下行的特性，肾主水，肾阴有滋养全身的作用，故以肾属水。

2. 说明五脏之间的相互关系　五脏的功能活动不是孤立的，而是互相联系的。五行学说用五行的生克、制化规律，来说明五脏之间生理功能的内在联系。

(1)以五行相生来说明五脏之间的滋生关系：肝生心，即木生火，肝藏血以济心；心生脾，即火生土，心阳温煦脾土；脾生肺，即土生金，脾运化水谷精微充养肺气；肺生肾，即金生水，肺之津液下行滋养肾精；肺气肃降，以助肾纳气；肾生肝，即水生木，肾藏精以滋养肝血，肾阴资助肝阴以制约肝阳，防止肝阳上亢。

(2)以五行相克说明五脏之间的制约关系：肝克脾，即木克土，肝气疏泄条达，可防止脾气壅滞；心克肺，即火克金，心火温煦，可防止肺气清肃太过；脾克肾，即土克水，脾主运化水液，可防止肾水泛滥；肺克肝，即金克木，肺气清肃下降，可防止肝阳上亢；肾克心，即水克火，肾水滋润上行，可防止心火亢烈。

(3) 以五行制化说明五脏之间的协调平衡：五脏中每一脏在功能上既受他脏资助，又受他脏制约，以致既不虚损，又不亢盛。一脏之气亢盛，则他脏必加以制约；一脏之气不足，则他脏必加以补之，从而维持着五脏之间的协调平衡。肝气亢盛，则肺气克之；肝气不足，则肾气补之。心气亢盛，则肾气克之；心气不足，则肝气补之。脾气亢盛，则肝气克之；脾气不足，则心气补之。肺气亢盛，则心气克之；肺气不足，则脾气补之。肾气亢盛，则脾气克之；肾气不足，则肺气补之。

3. **构建天人一体的五脏系统** 五行学说按事物属性的五行归类，以五脏为中心，推演络绎整个人体的各种组织结构与生理功能，并将人体的五脏、六腑、五官、五体、五志、五神、五液、五脉等分别归属于五脏，构建成了以五脏为中心的生理病理系统；同时，又将自然界的五味、五色、五化、五气、五方、五季等与人体的五脏联系起来，建成了以五脏为中心的天人一体的五脏系统。

(二)说明五脏病变的相互影响

五行学说主要是以五行的乘侮和母子相及关系来说明疾病的传变规律和分析五脏病变的相互影响。

1. **相生关系的传变** 包括母病及子和子病及母两个方面。

母病及子，是指疾病传变次序从母脏传及子脏，如肾病及肝、肝病及心、心病及脾、脾病及肺、肺病及肾。子病及母，是指疾病传变次序从子脏传及母脏，如心病犯肝、肝病犯肾、肾病犯肺、肺病犯脾、脾病犯心。一般认为，按相生规律传变时，母病及子病情较轻，子病及母病情较重。

2. **相克关系的传变** 包括相乘与相侮两个方面的传变。

相乘，是指相克太过为病，以肝木和脾土为例，相乘传变有"木旺乘土"和"土虚木乘"两种情况。相侮，又称反侮，即反向克制为病，如"木火刑金""土虚水侮"。一般认为，按相克规律传变时，相乘传变病情较重，相侮传变病情较轻。

需要注意的是，五脏病变时的相互传变，在临床上并不能完全用五行之间的生克规律来解释。疾病的发生、发展、变化，与受邪的性质，患者的禀赋，疾病本身的发生、发展规律的差异密切相关。

[要点：相生、相克关系的传变方式]

(三)指导疾病的诊断

五行学说主要是用事物五行属性的归类和五行的生克乘侮规律来指导疾病的诊断，以确定疾病病位，推断疾病顺逆轻重。

1. **确定五脏病变部位** 五行学说以事物的五行属性归类和生克乘侮规律确定五脏病变的部位，包括以本脏所主之色、味、脉来诊断本脏之病，以及以他脏所主之色、味、脉来确定五脏相兼病变。例如，面见赤色，口味苦，脉洪，可诊断为心火亢盛；面见青色，喜食酸味，脉见弦象，其病多在肝；脾虚的患者，面见青色，为木来乘土；心脏病患者面见黑色，为水来克火。

2. **推断病情的轻重顺逆** 古人以五行生克关系从色脉来判断病情的顺逆，色脉相合，其病顺；若色脉不符，得克则死，得生则生。例如，肝病色青见脉弦，为色脉相合，其病顺；若不得弦脉反见浮脉，则属克己之脉（金克木），为逆；若得沉脉则为生我之脉（水生木），为顺。

疾病错综复杂，其临床表现千变万化，因此诊断疾病须坚持"四诊合参"，决不可拘泥于以五行生克理论的推断，以免延误正确的诊断和有效的治疗。

(四)指导疾病的防治

五行学说用于指导疾病的防治，具体表现在指导脏腑用药、控制疾病传变、确定治则治法、指导针灸治疗和情志疾病的治疗等方面。

1. **指导脏腑用药** 不同药物，有不同的颜色和气味。色有青、赤、黄、白、黑五色；味分酸、苦、甘、辛、咸五味。根据五行归属理论，青色、酸味入肝，赤色、苦味入心，黄色、甘味入脾，白色、辛味入肺，黑色、咸味入肾。例如，白芍味酸入肝经，以滋养肝血；黄连味苦入心经，以清心泻火；黄芪色黄味甘入脾经，以补益脾气；石膏色白味辛入肺经，以清泻肺热；生地黄色黑味咸入肾经，以滋养肾阴等。但临床用药不可完全拘泥于药物与五脏之间的"亲和"关系,还应结合药物的四气、升降浮沉等进行综合分析,辨证运用。

2. 控制疾病传变　一脏受病,可以累及他脏而致疾病发生传变。在治疗时,除对本脏病进行治疗外,同时还要根据五行的生克乘侮规律,来调整脏腑的太过和不及,以控制其进一步的传变。《金匮要略》中提到"见肝之病,知肝传脾,当先实脾",即肝病时,如肝气太过,木旺则必克脾土,根据木乘土的规律,治疗时应先一步健脾,以防肝病传脾。

3. 确定治则治法

(1)按照相生规律确定的治则和治法:

1)治疗原则:"补母泻子",即"虚则补其母,实则泻其子"。

补母,指补益母脏,适用于母子关系的虚证。例如,肺气虚弱证,治当补益脾肺之气,补脾以益肺,促使肺气恢复。

泻子,指攻泻子脏,适用于母子关系的实证。例如,肝火上炎证,治当清肝泻心,泻心火以清肝火,促使肝火消除。

2)治法:常用的有滋水涵木法、益火补土法、培土生金法和金水相生法四种。

滋水涵木法:是滋肾阴以养肝阴的治法,又称为滋肾养肝法、滋补肝肾法,适用于肾阴亏损而肝阴不足,甚或肝阳上亢之证。

益火补土法:是温肾阳以补脾阳的治法,又称为温肾健脾法、温补脾肾法,适用于肾阳衰微而致脾阳不振之证。

知识链接

自命门学说兴起以来,多认为命门之火具有温煦脾土的作用。因此,目前临床上多将益火补土法用于肾阳(命门之火)衰微而致脾失健运之证,而少指心火与脾阳的关系。

培土生金法:是健脾生气以补益肺气的治法,主要用于脾气虚衰,生气无源,以致肺气虚弱之证。若肺气虚衰,兼见脾运不健者,也可应用。

金水相生法:是滋养肺肾之阴的治法,又称为滋养肺肾法,主要用于肺阴亏虚,不能滋养肾阴,或肾阴亏虚,不能滋养肺阴的肺肾阴虚证。

(2)根据相克规律确定的治则和治法:

1)治疗原则:"抑强扶弱"。

抑强,指抑制太过之脏气,适用于脏气亢盛所致的相乘和相侮。例如,"木郁乘土"或"木火刑金",治当疏肝、平肝,促使脾肺之气恢复。

扶弱,指扶助不足之脏气,适用于脏气不足所致的相乘和相侮。例如,"土虚木乘"或"土虚水侮",治当健脾益气,促使脾气恢复。

2)治法:常用的有抑木扶土法、培土制水法、佐金平木法和泻南补北法四种。

抑木扶土法:是疏肝健脾或平肝和胃以治疗肝脾不和或肝气犯胃病证的治法,又称为疏肝健脾法、调理肝脾法(或平肝和胃法),适用于木旺乘土或土虚木乘之证。

培土制水法:是健脾利水以治疗水湿停聚病证的治法,又称为敦土利水法,适用于脾虚不运,水湿泛滥而致水肿胀满之证。

佐金平木法:是滋肺阴清肝火以治疗肝火犯肺病证的治法,又称为滋肺清肝法,适用于肺阴不足,右降不及的肝火犯肺证。若属肝火亢盛,左升太过,上炎侮肺,耗伤肺阴的肝火犯肺证,当以清肝平木为主,兼以滋肺阴以肃降肺气为治。

泻南补北法:是泻心火补肾水以治疗心肾不交病证的治法,又称为泻火补水法、滋阴降火法,适用于肾阴不足,心火偏旺,水火不济,心肾不交之证。

4. 指导针灸治疗　十二经脉四肢末端的五俞穴(井、荥、俞、经、合),分别配属于木、火、土、金、水五行。运用针灸治疗疾病时,可根据病情的不同,按照五行生克规律进行选穴治疗。

5. 指导情志疾病的治疗　情志活动由五脏精气所化生,且分别归属于五脏。人的情志变化存在着相互制约的关系,故临床上可以通过"以情治情"的方法来治疗情志疾病。正如《素问·阴阳应象大论》中所说:"怒伤肝,悲胜怒……喜伤心,恐胜喜……思伤脾,怒胜思……忧伤肺,喜胜忧……恐伤肾,思胜恐。"

知识链接

一女新嫁后,其夫经商二年不归,因不食,困卧如痴,无他病,多向里床坐。丹溪诊之,肝脉弦出寸口,曰:"此思男性不得,气结于脾,药难独治,得喜方解。不然,令其怒。脾主思,过思则脾气结而不食,怒属肝木,木能克土,怒则气升发而冲开脾气矣。"其父掌其面,呵责之,号泣大怒,至三时许,令慰解之,与药一服,即索粥食矣。朱曰:"思气虽解,必得喜,庶不再结。乃诈以夫有书,旦夕且归。"后三月,夫果归而愈。

以五行学说指导疾病治疗有一定的实用价值,但并非所有的疾病都可以用五行生克规律来治疗,应灵活掌握,依据病证的实际情况进行辨证论治,不能机械地生搬硬套。

[要点:根据相生相克规律确定的治疗法则]

经典诵读

1. 阴阳者,天地之道也,万物之纲纪,变化之父母,生杀之本始,神明之府也,治病必求于本。故积阳为天,积阴为地。阴静阳燥,阳生阴长,阳杀阴藏。

——《素问·阴阳应象大论》

2. 阴阳者,数之可十,推之可百,数之可千,推之可万,万之大不可胜数,然其要一也。

——《素问·阴阳离合论》

3. 东方生风,风生木,木生酸,酸生肝,肝生筋,筋生心……南方生热,热生火,火生苦,苦生心,心生血,血生脾……中央生湿,湿生土,土生甘,甘生脾,脾生肉,肉生肺……西方生燥,燥生金,金生辛,辛生肺,肺生皮毛,皮毛生肾……北方生寒,寒生水,水生咸,咸生肾,肾生骨髓,髓生肝……五气更立,各有所先,非其位则邪,当其位则正。

——《素问·五运行大论》

思 考 与 练 习

一、单选题

1. 属于阴中之阴的时间段是(　　)
   A. 上午　　　　B. 前半夜　　　　C. 下午　　　　D. 后半夜
2. "寒极生热,热极生寒"体现了阴阳的(　　)
   A. 对立制约　　B. 互根互用　　　C. 相互转化　　D. 消长平衡

3. 言人身脏腑之阴阳,则肾为( )
   A. 阳中之阳　　　B. 阳中之阴　　　C. 阴中之阳　　　D. 阴中之阴
4. 在医学领域中,下列功能属阳的是( )
   A. 滋润　　　　　B. 抑制　　　　　C. 凝聚　　　　　D. 推动
5. 按五行生克的关系,肝为脾之( )
   A. 母　　　　　　B. 子　　　　　　C. 所胜　　　　　D. 所不胜
6. 按五行生克规律,木的所不胜之子是( )
   A. 火　　　　　　B. 土　　　　　　C. 金　　　　　　D. 水

二、简答题

1. 何谓阴阳?有何特性?
2. 何谓五行?各自的特性是什么?
3. 如何理解善诊者察色按脉,先别阴阳?

真题链接

单选题

1. 根据阴阳相互关系,寒极生热、热极生寒属于阴阳的( )
   A. 相互交感　　　B. 对立制约　　　C. 互根互用
   D. 消长平衡　　　E. 相互转化

   (2015年国家执业药师资格考试《中药学综合知识与技能》真题)

2. 根据阴阳理论,下列属阳的是( )
   A. 滋润　　　　　B. 兴奋　　　　　C. 抑制
   D. 凝聚　　　　　E. 收敛

   (2016年国家执业药师资格考试《中药学综合知识与技能》真题)

(李艳梅)

第二章 藏象学说

学习导航
1. 掌握五脏、六腑各自的生理功能。
2. 熟悉脏腑之间的关系。
3. 了解五脏的系统连属。
4. 能利用脏腑理论阐释一些常见的病理现象,根据患者的临床表现推断发生病变的脏腑。

导学情景
小张已经有5年的烟龄,每天吸烟大约一包。最近由于工作压力大,晚上常加班到深夜,吸烟量较平时有所增加。几天后,小张发现自己的面色很难看,脸上也长出不少的小痘痘,两三天才大便一次,解便困难,大便干燥。他找到药房的坐堂中医师寻求解决方案。医生在询问发病经过后告诉他,中医学认为,身体出现的这一系列异常反应,是肺系统功能异常的后果。因为肺与皮肤、大肠是一个有机的整体,精神压力增大和吸烟量增加都会直接损伤肺系统,造成前面的症状,只要调理好肺,这些症状都会消除。

同学们要想了解身体各个部位的相互联系,了解作为一个有机整体的人是怎样构成的,就需要认真学习本章内容。

"藏象"一词,首见于《素问·六节藏象论篇》。藏,是指隐藏于人体内的脏器。象,有两层含义:其一,是指内脏的形态结构;其二,是指内脏表现于外的生理活动和病理变化。藏象,是人体内在脏器的形态结构及其表现于外的生理、病理征象。中医学论述的脏器不能仅仅用解剖学的眼光来看待,更应该从生理、病理系统的角度来认识和理解。

藏象学说是以藏象为研究中心,通过分析人体生命活动的外部表现和联系,以及疾病状态下的外在反映,来推断内脏功能活动变化规律,从而指导临床辨证和论治的理论体系。藏象学说的内容主要包括两个方面:① 各脏腑的形态结构、生理功能和病理变化;② 各脏腑与相应形体官窍、情志体液的联系,以及脏腑之间的相互关系。

知识链接
藏象学说的形成,得益于直观的解剖认识、对生命活动的体察和反复的临床实证。古人解剖发现心与脉管相连,而脉管里存有血液,据此得到"心主血脉"的认识。肺与气管相连,上系鼻窍,与大气相通,提示肺具有"主气司呼吸"的生理功能。在已知"脾主运化"的基础上,观察持续节食的人会出现面黄肌瘦、头困体乏等现象,从而推测全身的肌肉和四肢属于脾。动物的肝脏入药可改善夜盲症的症状,反复验证之后,使"肝开窍于目"的观点得到证实。

脏腑是体腔中诸多内脏的总称,包括五脏、六腑和奇恒之腑三类。五脏是指心、肺、脾、肝、肾;六腑是指胆、胃、小肠、大肠、三焦、膀胱;奇恒之腑是指骨、脉、胆、脑、髓、女子胞。中医学以生理功能特点的不同作为区分脏与腑的主要依据。五脏共同的生理特点是化生和贮藏精气,如肝藏血、肺主气、肾藏精,所藏精气应充盈,不能无故外泄,并能够流行输布,充分发挥其生理效应。六腑共同的生理特点是受盛和传化水谷。六腑参与饮食物的消化、吸收、输送和排泄,并需要保持虚实更替的状态,才能确保功能正常实施。奇恒之腑就其形态而言,"似脏非脏,似腑非腑"。脏腑的生理特点,对临床的辨证论治有重要指导意义。一般说来,病理上"脏病多虚""腑病多实",治疗上"五脏宜补""六腑宜泻"。

总之,藏象学说是中医学理论体系的重要组成部分,是认识和治疗疾病的基础。它以五脏为中心,将六腑、五官、五体、七志、九窍、四肢百骸等纳入其中,组成相对独立又紧密联系的五大功能活动体系,以顺应自然界的四时、五运和六气。藏象学说阐明了中医学的生理、病理、诊断、预防及治疗的理论原则,对临床各科医疗活动的开展起到积极的指导作用,诚如清代医家唐容川所说:"业医不知脏腑,则病原莫辨,用药无方。"

第一节 五 脏

一、心

(一)心的位置与形态

心位于胸腔之内,膈之上,两肺之间,《医学入门》形容心"形如未开莲花"。心外有包络卫护,并与血脉相连。

(二)心的生理功能

心的主要功能包括主血脉和藏神。心与小肠相表里,开窍于舌,在体合脉,其华在面,在液为汗,在志为喜。

1. 心主血脉　血,即血液,是构成和维持人体的基本物质之一。脉,即脉管,是血液在人体表里运行的通道。心主血脉,是指心能推动和调控血液在脉管中的运行,确保血液发挥全身性的营养和滋润作用,这一功能包括心主血和心主脉两个方面。

心主血,是指心气能推动血液在全身的脉道内运行不息。心气是心功能活动的物质基础,心气的强弱会直接影响血液的通畅运行。心主脉,是指脉管的舒缩运动由心调节,确保脉道通利,血流通畅。心通过规律性地搏动,使脉管间歇性地收缩和舒张,确保血液在脉管内连续不断地运行,使血液被输送到各脏腑、形体、官窍,发挥滋润和濡养作用。

心、血、脉构成一个循环于全身的管道系统:心和脉的功能正常发挥离不开血的滋润和濡养;心的舒缩运动能调控脉管的收缩和舒张;脉管的完整和通畅又能很好地约束血液;在心和脉管的协调下,血液能循环流注、运行不止。心气充沛、脉道通畅和血液充盈是这个系统的生理功能得以正常发挥的基本条件。

心主血脉的功能正常与否,可以通过面色、舌色、脉搏和胸前区的主观感受来判定。心主血脉功能正常时,可表现为面色红润,舌色淡红润泽,脉象和缓有力,胸中自觉舒畅。若心主血脉功能失常,出现心血不足时,表现为面色无华、舌色淡白、脉细无力、心悸心慌;若心火亢盛时,表现为面赤、舌红、脉数、心烦;若心脉瘀阻,表现为面色晦暗、舌色青紫、脉涩、胸前闷痛,甚者剧痛致死等。

2. 心藏神　中医学上的"神"有广义和狭义之分。狭义的神是指人的精神、意识和思维活动，广义的神是指人体的一切生命活动。心藏神，是指心具有主宰人体五脏六腑和精神、意识、思维活动的功能。心在五行属火，火属阳，具有推动、兴奋、温煦、无形等特征。心神也是如此，变化莫测、无迹可寻，只能通过人的生理和心理活动的外在表现去感受它的存在。

心藏神正常，人体内的功能系统就能协调配合，正常运转，完成各种生理效应，维系身体的健康，同时会表现出精神振奋、神志清晰、反应迅捷、思维敏锐的心理状态。如果心不藏神，不能主宰体内的生理过程，就会出现《素问·灵兰秘典论》中所提到的"主明则下安……主不明则十二官危"；不能调控人体的心理活动，出现失眠、多梦、健忘、反应迟钝、精神委顿等表现。

心主血脉和藏神两大功能之间有密切的联系。血是神志活动的物质基础，心主血脉正常，能保持良好的精神心理活动。若心神失养，则出现精神失常、神志异常、思维混乱和睡眠障碍等病变。同时，神是生命活动的主宰，心藏神正常，能维持心对血脉的合理调控。若神志异常，如出现紧张、愤怒、焦虑等心神的变化，常可表现出面色、脉象的改变及心胸部感觉的异常。因此，"一身必有一心为之主宰，一心必有一神为之操纵"。

[要点：心藏神的实现既依赖于心主血脉，又能影响心主血脉]

(三)心的系统连属

1. 心与小肠互为表里　在经络系统中，手少阴心经与手太阳小肠经相互络属，构成表里相合的关系，因此心与小肠互为表里。在生理上，《医学见能·卷首·六腑》中说："小肠者，心之腑，属火，主化食为液，上奉心血。"作为隶属于心系统的腑，小肠通过吸收水谷精微，可以化生心血，可见心与小肠在生理关系上是相互依存的。在病理上，心火亢盛时，火热之邪通过经脉可下移于小肠，使小肠炽热，引起尿少、尿赤、尿热、尿痛等症；小肠充斥热邪时，也可循经脉上传于心，使心火亢盛，出现心烦、舌赤、口舌生疮等病症。

2. 心开窍于舌　是指心的功能可以通过舌反映。舌能搅拌食物、协助吞咽，还与声音和言语有关。舌与心依靠经络紧密联系。心主血脉为舌提供营养支持，心藏神确保舌成为正确发音、准确表意的载体。心主血脉和藏神功能正常，则舌体红润、柔软灵活、味觉灵敏、语言流利。若心主血脉异常或心失藏神，也可从舌上反映出来，如心血不足则舌淡瘦薄，心火上炎则舌红生疮，心血瘀阻则舌质紫暗或有瘀斑。若心藏神功能失常，则可见舌强、语謇，甚至失语等。

3. 心在体合脉，其华在面　心在体合脉，是指全身的血脉统属于心；其华在面，是指心的气血盛衰及其功能正常与否可以从面部的色泽变化表现出来。《灵枢·邪气脏腑病形》中指出："十二经脉，三百六十五络，其气血皆上熏于面而走空窍。"若心气旺盛，血脉充盈，则面部红润有光泽。反之，心气不足则见面色㿠白、晦滞，心血亏虚则见面色无华，心脉痹阻则见面色青紫，心火亢盛则见面色红赤。

4. 心在液为汗　心在液为汗，是指心与汗液的代谢过程密切相关。《素问·阴阳别论》中说："阳加于阴谓之汗。"阳即阳气，心在五行属火，是人体的太阳，主导体内的阳气。阴即阴液，心调控的血与以汗为代表的津液同宗同源，血量与汗出的多寡息息相关。当阳气推动体内阴液通过体表毛孔流出，则形成汗。当心血充盈，津液充足时，汗化有源，既可滋润皮肤，又可维持人体内外环境的协调平衡。而汗出过多，津液大伤，必然暗耗心血，出现心慌、心悸之症；惊恐伤心，神不守舍，又可导致大量汗出，故有"血汗同源""汗为心之液"之说。

5. 心在志为喜　是指心的生理功能与情志中的"喜"关系密切。通常情况下，喜是人体对外界刺激产生的良性反应。它有益于心主血脉的功能。《素问·举痛论》中也提到"喜则气和志达，营卫通利"。但过度的喜乐则可使心失藏神，进而影响心主血脉的功能正常发挥，出现"神惮散而不藏""喜伤心"等后果。

[附]

心 包

心包又称心包络,是包裹在心外层的膜状结构,能保护心。清代医家程知在《医经理解》中证实:"其(心)络下联于两肾,而上属于心,故谓之心包络。"古人将心与心包的关系比作君主与皇宫的关系。外邪侵犯心,心包先于心受病,故心包起着"代心受邪"的作用。《灵枢·邪客》中指出:"心者,五脏六腑之大主也,精神之所舍也,其脏坚固,邪弗能容也。容之则心伤,心伤则神去,神去则死矣。故诸邪之在于心者,皆在于心之包络。"这种"代君受邪"的思想,在温病学派得到发扬。清代叶天士在《外感温热论》中指出:"温邪上受,首先犯肺,逆传心包。"在这种情形下,心神不是"受伤",而是"被蒙"。实际上,心包受邪形成的病证,就是心的病证。与其他内脏一样,心也会受到病邪侵犯。

二、肺

(一)肺的位置与形态

肺位于胸腔之内,膈之上,分有两叶,左叶覆于心上。肺在脏腑中位置最高,故有"华盖"之称。肺叶娇嫩,借气道上连咽喉,通于鼻。《医贯》中写到:"喉下为肺,两叶白莹,谓之华盖,以覆诸脏,虚如蜂窠,下无透窍,故吸之则满,呼之则虚。"

(二)肺的生理功能

肺的主要功能包括主气、司呼吸,主宣发和肃降,通调水道,朝百脉、主治节。肺与大肠相表里,开窍于鼻,在体合皮,其华在毛,在液为涕,在志为悲。

1. **肺主气、司呼吸** 肺主气,是指肺具有主持、调节人身之气的功能,故谓"肺为气之主"。肺主气包括主呼吸之气和主一身之气两个方面。

肺主呼吸之气是指肺调节体内外清、浊之气的交换。作为体内外之气交换的重要场所,肺的呼吸运动能吸入自然界的清气,呼出体内的浊气,通过不断地气的出入运动,确保清气源源不断地进入人体,从而维持人体新陈代谢的正常进行。

肺主一身之气是指肺主持一身之气的生成和运行。一方面,肺参与宗气的生成;另一方面,肺参与气的运动的调节。宗气的生成主要依赖肺。宗气形成后,向全身输送,上循喉咙,走息道,参与发音,并促进肺的呼吸;横贯心脉,辅助心推动血液的运行;下达丹田,转化成能被肾封藏的精气。气的运动是脏腑功能活动的基本动力。气的运动始于肺,肺的呼吸使气获得并维持沿经脉循行,流注于脏腑、形体、官窍和四肢百骸的能力。肺有节律地舒缩运动,能调控气的运行速度和运行方向,维持气在体内正常地升降出入运动。

呼吸,即呼出体内的浊气,吸入自然界的清气。肺司呼吸,是指肺是人体主持呼吸运动的脏器,具有呼吸功能。肺既上连鼻窍与大气相通,又与在表与皮相合而接触大气。肺司呼吸的功能正常,则气道通畅,呼吸调匀,体内外气体顺利交换,宗气持续生成,气的升降出入协调运行,生命活动得以延续。肺主呼吸之气和主一身之气是互相联系、不可分割的功能活动过程,而肺司呼吸的功能又起决定性作用。肺司呼吸的功能正常,才能实现肺主呼吸之气,进而完成肺主一身之气的功能。

知识链接

呼吸之气即体内的浊气和自然界的清气。一身之气既指气的生成,又包括气的运动。宗气是肺吸入的自然界清气与脾胃运化生成的水谷精微在胸腔结合形成的一种气。

肺主气、司呼吸的功能失常,不仅影响气的生成,导致一身之气不足,出现"气虚",表现为少气

不足以息、语声低怯、四肢困倦、头身乏力等症;还会影响一身之气的运行,导致各脏腑、经络之气的升降出入运动失调,表现为情绪失常、血液循环异常、饮食物消化、吸收障碍和水液代谢紊乱等。长此以往,人的新陈代谢不能正常进行,生命活动也将终止。

2. 肺主宣发和肃降　宣发,是气向上向外的运动;肃降,是气向内向下的运动。肺主宣发和肃降是指人体的肺气既能向上和向外布散,也能向下向内通行。

肺主宣发主要体现在四个方面:① 将浊气通过口鼻和皮肤排出体外;② 将水谷精微和津液布散至居于高位的脏腑、形体和官窍,并外达肌腠,以发挥营养物质的滋润和濡养作用;③ 使卫气到达体表,发挥温养皮肉、护卫肌表和调节腠理开合的功能,部分水液在宣发作用下经由口鼻呼出和(或)经汗孔排出;④ 与肾气封藏效应协调配合,完成体内外气的正常交换。

肺主肃降主要体现在四个方面:① 确保肺吸入自然之清气在体内布散;② 约束水谷精微和津液向下向内流注全身,发挥营养和滋润作用,并将代谢废物和多余水液下输肾和膀胱,变为尿液排出体外;③ 肃清肺及肺系的异物,维持呼吸道的通畅和洁净;④ 与肝气的升发运动协调配合,共同调节人体气机运动的升降出入,同时也制约肝升发太过。

肺主宣发和肃降是肺气的主要运动形式。宣发和肃降相反相成,既实现气在体内外的正常交换,保持体内的气机条畅,又促进水谷精微正常的输布代谢。病理上,肺失宣肃会导致呼吸异常和津液代谢紊乱,出现诸如呼多吸少、呼吸浅表、咳嗽、咯痰等症状。

3. 肺通调水道　通,即疏通;调,即调控;水道,即水液在体内通行的道路。肺主通调水道是指肺的宣发和肃降对体内水液的运行、输布和排泄起着疏通和调节的作用。通过肺气的宣发作用,将脾气传输至肺的水液上布头面诸窍,外达皮毛肌腠,发挥津液的滋润和濡养作用;并在卫气的推动作用下将代谢后的水液化为汗液,通过体表毛孔排出体外。通过肺气的肃降作用,将脾气转输至肺的水液下输各脏腑、组织、器官,以濡润各脏器;并将体内代谢所产生的浊液和多余的水下输至肾和膀胱,经过肾的气化作用生成尿液排出体外。

肺主通调水道的功能失常时,津液因为肺失宣发而不能外达皮毛腠理,可见无汗、皮下水肿等症状;津液因为肺失肃降而不能下输膀胱,则出现小便不利、水肿等症状。此外,脾气传输至肺的津液因肺不能正常地通调水道,则可演变为痰饮,并流窜到体内多个部位,影响相关脏腑的功能。

4. 肺朝百脉、主治节　朝,即汇聚、集中;百脉,即全身脉管内运行的血液。肺朝百脉,是指全身的脉管都汇聚于肺,肺又以百脉散行周身,全身的血液在脉管内运行,上聚于肺,肺司呼吸,推动体内外清浊之气的交换,充斥浊气的血液转变成富含清气的血液,再通过脉管输布至全身。肺朝百脉反映出肺化生的宗气在脉管中推动血液运行的功能,是肺助心行血的具体体现。如果肺气虚衰,不能助心行血,就会影响心主血脉的功能。所以,血行障碍在临床上会表现出胸闷心悸、唇舌青紫等症状。

治节,即治理调节。肺主治节,是指肺具有治理调节全身脏腑、组织、器官生理功能的作用。《素问·灵兰秘典论》中写到:"肺者,相傅之官,治节出焉。"说明肺的作用是辅佐心管理一身上下。肺主治节体现在四个方面:① 调畅呼吸,维持体内外气体的正常交换;② 调畅气机,使一身之气的升降出入有序进行;③ 助心行血,参与推动血液的运行流注;④ 通调水道,确保水液代谢顺利开展。肺主治节是对肺的主要生理功能的高度概括,正如《血证论》中所说:"肺之令主行治节,以其居高,清肃下行,天道下际而光明,故五脏六腑皆润利而气不亢,莫不受其制节也。"

[要点:肺的宣发和肃降功能确保肺的其他生理功能顺利实现]

(三) 肺的系统连属

1. 肺与大肠互为表里　在经络系统中,手太阴肺经与手阳明大肠经相互络属,构成表里相合的关系,所以肺与大肠互为表里。生理上,肺气的肃降推动大肠的传导,肺主通调水道又滋润大肠,使得糟粕在肠道顺利通行。病理上,肺失肃降,推动无力,或气逆不降,肺主水异常,都会影响大肠的传导,产生便质的改变。故张介宾在《类经·十二经病》中注说:"大肠与肺为表里,肺主气,而津液由于气化,故凡大肠之或泻或秘,皆津液所生之病,而主在大肠也。"

2. 肺开窍于鼻　鼻位于呼吸道的最上端,是体内外气体交换的必经之路,且承担嗅觉和辅助发音的功能。肺开窍于鼻,是指鼻作为肺系的组成部分,其生理功能必须依赖肺气的宣发作用。肺气宣畅,则鼻窍通利,呼吸平稳,嗅觉灵敏;肺失宣发,则鼻塞不通,呼吸不利,嗅觉迟钝。病理上,外邪袭肺多从鼻入,肺内病变常累及鼻。临床所见鼻塞、流涕、喷嚏、失音等症状,常为肺病在鼻窍的具体反映。

3. 肺在体合皮,其华在毛　皮毛位居一身之表,是人体抵御外邪的重要屏障。肺与皮毛相合,是指肺与皮毛相互为用的关系:一方面,肺的宣发作用推动卫气和津液上输于体表,温养和滋润皮毛,以维持毛孔的开阖,保持皮肤的红润光泽,并巩固皮毛防御外邪侵袭的作用;另一方面,皮毛能宣散肺气,以调节呼吸。若肺气不足,既可导致卫表不固而见自汗或易感冒,又可因皮毛失濡而见枯槁不泽。皮毛受邪,也可内合于肺。

4. 肺在液为涕　涕,即鼻涕,是鼻黏膜的分泌物,能润泽鼻窍。肺在液为涕是指肺气是涕液化生之源。肺气充足,则鼻涕润泽鼻窍而不外流。若寒邪袭肺,可见鼻流清涕;肺热壅盛,可见流涕黄浊;燥邪犯肺,可见鼻干而痛。

5. 肺在志为悲　是指肺的功能与情志之中的"悲"关系较为密切。悲是一种不良的情绪刺激,过度悲哀可损伤肺气或导致肺气的宣发和肃降运动失调,进而影响肺主气、司呼吸,肺主通调水道和肺朝百脉、主治节的功能。临床上,悲伤过度会带来精神萎靡、面无血色、呼吸气短、斑秃,以及身体抵抗力下降等表现。

三、脾

(一)脾的位置与形态

脾位于腹腔之中,膈之左下,与胃毗邻。《类经图翼》认为脾"形如刀镰,与胃同膜而附其上之左"。

(二)脾的生理功能

脾的主要功能包括主运化、主升清和主血。脾与胃相表里,开窍于口,在体合肉,其华在唇,在液为涎,在志为思。

1. 脾主运化　运,即运输、传输;化,即变化、转化。脾主运化,是指脾具有把饮食水谷转化为水谷精微和津液,并把这些精微物质吸收、转输到全身各脏腑的生理功能,是整个饮食物代谢过程中的中心环节,也是后天维持人体生命活动的主要生理机能。脾主运化的功能包括运化水谷和运化水液两个方面。

(1)运化水谷:水谷是对饮食的统称。脾主运化水谷,是指脾具有促进食物的消化吸收,并转输水谷精微的功能,主要表现在三个方面:① 协助胃、肠道消化食物;② 促进胃、肠道吸收水谷精微;③ 推动水谷精微布散全身。脾的运化功能正常运转,称为"脾气健运"。脾气健运,则维持生命活动需要的营养能源源不断地生成,全身脏腑、组织、器官能得到充足的营养,维持正常的生理功能,机体表现为食欲正常,全身营养状况良好,面色润泽,形体健壮。若脾失健运,则会出现饮食物消化吸收的障碍,迁延日久,则全身气血不足。脾主运化水谷功能正常是形成人体基本物质的先决条件,在预防和治疗疾病时意义重大。因此,脾被称为人的"后天之本",气血生化之源。

(2)运化水液:水液,即体内的津液。脾主运化水液,是指脾具有吸收、转输和布散水液,调节人体水液代谢的功能,主要表现为三个方面:① 协助胃、肠道吸收水液;② 将水液转运到脾外,上传至肺;③在水液的代谢过程中起枢转作用。脾在水液的升降出入运动中发挥着枢转作用,使之畅行无阻,从而维持了水液代谢的平衡。若脾主运化水液的功能失常,必然导致水液在体内停聚而产生水湿、痰饮等病理产物,甚至出现水肿。故《素问·至真要大论》中说:"诸湿肿满,皆属于脾。"中医理论中也有"脾虚生湿""脾为生痰之源"和"脾虚水肿"的认识。

知识链接

进入胃的饮食物经过初步消化后下传小肠,在小肠经过彻底的消化,被分解成水谷精微和糟粕,此过程依靠脾的运化才能顺利进行。水谷精微在脾的运化作用下上输至肺,经肺的宣肃,得以布散全身。脾的运化功能还调控着水液的上传下达,成为水液升降输布的枢纽。

运化水谷和运化水液是脾主运化不可分割的两个方面。脾的运化不仅将饮食物转化为水谷精微,并且能将水谷精微吸收并转输至全身,使其发挥滋润和濡养功能,并充养先天之精,促进人体的生长发育,维持人体的生命活动。脾气充实,运化功能健全,则正气充足,不易受到邪气的侵袭。反之,脾气不健,气血亏虚,则人体易生病。故李杲在《脾胃论·脾胃盛衰论》中说:"百病皆由脾胃衰而生也。"

2. 脾主升清　升,即上升运动;清,即水谷精微。脾主升清,是指脾气的上升运动不仅能将水谷精微向上输送,还能维系体内脏器位置的相对恒定。

脾主升清,能将水谷精微向上输送至心肺、头目,并通过心、肺的作用化生气血,以营养濡润全身。脾主升清正常,则水谷精微得以吸收并向上输布。若脾不升清,则水谷精微不能上荣头面,出现头晕、精神萎靡、失眠、健忘、面色无华等症;水谷糟粕停滞于中,则见腹胀满闷;水谷精微倾注于下,则有便溏、泄泻等症。

脾主升清,还能托举体内脏器,维持内脏相对恒定的位置,防止其下垂。若脾气虚弱,升举无力,不升反降,则可导致内脏下垂,出现胃下垂、肾下垂、子宫脱垂、脱肛等病症,称为脾气下陷证或中气下陷证。

脾主升清的功能实质上是脾主运化功能的作用趋向,单独提出是为了强调脾气的运动特点是以升为主、以升为健。

3. 脾主统血　统,即统管、固摄。脾主统血,是指脾能统摄血液,确保其在脉管内运行,而不会逸出脉外。脾气健旺,则血液生化有源;血液充盈,则能在脉管中通畅地运行。脾统管、固摄血液的功能,实际上是气的固摄作用的体现。气的固摄作用作为一道无形的屏障,很好地约束血液在脉道中运行,使脾统血与心主脉协调配合,脉管相对密闭,防止出血。病理上,脾不统血导致的出血称为脾不统血证,临床表现为便血、尿血、崩漏和肌肉或皮下出血。

[要点:脾主运化能确保脾主升清和脾统血顺利实现]

(三)脾的系统连属

1. 脾与胃互为表里　在经络系统中,足太阴脾经与足阳明胃经相互络属,构成表里相合的关系,因此脾与胃互为表里。生理上,脾气的上升运动与胃气的下降运动紧密配合,完成升清降浊的消化、吸收和排泄过程,确保水谷精微源源不断地生成和水谷糟粕被及时地排出。病理上,脾胃升降受阻,则脾气不升反降,出现腹胀、泄泻、便溏等症;胃气不降反升,则出现反酸、嗳气、恶心、呕吐等症。病症迁延日久,身体缺乏足够的营养供给,会出现面黄肌瘦、四肢乏力、食欲减退等症。

2. 脾开窍于口　口是饮食物进入人体暂时储留的部位。脾开窍于口,是指人的食欲、食量、口味等与脾的生理功能密切相关。脾气健旺,则食欲旺盛,口味正常;若脾失健运,则见食欲减退,口味异常,出现口淡乏味、口腻、口甜等表现。

3. 脾在体合肉,其华在唇　脾主运化的功能与肌肉的壮实及其功能的发挥之间有紧密联系。

作为人的"后天之本"、气血生化之源,脾为全身的肌肉提供水谷精微,使肌肉在得到滋润、濡养后能健壮发达。脾气健运,则肌肉丰满壮实;脾失健运,则肌肉瘦削无力,甚至痿废不用。

唇的色泽是脾气功能盛衰的外在反映,与全身的气血是否充足有关。脾气健运,则口唇润泽;脾失健运,则口唇色泽异常,出现淡白无华等改变。

4. 脾在液为涎　涎为口津,即唾液中较清稀的部分,具有护口、润口,协助食物的搅拌、吞咽等功能。脾在液为涎,是指涎是脾气化生而成,并转输布散于口。涎为脾精所化,出自两颊,质地较清稀,可自口角流出。在正常情况下,脾气健旺,涎液化生充足,能上行于口而不溢于口外。若脾气亏虚,气不摄津,或是脾胃湿热,迫津妄行,则导致涎液化生异常增多,可见口涎自出。若脾气虚弱,气不生津,津液不充,或脾气推动乏力,则见涎液分泌量少,口干舌燥。

5. 脾在志为思　思,即思考、思虑,是人的精神、意识、思维活动的一种状态。脾在志为思,是指脾的生理功能与人的思虑、思考相关。正常限度内的思虑是人人皆有的情志活动,对机体并无不良影响,但思虑过度或所思不遂,则导致气机失畅,出现气滞或气结的改变,表现为不思饮食、胃脘胀满、头晕健忘等症。

四、肝

(一)肝的位置与形态

肝位于腹腔的右上方,膈之下,右胁之内。从形态来看,历代皆以分叶论之。王清任在《医林改错》中记载:"肝四叶,胆附于肝右边第二叶,总提长于胃上,肝又长于总提之上,大面向上,后连于脊。"

(二)肝的生理功能

肝的主要功能包括主疏泄和主藏血。肝与胆相表里,开窍于目,在体合筋,其华在爪,在液为泪,在志为怒。

1. 肝主疏泄　疏,即疏通;泄,即发泄。肝主疏泄,是指肝具有疏通、调畅全身气机,使一身之气通而不滞、散而不郁的作用。肝主疏泄的功能主要表现在以下四个方面。

(1)调畅气机:气机,是气的运动。气在体内的基本运动形式是升、降、出、入。肝主疏泄,能调节全身气的升降出入运动,使脏腑经络之气升降出入的运动保持协调平衡。肝主疏泄功能正常,则气机调畅,气血调和,经络疏通,脏腑、组织、器官有序地运转。肝气的疏泄功能失常称为肝失疏泄,根据其影响气机的方式不同,可表现为两种病理变化:① 肝的疏泄功能不及;② 肝的疏泄功能太过。

此外,肝主疏泄、调畅气机的作用还能促进血液与津液的运行和输布,使全身脏腑经络之气运行通畅。血液的运行和津液的输布皆依赖气机调畅。气为血之帅,气行则血行,反映出肝的疏泄作用能促进血液的运行,使之通畅而无瘀滞。若肝的疏泄功能不及,则气滞血瘀,在体内形成癥积、肿块,在女性则出现月经不调、痛经、经闭等症。若肝的疏泄功能太过,气血上涌,又可使血不循经,出现呕血、咯血等症,或女性月经过多、崩漏不止等症。气能行津,气行则津布,故肝的疏泄作用能促进人体津液代谢,避免水湿痰饮的成形。若肝的疏泄功能失常,气机失调,则导致津液的运行受阻、输布紊乱,形成水湿痰饮等病理产物,出现水肿、痰核、悬饮、肥气等症。

知识链接

当体内出现气郁、气滞时,肝无力消散郁滞,以至于气郁、气滞越来越严重,导致情志抑郁,胸脘痞满,胸胁、两乳或少腹等部位胀痛不适等症,为肝的疏泄功能不及所致,中医把这种情况叫作肝气郁结。肝的疏泄功能亢进,则引发气大量的逆升,肝无力回复气机,以至于伴随肝气上逆,大量的血液也随之上涌,导致头胀头痛、面红目赤、耳鸣耳聋、急躁易怒等症,严重者吐血、咯血、猝然晕倒、不省人事等，中医把这种病证叫作肝火亢盛。

（2）促进脾胃的运化和胆汁的分泌、排泄：脾胃功能正常与否，主要取决于脾胃气机的调畅。脾气以升为健，胃气以降为和。脾胃之气的升降有序、平衡协调与肝的疏泄功能有密切的关系。肝主疏泄，调畅气机，既能促进脾气上升，使水谷精微得以上归心肺，又能协助胃气下降，使水谷糟粕依次下达小肠、大肠，最后以粪便的形式排出体外，从而促进饮食物的消化、吸收和排泄。正如唐容川在《血证论·脏腑病机论》中所说："食气入胃，全赖肝木之气以疏泄之，而水谷乃化。"若肝失疏泄，导致脾不升清，可出现胁肋胀痛、脘腹胀满、肠鸣、腹泻等，称为肝脾不和；若导致胃不降浊，则见嗳气、食欲减退、脘痞腹胀、攻窜作痛、吞酸嘈杂或呕吐等，称为肝胃不和。另外，饮食物的消化和吸收要借助胆汁的分泌和排泄。胆汁为肝之余气所化，其分泌和排泄受肝气疏泄功能的影响。肝气的疏泄功能正常发挥，胆汁才能够正常的分泌与排泄。如果肝主疏泄功能失常，气机不利，胆汁不能正常分泌排泄而泛溢，可见口苦、黄疸；胆汁不能下助小肠消化，则见厌食、腹胀等；胆汁郁滞日久，则易生结石。

（3）调畅情志：情志，指人的情感、情绪，是精神活动的一部分。中医学认为，人的情志活动分属五脏，除由心主宰外，与肝也有密切联系。正常的情志活动以气机调畅、气血调和为基本。肝主疏泄，能调畅气机，使血液畅行无阻，因而能使人心情舒畅，既无亢奋，也无抑郁，所以肝能调畅人的情志。若肝主疏泄不及，肝气郁结，则心情抑郁不乐，悲忧善虑；若肝主疏泄太过，肝气上逆，则烦躁易怒、情绪激动。强烈或持久的情志刺激也会影响肝的疏泄功能，导致肝气郁结或肝气上逆的病理变化。

（4）调节男性排精与女性排卵、行经：肝主疏泄的功能参与男性的排精、女性的排卵与月经等。男性精液的贮藏与施泄，是肝肾二脏的闭藏与疏泄功能相互协调的结果。肝气的疏泄功能发挥正常，则精液排泄通畅有度。若肝失疏泄，气机郁结，经脉不通，精窍启闭失常，则见精出量少或不射；若肝郁化火，相火妄动，疏泄太过，又可见遗精、早泄。女性月经与冲任二脉的充盛通利有关，人体气血通过冲任二脉注入胞中，使女性发生月经并能孕育胎儿，所谓"任脉通，太冲脉盛，月事以时下，故有子"。肝主疏泄，肝气条达则任脉通利，从而经事正常而胎孕有期。若肝失疏泄，气机失调，则见月经周期紊乱、经行不畅，甚或痛经。由于肝的疏泄功能对女性的生殖机能尤为重要，故有"女性以肝为先天"之说。

2. 肝藏血　是指肝具有贮藏血液、调节血量和防止出血的功能。肝藏血的生理意义有以下三个方面。

（1）贮藏血液：可体现在两个方面。

1）肝本身能储备大量血液，以供机体各部分活动所需。正如《素问·五藏生成篇》中所说："故人卧则血归于肝，肝受血而能视，足受血而能步，掌受血而能握，指受血而能摄。"肝藏血的功能具有养魂、柔筋、充目、华爪，维持人体视觉、运动、精神、情志的作用。

2）肝中所藏血液能够濡养自身，涵养肝气，保持肝体柔和，制约肝之阳气，以便肝的疏泄功能正常发挥。如果肝的藏血功能减退，一方面可使肝贮藏血量不足，导致肝血虚，机体各部分得不到足够的血液营养；另一方面不能制约肝的阳气升动，导致肝阳上亢、肝火上炎、肝风内动等病理变化。

（2）调节血量：肝贮藏充足的血液，可根据生理需要调节人体各部分血量的分配。肝对于调节人体各部分血量分配，特别是对外周血量调节具有重要作用。在正常情况下，人体各部分的血量是相对恒定的。随着机体活动量的增减、情绪的变化、外界气候的变化等，人体各部分的血量也随之有所变化。这种变化通过肝藏血得以实现。肝调节血量，是以肝贮藏血液为前提，只有血液储备充足，才能在机体需要时提供足够的血液以有效地调节血量。如果肝有病，贮藏血液减少，血液分配不均，可出现肝血虚亏，濡养功能减退的病变，表现为两目干涩或雀目，肢体麻木、屈伸不利、月经量少,甚至闭经等症。

(3) 防止出血:肝藏血,有防止出血的功能。肝气充足,则能固摄肝血而不致出血;肝阴充足,则肝之阴阳协调,能发挥凝血功能而防止出血。故章潢在《图书编》中说:"肝者,凝血之本。"肝藏血功能失职,引起各种出血,称为肝不藏血。肝不藏血的病机大致有三种:① 肝气虚弱,收摄无力;② 肝阴不足,肝阳偏亢,血不得凝而出血不止;③ 肝火亢盛,灼伤脉络,迫血妄行。

肝的疏泄功能和藏血功能相辅相成、相互为用。肝主疏泄调节全身气机,肝藏血调节全身血液,故两者关系的密切就体现为气与血的调和。肝主疏泄功能正常,气机调畅,血运通达,藏血功能才有保障;肝藏血功能正常,则发挥血的濡养作用,不使肝气亢逆,才能保持全身气机通畅。若肝的疏泄功能减退,肝气郁滞,可导致血瘀证;气郁化火,迫血妄行,或肝气上逆,血随气逆,可见吐衄或妇女崩漏等出血证。肝阴不足,失其柔和凉润之能,可致肝阳升泄太过,严重者可导致阳亢风动等病变。肝血亏虚,失其濡养之能,可致筋目失养的病变。

[要点:肝主疏泄能调畅气机,促进脾胃的运化和胆汁的分泌与排泄,调畅情志和调节男性排精与女性排卵、行经]

(三) 肝的系统连属

1. **肝与胆互为表里** 在经络系统中,足厥阴肝经与足少阳胆经相互络属,构成表里相合的关系,因此肝与胆互为表里。生理上,肝主疏泄,生成、转运胆汁,并储存于胆;肝调畅胆腑气机,促进胆汁的排泄。胆汁的通畅排泄,有利于肝主疏泄功能的正常发挥。因此,肝胆相互为用,共同发挥协助饮食物消化的作用。病理上,肝胆病变可相互影响。例如,肝失疏泄可影响胆汁的分泌和排泄,胆汁排泄不畅也会影响肝的疏泄,出现胁肋胀痛、腹胀、恶心、呕吐、口苦、纳呆、黄疸等肝胆火旺或肝胆湿热的病证。

2. **肝开窍于目** 目是具有视物功能的器官。肝开窍于目,是指肝通过经脉与目及目系相连,目的视物、辨色等功能与肝气的疏泄和肝血的濡养密切相关。若情志不畅,致肝气郁结,久而火动痰生,蒙阻清窍,可致两目昏蒙、视物不清;肝血不足,则致两目干涩、视物不清、目眶疼痛等症;肝经风热则目赤痒痛;肝火上炎则目赤肿痛;肝阳上亢则头晕目眩;肝风内动则目睛上吊、两目斜视。

3. **肝在体合筋,其华在爪** 筋,即筋膜,包括肌腱和韧带,附着于骨而聚于关节,是连接关节、肌肉,主司关节运动的组织。肝在体合筋,是指筋的功能依赖肝血的濡养。肝血充足,能濡养全身的筋,则运动灵活,四肢矫健,不易疲劳。若肝血亏虚,血不荣筋,则运动不灵活,动作迟缓,容易疲劳。临床上,肝血不足,可出现手足震颤、肢体麻木、屈伸不利等症,称为血虚生风。若邪热过盛,耗伤肝血,使筋失去滋养,则可出现手足震颤、抽搐,甚则角弓反张等症,称为热极生风。故《素问·至真要大论》中说:"诸风掉眩,皆属于肝。"

爪,即爪甲,包括指甲和趾甲,为筋的延续,所以有"爪为筋之余"之说。肝其华在爪,是指肝与爪有密切的联系。肝血充足,则爪甲坚韧,红润光泽;肝血不足,则爪甲软薄,枯而色夭,甚至变形、脆裂。故《素问·五藏生成》中说:"肝之合筋也,其荣爪也。"

4. **肝在液为泪** 泪为目津,有滋润、保护眼睛的功能。肝在液为泪,是指肝血能化生成泪,并适时溢出目外。在正常情况下,泪的分泌,能濡润眼球而不外溢,但若有异物侵入眼睛,泪液即可大量分泌,清洁双目和排除异物。病理上,可见泪液分泌异常。肝血不足时,泪液分泌减少,症见两目干涩;肝经风热或肝经湿热时,泪液分泌异常增多,症见目眵增多、迎风流泪。此外,极度悲哀时,泪液的分泌也可大量增多。

5. **肝在志为怒** 怒是人受到外界事物刺激时的一种过激的情志变化。肝在志为怒,是指肝的生理功能与怒的情志有关。一般来说,人人皆可能发怒。肝血不足,不能涵养怒志;或肝阴不足,肝阳偏亢,则稍有刺激即易发怒。一定限度内的怒对身体利大于弊。但是,怒志异常,可引起肝气郁结,气机不畅,精、血、津液运行、输布障碍,痰饮、瘀血及癥瘕积聚内生;或致肝气上逆,血随气逆，发为出血或中风晕厥。临床上，勃然大怒可导致肝气升发太过，表现为烦躁易怒、激动亢奋，称为大怒伤肝；郁怒不解，易致肝气郁结，表现为心情抑郁、闷闷不乐，称为郁怒伤肝。

五、肾

(一)肾的位置与形态

肾位于腰部，脊柱两旁，左右各一。《医贯·形景图说》中说："肾有二，生于脊膂十四椎下两旁各一寸五分。"二肾一居肝之右，微下；一居脾之左，微上。肾的前上方有脾胃及大肠覆盖。肾形椭圆，状如豇豆，其色"如缟映紫"。

(二)肾的生理功能

肾的主要功能包括藏精、主水和纳气。肾与膀胱相表里，开窍于耳和二阴，在体合骨，其华在发，在液为唾，在志为恐。

1. **肾藏精** 藏，即封藏、闭藏。精有广义、狭义之别，广义的精泛指一切精微物质，机体气、血、津液以及水谷精微皆属"精"的范畴；狭义的精仅指生殖之精。肾藏精，是指肾具有受纳、封藏精的生理功能。故《素问·六节藏象论》中说："肾者主蛰，封藏之本，精之处也。"精藏于肾，既使肾不断充盈，防止精无故流失，又为精在体内充分发挥正常的生理效应创造必要条件。

从存在状态来看，肾藏之精有肾精与肾气之分。肾精与肾气名异质同：肾精是有形的，属阴，能散化成肾气；肾气是无形的，属阳，能聚合为肾精。前者具有物质性，后者具有功能性，两者间既有区别，又有联系。

从来源来看，肾藏之精既有先天之精又有后天之精，两者藏于肾，同生共存，相互为用。先天之精是后天之精形成的物质基础；先天之精得到后天之精的充养，才能充分发挥其生理效应。后天之精依靠先天之精的资助，才能持续地化生，并补充先天之精的损耗。由此可见，两者可相互滋生、相互转化。

知识链接

先天之精秉受于父母，与生俱来，是构成人体的基本物质。正如《灵枢·决气》中所说："两神相搏，合而成形，常先身生，是谓精。"由于先天之精在人出生之前就发挥重要功能，而先天之精封藏于肾，故肾被称为人的"先天之本"。后天之精是人出生后通过摄取饮食物中的水谷精微及脏腑生理活动过程中所化生的精微物质形成的精，是维持人体生命活动的基本物质。

肾藏之精能发挥以下四种生理功能。

(1)促进生长发育：人体的生长发育过程都取决于肾精及肾气的盛衰。生、长、壮、老、已的生命过程，客观地反映出肾中精气由未盛到逐渐充盈，由充盛到逐渐衰减继而耗竭的演变过程。人自出生之后，肾精及肾气逐渐增多，儿童期，头发较快而渐稠密地生长，乳齿次第更换，骨骼逐渐生长且硬度增加；青年期，肾精及肾气更加充盛，身体快速增长，智齿出现，头发浓密，骨骼坚实，并开始具有生殖能力；壮年期，肾精及肾气充盛至极，全身筋骨强健，头发黑亮，身体壮实，精力充沛；老年期，随着肾精及肾气的逐渐衰减，面色憔悴，牙齿稀松脱落，头发花白，生育能力逐渐丧失。由此可知，齿、骨、发的生长状态是观察肾藏之精气的盛衰、判断生长发育状况及衰老程度的客观标志。因此，肾精及肾气在人体生长发育过程中起着十分重要的作用。若肾精及肾气不足时，在小儿表现为生长发育不良，出现五迟和(或)五软；在成年人表现为早衰。

(2)促进生殖繁衍：人体生殖器官的发育，性功能的成熟与维持，皆与肾藏之精气的盛衰密切相关。人出生后，肾藏之精气发育及充盛到一定程度时，会衍生出一种崭新的物质——天癸。天癸是一种专门作用于生殖系统的精微物质,具有促进人体性征及生殖器官的发育、成熟和维持人体生殖机能的作用。《医宗金鉴》指出:"天癸乃父母所赋,先天生身之真气也;精血乃水谷所化,后天成形之本也。男子二八,先天肾气盛,天癸至,与后天所生之精会合而盈;女子二七,先天肾气实,天癸至,与后天所生之血会合而盛。"天癸的出现,确保生殖之精的生成及月经的化生,使女性出现月经来潮、男性适时排精的生理现象。之后,天癸得到肾气及其他脏腑精气的温煦、滋养而不断充盈,从而维持生殖机能的旺盛。中年以后,肾藏之精气逐渐衰少,天癸也随之衰减,以至竭绝。失去天癸的激发作用,人的生殖机能逐渐衰退,生殖器官日趋萎缩,最后丧失生殖机能。因此,肾藏之精气关系到人的生殖机能,是人类繁衍后代的根本。临床上,针对生殖机能低下或一些原发性不孕症,都可以通过补肾益精调理。

(3)化生血液:肾中精气通过两条途径化生血液:① 通过精气的推动,促进脾胃化生水谷精微,进而奉心化赤为血;② 通过肾精生髓,髓再转化为血。临床上,血证的治疗,可考虑从肾调治,可获不期之效。

(4)调控一身之阴阳:肾藏之精气是机体物质代谢和维持生理功能的原动力,能推动和调节各脏腑的生理功能及精、气、血、津液的代谢过程。肾藏之精气的生理效应根据其存在状态和功能特点的不同可分为肾阴与肾阳两种成分,两者对立统一,协调共济。其中,肾阴为一身阴气之本,是肾精之中具有抑制、寒凉、滋润等作用的部分;肾阳为一身阳气之本,是肾精之中具有推动、温煦、兴奋等作用的部分。当肾阴、肾阳发生偏盛、偏衰,会导致全身阴阳失调而引起病证。若肾阴亏虚,则脏腑机能虚性亢奋,新陈代谢相对加快,产热相对增多,精神虚性躁动,出现虚热性病证;若肾阳虚衰,则脏腑功能减退,新陈代谢减缓,产热不足,精神不振,出现虚寒性病证。此外,肾阴、肾阳与其他脏腑的阴阳之间存在互助互用的关系。若肾中阴阳失调,会导致其他脏腑阴阳失调;反之,其他脏腑的阴阳亏虚,也会导致肾中阴阳的虚衰。因此,中医学有"久病及肾"之说。

2. 肾主水　是指肾有主持和调节人体水液代谢的功能。《素问·逆调论》中指出:"肾者水脏,主津液。"

水液代谢是一个复杂的生理过程,在肺、脾、肾、胃、肠、膀胱等的脏腑参与下完成。水液被摄入体内后,大部分进入胃的水液通过脾主运化、升清,向上布散到肺,经由肺主通调水道,水液被向下传递到膀胱,储存在膀胱中的部分水液,在肾的气化作用下又重新回到代谢通路之中,多余的废液则以小便的形式被排出体外;小部分进入胃的水液通过胃的通降,层层下传,在小肠、大肠被部分吸收,余下的水液则通过大肠以粪便的形式被排出体外。通过这样一上一下的传递,水液得以遍布周身,滋养各个脏腑、组织、器官。肾脏通过全身性调控和局部性调节两种方式参与人体水液代谢过程。一方面,肾藏之精气具有激发、促进各脏腑功能的作用。当肾精、肾气被转运到参与水液代谢的各个脏腑,成为其功能活动的物质基础后,肺对水液的宣肃,脾对水液的转输,小肠主液和大肠主津等,都接受肾精、肾气的调控。而肾之精气本身具有的推动和气化功能,也成为水液在体内代谢的基本动力。另一方面,肾阴与肾阳两种成分,能直接调节膀胱的开合,从而控制尿液的储存与排泄,直接参与到水液代谢过程中。病理情况下,肾主水的功能失常,不仅可影响肺、脾、肾等脏腑的气化功能,也可直接导致水液代谢过程发生障碍或紊乱,表现为膀胱开合的失调。例如,既可出现尿少、尿闭、水肿,又可出现尿多、尿频、小便清长。故《素问·水热穴论》中指出:"肾者,胃之关也,关门不利,故聚水而从其类也。"

3. 肾主纳气　纳,即受纳、摄取。肾主纳气,是指肾有摄纳肺吸入的自然界的清气、保持呼吸的深度、防止呼吸表浅的作用,是肾的闭藏特性在呼吸运动中的体现。尽管肺主气、司呼吸,通过肺气的宣发和肃降调畅全身气机,但作为脏腑之华盖,肺气的肃降还需得到肾主封藏的配合才能确保吸入之气的深度。肺吸入的清气必须下达于肾,肾通过对气的摄取、受纳来激发和推动肺的呼浊吸清,有利于气体的内外交换。故清代林佩琴在《类证治裁·喘证》中指出:"肺为气之主,肾为气之根,肺主呼气,肾主纳气,阴阳相交,呼吸乃和。"病理上,无论是肾气虚衰,摄纳无权,气浮于上,还是肺气久虚,久病及肾,均可导致肾主纳气功能失常,表现为肾不纳气证,症见咳嗽、呼多吸少、气短不续、动则气喘等,治疗应以补肾为主。

肾的诸多生理功能中,肾藏精是基本功能。肾主生长发育和生殖、主水及主纳气等功能,都是藏精功能的延伸。肾藏之精气主司人体的生长发育和生殖;肾中之阴阳对脏腑气化具有促进和调节作用,并主司和调节全身水液代谢;肾的封藏与摄纳作用,能维持呼吸的深度,以利于气体交换。因此,在认识肾的生理功能时,必须把肾藏精作为最根本的功能来理解和把握。

[要点:肾藏之精能为肾主水和纳气功能的实现提供物质基础,也能为精、气、血、津液的代谢和维持各脏腑的生理功能提供动力]

(三)肾的系统连属

1. 肾与膀胱互为表里 在经络系统中,足少阴肾经与足太阳膀胱经相互络属,构成表里相合的关系,因此肾与膀胱互为表里。生理上,肾的蒸腾气化调节膀胱的气化作用,以维持正常的水液代谢。肾阴与肾阳协调配合,调控膀胱的开合,确保膀胱适时地储尿与排尿。病理上,若肾气和膀胱之气的激发和固摄作用失常,膀胱开合失权,则既会出现小便不利或癃闭,又会出现尿频、尿急、遗尿、小便不禁等。

2. 肾开窍于耳和二阴 耳是重要的听觉器官。肾开窍于耳,是指肾中精气能充养耳窍,维持耳的听觉功能。肾中精气充盈,髓海得养,则听觉灵敏;反之,若肾精虚衰,则髓海失养,则出现听力减退、耳鸣,甚至耳聋等症。故《灵枢·脉度》中指出:"肾气通于耳,肾和则耳能闻五音矣。"

二阴,即前阴和后阴。前阴是指尿道口和外生殖器,在男性为精窍与溺窍合二为一的阴茎及睾丸,在女性则有尿道、阴道之分。前阴主排尿、房事和生殖。后阴指肛门,有排泄粪便的功能。肾开窍于二阴是指前阴的排尿及生殖功能和后阴的排便均与肾藏之精气密切相关。虽然膀胱主储尿与排尿,但只有肾中精气的推动和固摄作用协调,才能保证尿液正常的生成与排泄。同样,虽然大肠主传化糟粕,但也依赖肾中精气的推动作用。作为外生殖器,前阴的功能与肾中精气休戚相关,因此前阴包含的性器官又有"外肾"之称。肾精充足,肾气充盛,则精液及时溢泻,男女交合而有子。肾的生理功能失常,既可导致人体生殖器官发育不良和生殖能力减退,男性出现阳痿、早泄、少精、滑精、遗精及不育等,女性则见梦交、月经异常及不孕等;又可导致二便失常,出现尿频、遗尿、尿失禁、尿少、尿闭等小便异常的症状,以及泄泻、便秘等大便异常的症状。

3. 肾在体合骨、生髓,其华在发 肾在体合骨、生髓是指骨的生长发育、髓的充盈有赖于肾中精气提供的营养。肾中精气能影响骨骼的生长速度和发育水平。《素问·六节藏象论》指出,肾"其充在骨"。肾精充足,则骨有所养,坚固有力;肾精亏虚,则骨失所养,骨软易脆。

齿与骨同出一源,也由肾精充养,有"齿为骨之余"的说法。肾精充足,则齿坚不易脱落;肾精亏虚,在儿童则出现牙齿生长缓慢,在成人则出现齿松易脱。因此,齿的生长与脱落是判断肾中精气盛衰的重要指标。

髓分骨髓、脊髓和脑髓,均由肾中精气化生而成。骨髓居于骨中,为骨的生长发育提供营养,也影响脊髓和脑髓的充盈;脊髓上通于脑,脑由髓聚而成,故有"脑为髓海"之说。肾生髓的生理功能,实际上是肾精及肾气促进机体生长发育功能的具体体现。肾精充足,髓海得养,则脑的发育健全,表现出思维敏捷,精力充沛;反之,肾精不足,髓海空虚,则脑失所养,可见脑转耳鸣。所以,脑的功能虽然总统于心,但与肾也有密切关系。脑的病变,尤其是虚性病变,常采用益精填髓法治疗。

发,即须发,包括头发和体须。肾华在发,是指发的生长变化、发质的润泽荣枯,能反映肾中精气的盛衰。发的生长依赖血的濡养,故称"发为血之余",但发的生机根源在于肾。肾藏精,精化血,精血旺盛,则发粗壮而润泽。青壮年精血旺盛,发浓密而润泽;老年人精血衰少,发稀疏花白而缺乏光泽,皆属正常生理现象。临床上,若见年少发白或年盛发疏等,则与肾精不足有关,应考虑从肾论治。

4. 肾在液为唾　唾是唾液中较稠厚的部分,有润泽口腔,润滑食物的功能。肾在液为唾,是指肾中精气是唾液化生的物质基础。肾精化生唾,由肾气推动,向上抵达舌下之金津、玉液二穴,缓缓泌出。唾能够灌溉脏腑、润泽肢体。因此,若唾咽而不吐,则能回滋肾精;多唾久唾,则能耗伤肾精。因此,临床治疗唾多频出多从肾治。

5. 肾在志为恐　恐,即恐惧、害怕,是机体受到不良刺激产生的一种情志反应。肾在志为恐,是指恐惧、害怕的情志活动与肾生理功能的关系密切。肾藏精而位居下焦,肾中封藏的精气,只有通过中上二焦才能布散全身。恐使精气不升反降,影响其正常布散,所以说"恐伤肾""恐则气下"。临床上,过度的恐惧会导致肾气不固,气泄于下,症见小腹胀满、遗精、大小便失禁等。

[附]

命　门

命门一词最早见于《黄帝内经》,是指眼睛。《难经》最先将命门作为内脏提出。明清时期,命门受到众多医家重视,开始对其进行深入的研究,并得出不同的结论。

1. 关于命门的形态　有有形与无形之论。

《难经·三十九难》中指出"肾两者,非皆肾也,其左为肾,右为命门",说明命门是有形的内脏。明代张介宾认为命门为子宫,为精室,也承认其为有形的内脏。明代孙一奎则认为命门只是两肾之间存在的一团气,并不是一个具有形质的脏腑。

2. 关于命门的部位　有右肾、两肾及两肾之间的区别。

右肾为命门之说首见于《难经》,自《难经》之后,历代支持这一观点的医家较多,晋代王叔和、元代滑寿及明代李梴等人均认为右肾为命门。持此观点的医家中,李梴对命门的部位和生理功能的论述颇具代表性。他在《医学入门·命门赋》中说:"命门下寄肾右,而丝系曲透膀胱之间,上为心包,隔膜横连脂漫之外,配左肾以藏真精,男女阴阳攸分,相君火以系元气,疾病生死是赖。"

两肾总称为命门之说由元代滑伯仁首次提出。滑伯仁认为"命门,其气与肾通,是肾之两者,其实一耳"。明代虞抟和张介宾也先后以"两肾总号为命门""是命门总乎两肾,而两肾皆属命门"的观点支持两肾皆为命门。

两肾之间为命门之说是明代赵献可首创。他在《医贯·内经十二官论》中说:"命门即在两肾各一寸五分之间,当一身之中,《黄帝内经》中曰'七节之旁,中有小心'是也,名曰命门,是真君真主,乃一身之太极,无形可见,而两肾之中,是其安宅也。"此学说的形成,对明清两代影响很大,清代医家陈士铎、陈修园、林佩琴等皆认为命门的部位在两肾之间。

3. 关于命门的功能　有主火、水火共主、为肾间动气之不同。

持命门主火论的医家有明代赵献可,他认为命门即是真火,主持一身之阳气。他在《医贯·内经十二官论》中说:"余有一譬焉,譬之元宵之鳌山走马灯,拜者舞者飞者走者,无一不具,其中间唯是一火耳。火旺则动速,火微则动缓,火熄则寂然不动……夫既曰立命之门,火乃人身之至宝。"

认为命门乃水火共主的医家有明代张介宾,他强调命门之中具有阴阳、水火二气,从而发挥对全身的滋养、激发作用。张介宾在《景岳全书·传忠录·命门余义》中提出:"命门为元气之根,为水火之宅。五脏之阴气,非此不能滋;五脏之阳气,非此不能发。"

提出命门非水非火为肾间动气的医家有明代孙一奎,他认为命门在两肾中间,非水非火,只是存在着的一种元气发动之机。孙一奎在《医旨绪余·命门图说》中指出:"命门及两肾中间之动气,非水非火,乃造化之枢纽,阴阳之根蒂,即先天之太极。"

综上所述,虽然历代医家对命门的形态、部位见解殊异,但是在命门功能与肾休戚相关的认识上是基本一致的。历代医家多认为命门与肾同宗同源,内寓真阴真阳。明代命门学说的兴起进一步为肾阴、肾阳理论奠定了基础,因此可以认为,肾阳即命门之火,肾阴即命门之水。古代医家之所以称肾为"命门",无非是想强调肾中阴阳的重要性,"命门"即"生命之门"。

第二节 六 腑

一、胆

(一)胆的位置与形态

胆在腹腔之中,右胁之内,附于肝之短叶间,其形呈囊状。胆内贮藏胆汁,是一种清净、味苦而呈黄绿色的"精汁"。

(二)胆的生理功能

胆的主要功能有贮藏与排泄胆汁、主决断。胆的功能与饮食物的消化吸收有关,参与水谷的传化,故胆为六腑之一。与其他腑不同的是,胆不直接接受水谷,也不直接传化糟粕;胆储藏胆汁,胆汁乃精气所化生,故胆又属奇恒之府。

1. 胆储藏和排泄胆汁 胆汁由肝的精气化生而成。胆汁生成后,进入胆腑。为协调胆汁生成和排泄之间的关系,胆汁由胆腑浓缩并暂时贮藏。在饮食物消化过程中,胆汁向小肠排泄,以促进饮食水谷的消化和吸收。

胆腑通畅,贮藏和排泄胆汁的功能才能正常进行。胆腑阻塞不通,势必导致胆汁排泄不畅。此外,胆汁的排泄离不开肝的调控。肝主疏泄以调畅气机,令胆道疏通,胆汁通畅流行,顺利排泄,以确保消化功能正常。若肝失疏泄,则可导致胆汁排泄不利。胆气不利,胆汁上逆,则可见口苦、恶心、呕吐黄绿苦水等症;胆汁不循常道,外溢、浸渍肌肤,又可发为黄疸,出现目黄、身黄、小便黄等症。

知识链接

胆腑阻塞的原因既有湿热、砂石、瘀血、寄生虫等有形之邪阻塞胆道,也有气机紊乱引起胆道痉挛,造成胆腑不通,从而出现胁肋胀满、疼痛等症。由于胆汁对饮食物的消化有特殊作用,所以胆汁不能正常注入小肠,会产生食欲减退、厌食油腻、腹胀、大便秘结或腹泻等症。

---

2. 胆主决断 是指胆有判断事物、作出决定的功能。《素问·灵兰秘典论》中说:"胆者,中正之官,决断出焉。"所谓中正,即处事不偏不倚,刚正果断之意。人的精神活动虽由心主管,但其他脏腑也参与,不同的脏腑所起的作用不同。心对精神活动起主宰作用,而胆起决断作用。胆的决断功能对防御和消除某些精神刺激的不良影响,维持精、气、血、津液的正常运行和代谢,确保脏腑之间的协调关系,有重要的作用。自然环境、社会因素的变化,特别是剧烈的精神刺激,会影响脏腑气血的正常活动。胆气强壮之人,剧烈的精神刺激对其造成的影响较小,且恢复也较快;胆气虚怯之人,在受到不良精神刺激的影响时,则见胆怯易惊、善恐、失眠、多梦等精神情志异常的病变。这也反映出胆有维持精神及脏腑气血活动相对稳定的功能。

[要点:胆主决断的生理意义]

二、胃

(一)胃的位置与形态

胃,又称为胃脘,居处膈之下,上连食管,下接小肠。胃的上口为贲门,下口为幽门。古人将胃分为上、中、下三部。胃的上部称为上脘,包括贲门;胃的中部称为中脘,即胃体部分;胃的下部称为下脘，包括幽门。胃的外形为曲屈状，有大弯、小弯。《中国医学大辞典·胃》中指出："胃，为人体内消化器，形如囊，左大右小，横卧于膈下。"胃腔内宽阔，受纳饮食物，《灵枢·海论》中称："胃者，水谷之海。"

(二)胃的生理功能

胃的主要功能有受纳、腐熟水谷；主通降，以降为和。

1. 胃主受纳、腐熟水谷　受纳，即接受和容纳；水谷，即饮食物。胃主受纳，是指胃具有接受和容纳自上而下传输的饮食物的作用。饮食物从口而入，经过食管进入胃，并在胃中暂时存留。由于饮食物容纳于胃，故胃为"水谷之海"。胃的受纳功能，为腐熟水谷奠定了基础。胃腐熟水谷，是指胃对饮食物进行初步消化，形成食糜的生理过程。胃受纳饮食物后，依靠腐熟功能，对饮食物进行初步消化，将水谷变成食糜，使其更易于化生气血、转运和吸收。饮食物的消化始于胃的受纳和腐熟功能，这是小肠的受盛化物和脾主运化的前提条件。人体所需的水谷精微直接源于饮食物，胃作为水谷之海，也就成了气血生化之源。胃主受纳、腐熟水谷的功能，需要脾主运化的支持，才能使水谷化为精微，以化生气血津液，供养全身，维持机体的生命活动。正如《景岳全书·饮食门》中所说，"胃司受纳，脾司运化，一纳一运，化生精气"，故脾胃合称为"后天之本""气血生化之源"。胃的受纳和腐熟不及，如胃气虚弱，或胃气不降，则会出现食欲减退、不思饮食，或食后胃脘胀满疼痛、嗳腐食臭等症；而胃的受纳腐熟太过，如胃火亢盛，则会出现消谷善饥、大便秘结等症。

2. 胃主通降，以降为和　通，即畅通；降，即向下运动。饮食物由食管入胃，经胃的腐熟，再下传小肠，在这个过程中，胃必须保持通畅的状态，使饮食物的运行畅通无阻。胃的通畅有赖胃气的推动。胃气的运动形式是"降"，能将经过腐熟形成的食糜，向下传输到小肠。"通"与"降"的含义虽然不同，但两者互为条件、互为因果。通，才能顺利降；降，才能保持通。所以，胃的功能正常，常用"以降为顺""以通为和"来说明，简称"胃主通降"。病理上，胃失通降，会使胃气虚弱，传送无力，出现胃脘胀满疼痛、食少等症；若胃气不降，甚则上逆，则出现胃脘胀满、嗳气、呃逆、呕吐等症。

三、小　肠

(一)小肠的位置与形态

小肠位居腹腔之中，上口通过幽门连接胃，下口通过阑门与大肠相通。即《灵枢·肠胃》中指出："小肠后附脊，左环回周叠积，其注于回肠者，外附于脐上……"

(二)小肠的生理功能

小肠的主要功能有主受盛和化物，主泌别清浊。

1. 小肠主受盛和化物　受盛，即接受、贮盛；化物，即转化饮食物。小肠主受盛和化物，是指小肠接受胃下传的食糜，并对其进行彻底的消化，使之转化为精微和糟粕两部分。故《素问·灵兰秘典论》中说："小肠者，受盛之官，化物出焉。"

小肠受盛和化物的功能与脾、胃、肝、胆有密切的关系。经胃初步消化形成的食糜在胃主通降的作用下传递给小肠；小肠主化物，是脾主运化功能的具体体现之一；在肝主疏泄作用下，胆将储藏的胆汁排入小肠，参与小肠的化物过程。经过诸脏的协调配合，由胃传入小肠的食糜化生为可以利用的精微物质和不被利用的糟粕两部分。一旦小肠的受盛化物功能失调，就会出现腹痛、腹胀、便溏等症。

2. 小肠主泌别清浊　泌别，即区分、分别；清，指水谷精微和津液；浊，指饮食物糟粕和多余的水液。小肠主泌别清浊，是指小肠的受盛和化物功能，能将食糜中包含的精微物质、水液和食物残渣区分出来，水谷精微和津液被吸收，饮食物糟粕下传大肠，多余的水液则渗入膀胱。由此可见，小肠泌别清浊之功能，除吸收水谷精微外，还与水液代谢有密切关系。故《类经·藏象类》中注说："小肠居胃之下，受盛胃中水谷而分清浊，水液由此而渗入前，糟粕由此而归于后，脾气化而上升，小肠化而下降，故曰化物出焉。"

病理上，小肠的生理功能失常，会出现腹胀、肠鸣、便溏等症。此外，小肠还参与人体的水液代谢，若小肠吸收水液太过，则小便量多、大便干燥，甚至便秘；若小肠吸收水液不足，则小便量少、大便稀薄，甚至泄泻。

四、大　　肠

1. 大肠的位置与形态　　大肠位居腹中，上口在阑门处连接小肠，下口紧接肛门。古人将大肠分为回肠和广肠两部分。回肠相当于现代解剖学的结肠、盲肠；广肠即直肠。大肠较小肠短而宽大。《灵枢·肠胃》中说："回肠当脐，左环回周叶积而下，回运环反十六曲……广肠传脊以受回肠，左环叶脊上下辟……"

2. 大肠的生理功能　　大肠的主要功能是传化糟粕。传，即传送、传递；化，即，变化、燥化。大肠主传化糟粕，是指大肠接受小肠传来的食物糟粕，在逐步下传过程中，吸收糟粕中的部分水液，使其燥化为粪便，并传送至肛门以粪便的形式排出体外。《素问·灵兰秘典论》中说："大肠者，传道之官，变化出焉。"由于大肠吸收食物糟粕中的部分水液，故有"大肠主津"之说。

病理上，大肠传化糟粕失常，可出现腹痛腹泻、里急后重、大便黏液脓血等症。此外，大肠参与水液代谢的功能失常，则会因为大肠燥化太过而便燥硬难出或大肠燥化不及而便稀溏泻下。

五、膀　　胱

1. 膀胱的位置与形态　　膀胱居于小腹中央，上与肾相连，下与尿道相通。膀胱是一个囊状器官，形状大小与充盈状态有关。《中国医学大辞典·膀胱》中说："膀胱俗称尿胞，为贮尿之囊，作卵圆形，颇有弹性，在腹腔下部。其底旁左右各有输尿管一条，通于肾脏，前面下旁又有排尿口，口有括约筋与尿道连接。"

2. 膀胱的生理功能　　膀胱的主要功能是贮存和排泄尿液。进入人体的水液，经过一系列的代谢，多余的水液和废液会传输至肾，在肾的气化蒸腾作用下，未被再利用的水液转化成尿液，并由膀胱贮存。当膀胱内的尿液存留至一定程度时，通过肾阴、肾阳对膀胱开合的调控，使其适时地排出体外，完成排尿。故《素问·灵兰秘典论》中说："膀胱者，州都之官，津液藏焉，气化则能出矣。"病理上，膀胱的贮尿和排尿功能失常，既可出现小便不利或癃闭，又可出现尿频、尿急、遗尿、小便不禁等症。

六、三　　焦

三焦的名称最早见于《黄帝内经》。《黄帝内经》将三焦作为六腑之一，并叙述了三焦的部位和功能。《难经》中提出三焦有名无形，引发后世医家的争论。历代对三焦的认识不一：有人认为"焦"当作"膲"者，"膲"为体内脏器，是有形之物；有人认为"焦"当作"樵"者，"樵"者，节也，谓人体可分为上、中、下三个节段或三个区域。

(一) 六腑之三焦

三焦位于腹腔之中，是气与津在体腔中运行流注的通道。三焦空腔性的形态结构和泻而不藏的特点使其被归属六腑范畴。六腑之三焦的主要功能是通行元气、运行水液。

元气，是人体最根本的气，是生命活动的原动力。元气根源于肾，通过三焦注入十二经脉而转输至五脏六腑，故有"三焦为元气之别使"之说。由于三焦通行元气于全身，是气运行的通道和气化的场所，故有主持诸气、总司全身气机和气化的功能。如果三焦运行元气不畅，就会导致全身或局部出现气虚的症状。

三焦参与人体的水液代谢，有疏通水道、运行水液的功能。水液代谢虽由肺、脾、肾、胃、肠、膀胱等脏腑协调配合完成，但体内水液的升降出入、运行流住必须以三焦为通道才能实现。因此，三焦疏通水道、运行水液的功能,不仅影响水液运行的通畅度,也会影响相关脏腑对水液的输布与排泄。如果三焦不能正常参与水液代谢,则肺、脾、肾等脏腑调节水液的功能将难以实现,出现水液输布与排泄障碍,产生痰饮、水肿等病变。故《类经·藏象类》中指出:"上焦不治,则水泛高原;中焦不治,则水留中脘;下焦不治,则水乱二便。"

(二)部位之三焦

部位之三焦,是用以划分人体部位及内脏的特殊概念,分为上焦、中焦、下焦三个部位。人体重要内脏器官分别归属这三个区域之中。划分三焦时,以膈作为上、中两焦的分界处,以胃下口作为中、下两焦的分界处。目前,对上、中、下三焦的部位划分已较明确:膈上胸中为上焦,膈下脐上腹部为中焦,脐下腹部为下焦。三焦的生理功能各有特点。

1. 上焦　主要指胸中,包括心、肺二脏。心主行血,推动血液运行全身;肺主宣发、肃降,将水谷精气布散全身。因此,上焦的生理功能,主要是输布气血。《灵枢·营卫生会》中将上焦的功能概括为"上焦如雾"。所谓"如雾",是形容上焦心肺敷布气血,犹如雾露弥漫之状,灌溉并温养全身脏腑组织。

2. 中焦　主要指上腹部,包括脾、胃、肝、胆等内脏。胃主腐熟,脾主运化,肝主疏泄,胆主贮存和排泄胆汁,因此中焦具有消化、吸收并转输水谷精微和化生气血的功能。《灵枢·营卫生会》中概括中焦的功能为"中焦如沤"。沤,是浸泡的意思。所谓"如沤",是形容中焦脾、胃腐熟、运化水谷,进而化生气血的作用。

3. 下焦　主要指下腹部,包括肾、膀胱、大肠及小肠。肾主司二便,膀胱主贮尿与排尿,小肠主泌别清浊,大肠主排泄糟粕,因此下焦的生理功能主要为传导糟粕、排泄二便。《灵枢·营卫生会》中概括下焦的功能为"中焦如渎"。渎,即通道的意思。所谓"如渎",是形容下焦有排泄二便的作用。

第三节　奇恒之腑

奇恒之腑包括脑、髓、骨、脉、胆、女子胞。它们的相似之处在于:是一类相对密闭的内脏器官,不与水谷直接接触,即似腑非腑;但具有类似五脏贮藏精气的作用,即似脏非脏。奇恒之腑,除胆属六腑外,其他都没有和五脏的表里配属关系。奇恒之腑中的髓、骨、脉、胆在五脏、六腑的内容中已有描述,下面主要阐述脑与女子胞。

一、脑

(一)脑的位置与形态

脑位居颅腔之中,位于人体最上部。脑由精髓汇集而成,故《医学入门·天地人物气候相应图》中说:"脑者髓之海,诸髓皆属于脑,故上至脑,下至尾骶,髓则肾主之。"

(二)脑的生理功能

藏象学说将脑的功能归于心,认为心是"君主之官,神明出焉";同时把脑承担的精神意识、思维活动与五脏联系,提出五志归属五脏。清代王清任的《医林改错》在前人认识的基础上,对脑的功能作了较为详细的论述,把忆、视、听、嗅、言等感官功能都归于脑。

1. 主宰生命活动　脑是生命的枢机,主宰人体的生命活动。《本草纲目》提出"脑为元神之府"。人出生之前随形具而生之神,即为元神。元神来自先天,由先天精气化生和充养,故称先天之神。元神藏于脑中,为生命的主宰,元神存则有生命,元神败则人即死。因此,脑主宰人的生命活动。《素问·刺禁论》中说:"脑不可伤,若针刺时,刺头,中脑户,入脑立死。"

2. 主精神意识　人的精神活动,包括思维、意识和情志活动等,都是客观外界事物反映于脑的结果。脑具有精神、意识、思维和情志功能,为精神活动的枢纽。思维意识是精神活动的高级形式。尽管精神活动由心主宰,但这种活动是在元神功能基础上,后天获得的思虑识见活动。因此,脑主精神意识的功能正常,则精神饱满、意识清楚、思维灵敏、记忆力强、语言清晰、情志正常;反之,便会出现神明功能异常,表现为精神萎靡、意识不清、思维混乱、健忘、语无伦次、情绪失常等症。

3. 主感觉运动　眼耳口鼻舌为五脏之外窍,皆位于头面,与脑相通。人的视、听、言、闻等功能,皆与脑有密切关系。此外,脑为元神之府,散动觉之气于筋而达百节,为周身连接之要领,而令之运动。脑髓失充,则可出现听觉失聪、视物不明、嗅觉不灵、感觉异常。此外,脑髓充盈,则身体轻劲有力。否则,出现身体困重、四肢乏力等症。

二、女　子　胞

(一)女子胞的位置与形态

女子胞,又称胞宫、子脏、子处,是女性的内生殖器官。女子胞位于小腹部,在膀胱之后,直肠之前,下口与阴道相连,呈倒置的梨形。

(二)女子胞的生理功能

1. 主持月经　月经,又称月信、月事,是女性机体发育成熟后周期性子宫出血的生理现象。女性在生殖器官发育成熟后,胞宫发生周期性变化,约28天周期性排血一次,直到天癸竭绝。月经的产生,是脏腑气血作用于女子胞的结果。胞宫的功能正常与否直接影响月经的来潮,所以胞宫有主持月经的作用。若女子胞主持月经的功能失常,则可出现月经不调、闭经、崩漏等症。

2. 孕育胎儿　女子胞是女性孕产的器官。女性在机体发育成熟后,月经应时来潮,便具备受孕生殖的能力。此时,两性交合,两精相合,就构成了胎孕。受孕之后,月经停止来潮,脏腑经络气血皆下注于冲任,到达胞宫以养胎,女子胞成为保护和孕育胎儿的主要器官。胎儿在胞宫内生长发育,十月期满,便从胞宫娩出。故《中西汇通医经精义·下卷》中说:"女性之胞,一名子宫,乃孕子之处。"

第四节　脏腑之间的关系

一、脏与脏之间的关系

脏与脏之间的关系,古人多从五行的生克乘侮角度来阐述,即生理上五脏之间存在母子关系和所胜所不胜的联系;病理上五脏之中的任何一脏与其他四脏都存在着相乘、相侮、子病及母、母病及子四方面的关系。随着临床实践的不断丰富和理论体系的不断完善,脏与脏之间的关系早已超越了五行生克乘侮的范围。目前,中医学主要从五脏的生理功能来说明彼此间的联系,并用病理上的相互影响来反证其生理上的关系。五脏之间的关系纷繁复杂,为方便分析,以下皆以两脏之间的关系进行说明。

(一)心与肺

心与肺同居上焦,《素问·五脏生成篇》中说:"诸血者皆属于心,诸气者皆属于肺。"心与肺的关系主要是心主血与肺主气之间的相互依存、相互为用的关系。

心主血正常,则血液循环顺畅。血能行气,则肺气输布无阻,从而维持肺主气、司呼吸功能的正常进行,故有"呼出心与肺"之说。肺主气正常,能维持肺的宣发、肃降和朝百脉,从而辅助心脏推动血液的传输流注,保证心主血的功能正常运行。

将心与肺紧密联系的物质主要是胸中的宗气。肺参与形成的宗气能在肺司促进心脏推动血液运行的功能;心血承载的宗气又能维持肺司呼吸的功能。所以,宗气具有的贯心脉以行气血和走息道以司呼吸的功能,能够加强血液循环与气体代谢的协调关系。

病理上,心与肺的病变可以相互影响。例如,肺气虚弱,宗气生成不足,可导致血行无力,或肺失宣降、气机不畅,致血行受阻,出现胸闷、心悸、咳嗽、气短、唇青、舌紫等症;反之,心气不足,气不行血,致血行瘀阻,影响肺的宣发肃降,出现胸闷、心悸、咳嗽、气喘、唇青、舌紫等症。

(二)心与脾

心能生血,脾为血液生化之源;心主行血,脾主统血。心与脾的关系主要表现在血液生成方面的相互依存及血液运行方面的相互协作。

1. 血液生成方面　心主血,心血供养脾,维持其正常的运化功能。脾主运化,水谷精微通过脾的作用,上输心、肺,贯注于心脉而化赤为血。脾气健旺,则血液化生有源,可保证心血充盈。

2. 血液运行方面　心主血,推动血液运行不息;脾统血,使血液在脉中运行而不致逸出于脉外。心脾协同,血液运行正常。

病理上,心与脾的病变可以相互影响。例如,心血不足,不能养脾,或思虑过度,脾失健运,可出现心悸、失眠、多梦、食少、腹胀、便溏等症;反之,脾气亏虚,运化失司,则心血化源不足,或脾不统血,失血过多,会出现食少、腹胀或慢性出血,以及面色无华、心悸、失眠、多梦等症。

(三)心与肝

心主血而肝藏血,心藏神而肝舍魂。心与肝的关系主要表现在血液运行上的相互依存与神志方面的相互协同。

1. 血液运行方面　心血充盈,心气旺盛,则血行顺畅,肝有所藏;肝血充足,疏泄正常,则心能行血。因此,心血与肝血的调节基本涵盖了全身的血液。

2. 精神情志方面　心血充盈,则心神得养,有利于肝主疏泄,实现情志调畅;肝主疏泄正常,能调畅情志,则有利于心藏神。

病理上,如心血不足可导致肝血不足,肝血不足也可导致心血不足。临床常见面色无华、头晕、目眩、心悸、爪甲不荣、月经量少色淡等心肝血虚证。心神不安,可导致肝失疏泄,出现急躁焦虑或抑郁不乐、胁肋疼痛等症;或因情志所伤,也可致心神不安,出现心烦、心悸、失眠。

(四)心与肾

心主血,肾藏精;心藏神,肾舍志。心与肾的关系习称"心肾相交"。心肾相交是对心、肾两脏之间相互滋生、相互制约的生理功能的高度概括,包括心肾之间的水火既济、阴阳互补、精血互化、精神互用等内容。

1. 心肾水火既济　根据阴阳五行理论,心属火,位居阳位;肾属水,位居阴位。心火下达肾,能温煦肾阳,使肾水不寒;肾水上济心,能滋助心阴,防止心火过亢。心肾水火既济能使心肾两脏的生理功能保持协调平衡。

2. 心肾阴阳互补　生理上,心阴与心阳、肾阴与肾阳之间互根互用,使本脏阴阳保持协调平衡。两脏之间的阴阳也存在互根互用的关系,心之阴阳能补充肾之阴阳,肾之阴阳能补充心之阴阳,从而使心肾阴阳保持充足与平衡。

3. 心肾精血互化　精和血都是维持人体生命活动的基本物质,精血之间可以相互化生。心主血,肾藏精,心肾精血之间也存在着相互滋生、相互转化的关系,为心肾相交奠定了物质基础。

4. 心肾精神互用　心藏神,为人体生命活动之主宰,神可以益精。肾藏精,两精相搏谓之神,精能生神,也能养神;精生髓充脑,脑为元神之府,精充可以全神。心肾精神互用是心肾相交的具体体现。

病理上,心肾病变可以相互影响。例如,心阴不足可导致肾阴不足,肾阴不足也可导致心阴不足,心阴亏虚可导致心火亢盛,肾阴亏虚可导致相火偏亢,从而产生心肾阴虚火旺的病变,出现心悸、心烦、失眠、多梦、耳鸣、腰膝酸软、男性梦遗、女性梦交等症,称之为"心肾不交";心血亏虚,神失所养,肾精不足,髓海空虚,则形成心肾精血亏虚,神失所养的病变,出现健忘、头昏、耳鸣、失眠、多梦等症。

(五)肺与脾

肺主气而脾生气,肺主通调水道而脾主运化水液。肺与脾的关系主要体现在宗气的生成和水液代谢两个方面。

1. 气的生成方面　肺司呼吸,吸入自然界的清气,脾主运化,吸收水谷之精气,清气和水谷之气是生成宗气的物质基础。脾的运化水谷功能有赖于肺气的宣降运动才能使水谷精微得以布散全身,而肺司呼吸功能的维持又依靠脾主运化水谷生成的精微物质,故有"肺为主气之枢,脾为生气之源"之说。只有在肺脾两脏的协同作用下,才能保证宗气及一身之气的生成。

2. 水液代谢方面　水液代谢是多个脏腑的共同作用。就肺与脾而言,肺主宣发与肃降,以通调水道,使水液正常的输布与排泄;脾主运化,吸收、输布水液,使水液得以正常的生成与输布。肺脾两脏协同是保证津液正常生成、输布与排泄的重要环节。同时,在水液代谢过程中,肺的通调水道与脾的运化水液又存在着相互为用的关系。

病理上,肺脾两脏病变可以相互影响。例如,肺气虚弱不能正常呼吸,脾气虚弱不能正常运化,则气的生成乏源;脾虚及肺,或肺病及脾、肺脾同病,可出现食少、腹胀、便溏、体倦乏力、咳嗽、气短、气喘等症。又如,脾主运化失司,水湿停聚,形成痰饮,则影响肺的呼吸及宣降功能;肺失宣肃,不能通调水道,水湿潴留,也会影响脾的运化功能,临床出现食少、腹胀、水肿、咳嗽、痰多、气喘等症,故有"脾为生痰之源,肺为贮痰之器"之说。

(六)肺与肝

肺主宣发和肃降,能调控气的升降出入;肝主疏泄,能调畅气机。肺与肝的关系主要体现在气机升降、调节方面的依存与协同关系。

肝主升发之气,于左上升;肺主肃降之气,于右下降。肺气以肃降为顺,肝气以升发为畅,肺与肝密切配合,一升一降,对全身气机的调畅起着重要作用。此外,肺气充足,肃降正常,有利于肝气升发;肝气疏泄,升发条达,有利于肺气肃降。

病理上,肺与肝在气机失调方面的病变可以相互影响。例如,肝气郁结化火,升发太过,气火上逆犯肺,使肺失宣肃;或肺失清肃,燥热内盛,也可伤及肝阴,致肝阳亢逆。两者皆可产生头痛、面红、目赤、胸胁胀痛、咳嗽、咯血等肝肺同病的病症。

(七)肺与肾

肺主通调水道而肾主水,肺主气、司呼吸而肾主纳气。肺属金,肾属水,金水相生。肺与肾的关系主要体现在水液代谢、呼吸运动及肺肾之阴相互滋生三个方面。

1. 水液代谢方面　肺的宣发和肃降功能有助于部分水液下达至肾,为肾的气化升腾效应提供物质基础。肾主水,确保水液代谢通畅,使津能行气,有利于肺的通调水道功能顺利开展。肺肾协同,相互为用,保证人体水液的正常输布与排泄。

2. 呼吸运动方面　肺主气而司呼吸,肾主封藏而纳气。人体的呼吸运动,虽由肺所主,但离不开肾的协助。只有肾的封藏功能正常,肺吸入的清气才能下达于肾,以维持呼吸的深度。由此可见,肺气肃降,有利于肾的纳气;肾纳摄有权,也有利于肺气肃降。故《类证治裁·喘症》中说:"肺为气之主,肾为气之根,肺主出气,肾主纳气,阴阳相交,呼吸乃和。"

3. 肺肾之阴相互滋生方面　肺属金,肾属水,金能生水。肺阴充足,输精于肾,使肾阴充足;水也能润金,肾阴为一身阴液之根本,肾阴充足,上滋于肺,使肺阴充足。肺肾之阴,相互滋生,从而维持肺肾两脏之阴的充足与协调平衡。

病理上,肺肾两脏病变可以相互影响。一方面,肺通调水道失职,必累及于肾;或肾主水失司,水液内停,上泛于肺,使肺失宣降,都可导致水液输布、排泄障碍,出现咳嗽、气喘、尿少、水肿等症。另一方面,肾气不足,摄纳无权,气浮于上;或肺气久虚,久病及肾,均可导致肾不纳气,出现胸闷、气短、动辄气喘、咳嗽等症。此外,肾阴不足,不能上滋肺阴;或肺阴虚损,累及肾阴,肺肾阴虚并见,可出现两颧嫩红、骨蒸潮热、盗汗、干咳音哑、腰膝酸软等症。

(八)肝与脾

肝主疏泄而脾主运化,肝藏血而脾统血。肝与脾的关系主要体现在饮食物的消化、吸收和血液运行两个方面。

1. 饮食物消化、吸收方面　肝主疏泄,调畅气机,协调脾胃升降,并分泌胆汁,促进脾胃对饮食物的消化及对水谷精微的吸收和转输功能。脾气健旺,运化正常,水谷精微充足,气血生化有源,则肝得以濡养而使肝气冲和条达,有利于疏泄功能的发挥。

2. 血液运行方面　血的正常运行虽由心所主持,但与肝、脾也有密切的关系。肝主藏血,贮藏血液并调节血流量;脾主统血,使血液在脉管中运行,不逸出脉外。脾气健旺,生血有源,统血有权,使肝有所藏。肝血充足,藏泄有度,血量得以正常调节,气血才能运行无阻,维持脾的固摄功能。

病理上,肝脾病变可以相互影响。肝失疏泄,不能调畅气机,使脾失健运;或脾失健运,湿热郁蒸,熏及肝胆,均可出现精神抑郁、胁肋胀痛、腹胀腹泻,或食欲减退、黄疸等肝脾不调的病变。脾失健运日久,血液生化乏源;或脾不统血,慢性失血日久,均可导致肝血不足,表现为纳少、倦怠、头晕、目眩,妇女月经量少、色淡等症。肝不藏血或脾不统血,均可引起血行失常,出现多种出血的病症。

(九)脾与肾

脾为后天之本,肾为先天之本。脾主运化水液,肾为主水之脏。脾与肾的关系主要体现在先天与后天的互促互助和水液代谢两个方面。

1. 先天与后天的互促互助方面　脾运化水谷,化生气血,为后天之本;肾藏精,主生殖繁衍,为先天之本。先天与后天相互滋生。肾阳的温煦和气化功能,确保脾气健运;脾主运化正常,水谷精微源源不断地生成,肾中精气才能不断得到充足。故《医门棒喝》中说:"脾胃之能生化者,实由肾中之阳气之鼓舞;而元阳以固密为贵,其所以能固密者,又赖脾胃生化阴精以涵育耳。"充分说明了先天温养后天,后天补养先天的相互关系。

2. 水液代谢方面　脾运化水液,调控水液的生成与输布,离不开肾阳的温煦蒸化;肾主水,主持全身水液代谢平衡,又需要脾气的制约,即所谓"土能制水"。脾肾两脏相互协同,共同完成水液的新陈代谢。

病理上,脾肾病变常相互影响。脾气虚弱,运化不健,会导致肾精不足,表现为消瘦、腰酸、耳鸣、腹胀、便溏,或青少年生长发育迟缓、不良等症。肾阳不足,不能温煦脾阳;或脾阳久虚,损及肾阳,形成脾肾阳虚证,均可表现为腹部冷痛、下利清谷、腰膝酸冷、五更泄泻等症。脾气虚弱,不能运化水液;或肾的阳气虚损,气化失司,导致水液的输布、排泄障碍,均可表现为畏寒肢冷、腰膝酸软、面浮、肢肿、腹胀等水液停滞之症。

(十)肝与肾

肝藏血而肾藏精,肝主疏泄而肾主封藏。肝属木,肾属水,根据天干配属五行法,甲、乙属木,壬、癸属水,故乙、癸分别作为肝、肾的代名词,乙癸同源即肝肾同源。肝与肾的关系,主要体现在精血同源、疏泄封藏互用、肝肾阴阳互补三个方面。

1. 肝肾精血同源方面　肝藏血,肾藏精。肾精能化为肝血,而肾藏之精,又依赖肝血的滋养而维持充足。肾精与肝血,同盛同衰,休戚相关,两者相互滋生,相互转化,肾精养肝化血,肝血滋肾化精,故"肝肾同源"即"精血同源"。

2. 疏泄封藏互用方面　肝主疏泄，肾主封藏，两者之间相互制约、相互协调。肝主疏泄，可使肾之开合有度；肾主闭藏，可防止肝之疏泄太过。疏泄与封藏，既相反又相成，互用互制，从而保证并调节女性月经来潮和男性泄精功能的正常。

3. 肝肾阴阳互补方面　肝肾之阴相互滋生，肝属木，肾属水，水涵则木荣，母实则子壮；肝阴也能滋补肾阴，母子相生，子也能奉母。阴阳既能互生，又能互制。肝肾之阴充足，不仅能相互滋生，而且能制约肝阳使其不致偏亢。由于肝肾阴阳的相互滋生又相互制约，从而保持肝肾阴阳的充足与协调平衡。

病理上，肝肾病变往往相互影响。肾精亏损可以导致肝血不足，肝血不足也可以引起肾精亏损，出现腰膝酸软、头昏、目眩、耳聋、耳鸣等肝肾精血亏虚证。肝阴不足可引起肾阴不足而致相火偏亢，肾阴不足也可导致肝阴不足而致肝阳上亢，称为"水不涵木"，出现头昏目眩、面红目赤、急躁易怒、失眠、遗精、烦热、盗汗等肝肾阴虚证。肝肾精血不足，或肝肾阴虚火旺，导致肝主疏泄和肾主封藏关系失调，可出现女性月经周期紊乱、经量过多或闭经，男性遗精滑泄或阳强不泄等症。

二、腑与腑之间的关系

胆、胃、大肠、小肠、三焦、膀胱的生理功能虽然各不相同，但它们都参与到人体饮食物的消化、吸收以及水液的形成、输布过程。

饮食物入胃，经胃的腐熟，形成食糜，下传小肠，小肠化物，并泌别清浊。清者转运至肠外，在脾主升清和肺主宣肃的作用下充养全身，其中的水液经三焦渗入膀胱，浊者下传大肠。渗入膀胱的水液，经肾的蒸腾作用，使一部分水液重新回到水液代谢通路，废液则排泄于外而形成尿。进入大肠的食物残渣，经燥化与传导作用形成粪便，通过肛门排出体外。在饮食物的消化、吸收过程中，还有赖于胆汁的排泄以助消化，以及三焦的疏通水道、渗利水液的作用。

六腑传化水谷，需要不断地受纳与排空，虚实更替，故有"六腑以通为用""六腑以通为顺"之说。饮食物从口摄入后，从消化吸收直到糟粕的下传排出，需要不断地由上而下递次传送。六腑中的内容物不能停滞不动，其受纳、消化、传导、排泄的过程，是一个动态变化的过程。六腑的生理特点是实而不能满、通而不能滞。

病理上，如胃有实热，津液被灼，必导致大便燥结，大肠传导不利。大肠传导失常，肠燥便秘也可引起胃失和降，胃气上逆，出现嗳气、呕恶等症。胆火炽盛，横犯于胃，可出现呕吐苦水等症。脾胃湿热，郁蒸肝胆，胆汁外溢，则见口苦、黄疸等症。六腑病变，多表现为传化不通，故在治疗上又有"六腑以通为补"之说。这里所谓"补"，不是用补益药物补脏腑之虚，而是指用通泄药物使六腑以通为顺，对腑病而言，堪称为"补"。并非所有腑病均用通泄药物治疗，只有六腑传化功能发生阻滞而表现为实证时才能"以通为补"；而胃阴不足、膀胱失约等证，治疗应以补虚扶正为主。

三、脏与腑之间的关系

1. 心与小肠　经脉上，手少阴经属心络小肠，手太阳经属小肠络心，心与小肠通过经脉相互络属构成了表里相合关系。生理上，心主血脉，心血濡养小肠，有助于小肠的化物功能；小肠主化物，能泌别清浊，饮食物中的水谷精微经脾气转输于心，化血以养心脉。病理上，心经实火，可移热于小肠，引起尿少、尿痛、尿血等症。反之，小肠有热，也可循经上扰于心，出现心烦、舌赤糜烂等症。此外，小肠虚寒，不能正常化物，影响水谷精微的生成，日久可出现心血不足的病证。

2. 肺与大肠　经脉上，手太阴经属肺络大肠，手阳明经属大肠络肺，通过经脉的相互络属，肺与大肠构成表里关系。生理上，肺主肃降与大肠主传化功能相互为用。肺的肃降功能使得气机调畅，并布散津液，促进大肠的传导，有利于糟粕的排出。大肠的传化正常，糟粕下行，也有利于肺气的肃降。两者配合协调，从而使肺主呼吸及大肠的传导功能均归正常。病理上，肺气壅塞，失于肃降，气不下行，津不下达，可引起腑气不通，肠燥便秘。若大肠实热，传导不畅，腑气阻滞，也可影响到肺的宣降,出现胸满咳喘。

3. 脾与胃　脾胃同为气血生化之源、后天之本,在饮食物的受纳、消化及水谷精微的吸收、转输等生理过程中起主要作用。脾与胃的关系,体现在水谷纳运相得、气机升降相因、阴阳燥湿相济等三个方面。经脉上,脾与胃同居中焦,以膜相连,足太阴经属脾络胃,足阳明经属胃络脾,两者构成表里相合关系。生理上,一方面,胃主受纳、腐熟水谷,为脾主运化提供前提;脾主运化水谷,转输精微,也为胃的继续摄食提供条件及营养。两者密切合作,才能维持饮食物的消化及水谷精微、津液的吸收传输。若脾失健运,可导致胃纳不振,而胃气失和,也可导致脾运失常,最终均可出现纳少脘痞、腹胀泄泻等脾胃纳运失调之症。另一方面,脾胃居中,脾气主升而胃气主降,相反相成,为脏腑气机上下升降的枢纽。在饮食物的消化吸收方面,脾气上升,将运化吸收的水谷精微和津液向上输布,有助于胃气之通降;胃气通降,将受纳之水谷精微、初步消化之食糜及食物残渣通降下行,也有助于脾气之升运。脾胃之气升降相因,既保证了饮食物纳运功能的正常进行,又维护着内脏位置的相对恒定。若脾虚气陷,可导致胃失和降而上逆,而胃失和降,也影响脾气升运功能,均可产生脘腹坠胀、头晕目眩、泄泻不止、呕吐呃逆或内脏下垂等脾胃升降失常之症。此外,脾与胃相对而言,脾为阴脏,以阳气温煦推动用事,脾阳健则能运化升清,故性喜燥而恶湿;胃为阳腑,以阴气凉润通降用事,胃阴足则能受纳腐熟,故性喜润而恶燥。脾易湿,得胃阳以制之,使脾不至于湿;胃易燥,得脾阴以制之,使胃不至于燥。脾胃阴阳燥湿相济,保证两者纳运、升降协调。若脾湿太过或胃燥伤阴,均可产生脾运胃纳的失常。例如,湿困脾运,可导致胃纳不振;胃阴不足,也可影响脾运功能。脾湿则其气不升,胃燥则其气不降,可出现中满痞胀、排便异常等症。

4. 肝与胆　肝胆同居右胁下,胆附于肝叶之间。经脉上,足厥阴经属肝络胆,足少阳经属胆络肝,两者构成表里相合关系。生理上,一方面,肝主疏泄,分泌胆汁;胆附于肝,藏泄胆汁。两者协调配合,使胆汁运输、排泄正常,以协助脾胃消化饮食物。肝气疏泄正常,能促进胆汁的分泌和排泄,而胆汁分泌通畅,又有利于肝主疏泄的正常发挥。若肝气郁滞,可影响胆汁分泌,或胆腑湿热,又影响肝气疏泄,最终均可导致肝胆气滞、肝胆湿热或郁而化火、肝胆火旺等证。另一方面,胆主决断与人的勇怯有关,而决断又来自肝之谋虑,肝胆相互配合,人的情志正常,遇事能作出决断。若肝胆气滞或胆郁痰扰,均可导致情志抑郁或惊恐胆怯等证。

5. 肾与膀胱　肾为水脏,膀胱为水腑。经脉上,足少阴经属肾络膀胱,足太阳经属膀胱络肾,两者构成表里相合关系。生理上,肾与膀胱的关系主要表现在共同调节小便方面。肾主水,开窍于二阴;膀胱主贮尿与排尿。膀胱的功能,取决于肾气的盛衰。肾气充足,蒸化及固摄功能正常发挥,则尿液能够正常生成,存留膀胱并适时排泄。膀胱贮尿与排尿正常,也有利于肾主水功能。因此,肾与膀胱相互协作,共同完成尿的生成、贮存与排泄。病理上,肾气虚弱,蒸化无力或固摄无权,可影响膀胱的贮尿排尿,而见尿少、癃闭或尿失禁。膀胱湿热或膀胱失约,也可影响到肾气的蒸化和固摄,以致出现小便色质或排出的异常。

经典诵读

　　心者,君主之官,神明出焉。肺者,相傅之官,治节出焉。肝者,将军之官,谋虑出焉。胆者,中正之官,决断出焉。膻中者,臣使之官,喜乐出焉。脾胃者,仓廪之官,五味出焉。大肠者,传道之官,变化出焉。小肠者,受盛之官,化物出焉。肾者,作强之官,伎巧出焉。三焦者,决渎之官,水道出焉。膀胱者,州都之官,津液藏焉,气化则能出矣。凡此十二官者,不得相失也。故主明则下安,以此养生则寿,殁世不殆,以为天下则大昌。主不明则十二官危,使道闭塞而不通,形乃大伤,以此养生则殃,以为天下者,其宗大危,戒之戒之!

——《素问·灵兰秘典论》

思 考 与 练 习

一、单选题

1. "藏象"二字首先见于（   ）
   A.《类经》　　　　B.《素问》　　　　C.《灵枢》　　　　D.《难经》
2. 藏象学说的主要特点是以下列哪项为中心的整体观（   ）
   A. 五脏　　　　　B. 命门　　　　　C. 脑　　　　　　D. 心脏
3. 中医学理论中认为心的正常搏动主要依赖于下列哪项的作用（   ）
   A. 心气　　　　　B. 心血　　　　　C. 心阴　　　　　D. 心阳
4. 肺为娇脏的主要依据是（   ）
   A. 肺外合皮毛　　　　　　　　　　B. 肺朝百脉
   C. 肺为水之上源　　　　　　　　　D. 肺气通于天，不耐寒热
5. 有主水和纳气功能的是（   ）
   A. 肝　　　　　　B. 心　　　　　　C. 脾　　　　　　D. 肾
6. 被称为先天之本的是（   ）
   A. 肾　　　　　　D. 脾　　　　　　C. 心　　　　　　D. 肝
7. 气机升降出入的枢纽是（   ）
   A. 肝、肺　　　　B. 肺、肾　　　　C. 脾、胃　　　　D. 心、肾

二、多选题

1. 肝主疏泄的基本生理功能是（   ）
   A. 调畅情志活动　　　　　　　　　B. 调畅全身气机
   C. 促进脾胃运化　　　　　　　　　D. 促进血行和津液代谢
2. 肾主纳气的主要生理作用是（   ）
   A. 使肺之呼吸保持一定的深度　　　B. 有助于元气的固摄
   C. 有助于精液的固摄　　　　　　　D. 有助于元气的生成
3. 肾中精气的主要生理功能是（   ）
   A. 人体生命活动的根本　　　　　　B. 促进生殖机能的成熟
   C. 促进生长发育和生殖　　　　　　D. 化生血液

真题链接

单选题

"水火既济"是指（   ）
A. 心与肝的关系　　　　B. 心与肾的关系　　　　C. 心与脾的关系
D. 心与肺的关系　　　　E. 脾与肾的关系

（2014年国家执业药师资格考试《中药学综合知识与技能》真题）

（孙立艳）

第三章 气、血、津液

学习导航
1. 掌握气的概念和生成。
2. 熟悉气的分类和功能。
3. 了解血、津液的概念和生成。
4. 能正确指出气与血之间的关系,利用气与津液、血与津液的关系阐释一些常见的病理现象。

导学情景

小王平素是个比较小心眼的女孩子。前几天,因为一件小事与男朋友发生争吵,心情不畅,气郁胸中。结果,当月月经未按时来潮,经期推后12天,血块较多,经行前两天少腹疼痛剧烈,甚至不能正常上班,只能请假去医院就诊。中医大夫在了解病情之后告诉她,这是由于前段时间生气导致气滞,气滞则引起血行不畅而致血瘀,从而形成大量血块及痛经。因为气与血密切相关,所以只要调理气机,月经就会正常,痛经也会消除。

同学们想要了解气与血之间的关系就需要认真学习本章内容。

第一节 气

一、气的概念

气,在古代是人们对于自然现象的一种朴素的认识。气的概念形成后,迅速被引入中医学领域,成为阐释人体生理、病理现象必不可少的生命物质。

知识链接

《说文解字》中形容"气,云气也",像云气蒸腾上升的样子,充分说明气的概念得益于古人的观察和思考。祖先们注意到天上的云、飘忽的风、山林间的雾,甚至于木柴燃烧形成的烟等,都是一类看得见却摸不着、抓不住的无形无状的物质。经过长期的研究,人们意识到这种无形的物质充斥于周围生活的世界,形影不离又不可或缺。最终,这种虚无缥缈、如影随形的物质被定义为"气"。气是存在于宇宙中的运行不息且无形可见的极细微物质,是构成宇宙万物的本原。诚如

《庄子》中所说:"通天下一气耳。"

气是构成人体的最基本物质。中医学认为,人和万物都是天地自然的产物。《素问·宝命全形论》中说:"天覆地载,万物悉备,莫贵于人,人以天地之气生,四时之法成……天地合气,命之曰人。"这就是说,人是自然界的产物,也就是"天地之气"的产物,由天地之气中最精微的部分构成。人的形体构成,实际上也是以气为其最基本的物质基础。

气是维持人体生命活动的最基本物质。"天食人以五气,地食人以五味,五气入鼻,藏于心肺,上使五色修明,音声得彰;五味入口,藏于肠胃,味有所藏,以养五气。气和而生,津液相成,神乃自生"(《素问·六节藏象论》)。人生存于自然界中,人的生长、发育和各种生命活动都需要与周围环境进行物质和能量的交换,人体把摄入的天地之气经过一系列的气化作用,转化为生命物质和生命活动的能量。气对生命活动有推动和调控作用,故《医门法律》中说:"气聚则形成,气散则形亡。"

气是不断运动着的活力很强的极其微小的物质。气很难用肉眼直接观察到,只能通过人体的生理活动和病理变化来察觉。正如《仁斋直指方》中所说:"人以气为主……阴阳之所以升降者,气也;血脉之所以流行者,亦气也。营之所以转运者,气也;五脏六腑之所以升降者,亦此气也。盛则盈,衰则虚,顺则平,逆则病。"同时,由于气具有活力很强的特性,能推动和激发脏腑功能,人的生命活动才表现出勃勃生机。《灵枢·脉度》中说:"气之不得无行也,如水流,如日月之行不休。"

因此,气是激发和推动人体生命活动的根本动力,是感受和传递各种生命信息的载体,气的运行不息,维系着人体的生命;气的运动停止,则意味着生命的终止。

二、气的生成

人体的气是由禀受于父母的先天精气、后天的水谷精气及自然界的清气通过肺、脾、胃、肾等脏腑的综合作用而生成。

(一)气的来源

1. 先天之气　人尚未出生之前,受之于父母的先天之精化生先天之气,成为人体之气的根本。先天之气,先身而生,禀受于父母的生殖之精,是构成人体胚胎的原始物质,为人体之气的根本,是人体生命活动的原动力。

2. 水谷之气　人出生之后,饮食物中的精微物质被人体吸收后化生水谷之气,布散全身后成为人体之气的主要部分,是人赖以生存的基本物质。另外,水谷精微化生的血和津液,也可作为化气之源。

3. 自然界清气　随呼吸运动源源不断地进入体内,参与气的生成。依靠呼吸运动,不断吐故纳新,促进人体代谢活动,也是人体之气的重要来源。

(二)气的生成过程

气的生成是肾、脾、胃、肺等脏腑的综合协调作用的结果。

1. 肾是生气之本　先天之气是肾中精气的主要成分。肾精保存于体内,则可化为气,精充则气足。先天之气是人体生命活动的原动力。

2. 脾是生气之源　人体摄入的饮食物经过胃的运化,将其中的营养成分转化为水谷精微。脾气主升,将水谷之精微,上输心肺,化为血与津液。水谷之精微及其化生的血与津液,皆可化气,统称为水谷之气,布散全身脏腑经脉,成为人体之气的主要来源,故"脾为生之源"。

3. 肺是生气之主　肺通过吸清呼浊的呼吸功能,将自然界的清气源源不断地吸入人体内,同时不断地呼出浊气,保证了体内之气的生成及代谢。另一方面,肺将吸入的清气与脾气上输水谷精微所化生的水谷之气两者结合起来,生成宗气。宗气积于胸中,上走息道行呼吸,贯注心脉行血气,下蓄丹田资元气。

因此,从气的来源和生成来看,与肾、脾、胃、肺的生理功能关系密切,其中以脾胃的运化功能尤为重要。人体在出生之后,必须依赖脾胃的运化功能才能将饮食物中的营养物质转化为水谷精气,而且先天之精气,也必须依赖于水谷精气的充养。故《灵枢·五味》中说:"谷不入半日则气衰,一日则气少矣。"

[要点:气的生成]

三、气的运动

气的运动称作气机。气以其运行不息的特性激发和调控机体的新陈代谢,推动人体的生命进程。气的运动停止,机体的新陈代谢过程就会终止。

(一)气的运动形式与气化

1. 气的运动形式　可以归纳为升、降、出、入四种基本形式。升,指气自下而上的运行;降,指气自上而下的运行;出,指气由内向外的运行;入,指气自外向内的运行。

气的升降出入运动,是宇宙万物运动的普遍规律,也是人体生命活动存在的标志。气的运动一旦停止也就意味着生命的终止。故《素问·至真要大论》中说:"故非出入,则无以生、长、壮、老、已;非升降,则无以生长化收藏。是以升降出入,无器不有。"

人体的脏腑、经络等器官都是气的升降出入的场所。一方面,气的升降出入运动推动和激发了人体的各种生理活动;另一方面,只有脏腑、经络等器官的生理活动,才能体现出气的升降出入运动。例如,肺司呼吸的功能依赖于肺中之气(肺气)的宣发、肃降运动;肝的疏泄功能依赖于肝气的升发;调畅脾胃的消化功能依赖于脾气的上升、胃气的下降等。五脏六腑的功能都是通过其气的升降运动而实现的,由于五脏六腑的生理功能和特性各有不同,所以其气的升降趋势也各有不同的规律及特殊性。一般而言,心肺在上,在上者宜降;肝、肾在下,在下者宜升;脾、胃居中,通连上下,脾主升、胃主降。肺主治节,肺气的升降出入直接调节和影响全身气机的升降出入;脾胃为气机升降出入的枢纽;肾为先天之本,内寄命门之火,是气机升降的动力和根本。

气的升与降、出与入是对立统一的矛盾运动,广泛存在于机体内部。虽然从某个脏腑的局部生理特点来看,有所侧重,但从整个机体的生理活动来看,升与降、出与入之间须协调平衡。人体正常的生命活动离不开脏腑之气的升降运动及其协调性,而脏腑气机的升降趋势也不是单一的升或降,而是升中有降,降中有升。因此,气机升降出入的协调平衡是保证生命活动正常进行的一个重要环节。

2. 气化　是通过气的运动而产生的各种变化。在人体而言,体内精微物质的化生及输布,精微物质之间、精微物质与能量之间的互相转化,以及废物的排泄等都属于气化。气化是体内物质新陈代谢的过程,是物质转化和能量转化的过程。例如,精、气、血、津液的生成,都需要将饮食物转化为水谷精气,然后再化生成精、气、血、津液;津液经过代谢,转化为汗液和尿液,这些都是气化的具体表现。气化过程的有序进行,是脏腑生理活动相互协调的结果。病理上,脏腑功能失常,气化失司,则会影响饮食物的消化吸收,影响气、血、津液的生成和代谢,影响汗液、尿液和粪便的排泄,形成各种代谢异常的病变。因此,气化是人体生命活动的基本特征。

气机与气化有着密切的联系。气化是在气的升降出入运动中所发生的物质化生和能量的转化,在气的升降出入正常的情况下,也就是气机调畅的状态下,才能进行正常的气化,而气机失调必然会引起气化失司。反之,气化的失常也必然会影响到气的升降出入运动,导致气机失调。

(二)气机失调的表现形式

气的升降出入运动之间协调平衡时,称之为"气机调畅",是保持正常生理功能的重要方面。

气的运动发生异常时,称之为"气机失调",是导致发病的主要病机。气的运动形式有四种,气机失调也不外乎升降出入的失调,主要表现为运动太过和不及。例如,气的运行受阻而不畅通,导致"气机不畅";受阻较甚,局部阻滞不通,导致"气滞";气的上升太过或下降不及,导致"气逆",肺气上逆症见咳喘,胃气上逆症见呕吐,肝气上逆症见头痛、面红目赤等;气的上升不及或下降太过,导致"气陷",症见头晕及内脏下垂等。此外,还有气外出不及引发的气结、气外出太过引发的气脱等。

四、气的功能

中医学上的气常被用以描述人体具有的某种生理功能,这时气成为一种功能符号。例如,心气推动心脏跳动并确保血液运行于脉管中;肺气维持呼吸;肾气调节水液运行并调控生殖;扎针时有酸、麻、胀等针感的是经气等,都是特指一种功能。气具有的推动作用、固摄作用、防御作用、温煦作用、气化作用,实际均特指气所具有的某一方面的功能。

1. 推动作用　气的推动作用是指气能激发和促进人体的生长发育及各脏腑经络的生理功能。主要推动人体的生长发育,精、血、津液的生成、运行及输布,以及推动脏腑经络的生理活动。

气的推动作用来自于气本身的运动活力,如元气的运动,推动和激发各脏腑的功能活动,从而促进人体的生长发育;宗气的运动,对肺的呼吸、心的行血功能有激发和推动作用;脏腑的功能活动得到激发和推动,从而促进了精的化生、血液的生成与运行,以及津液的生成、输布和排泄等一系列的生理活动。

若气虚则推动无力,推动和激发力量减弱,就会导致人体的生长发育迟缓、生殖功能衰退,同时也能引起人体脏腑经络生理活动的减弱,血液和津液的生成不足及运行输布迟缓等病理变化。

2. 固摄作用　气的固摄作用是指气对于体内血、津液、精等液态物质的固护、统摄和控制作用,从而防止这些物质无故流失,保证其在体内发挥正常的生理功能。气的固摄作用主要表现为三个方面:① 统摄血液,使其在脉中正常运行,防止其逸出脉外;② 固摄体液,防止其过多排出及无故流失;③ 约束精液,防止其妄加排泄。

若气的固摄作用减弱,则可能导致体内液态物质的大量丢失。例如,气不摄血,可引起各种出血;气不摄津,可引起自汗、多尿、小便失禁、流涎、呕吐清水、泄泻滑脱等;气不固精,可引起遗精、滑精、早泄等。

3. 防御作用　气的防御作用是指气既能护卫体表,防御外邪入侵,同时也可以祛除侵入人体内的病邪。气的防御功能正常,则邪气不易入侵;或虽有邪气侵入,也不易发病;即使发病,也易于治愈。气的防御功能决定着疾病的发生、发展和转归,主要表现为护卫肌表,防御外邪;以及保卫机体,驱邪外出。

若气虚,则防御功能减弱,外邪易于入侵,机体易患病;气虚防御能力减弱,不能驱邪外出,则邪气易深入,病程缠绵难愈。

4. 温煦作用　气的温煦作用是指气对机体有温暖、熏蒸作用。"气主煦之"(《难经·二十二难》),即指气可以通过气化产生热量,主要表现为三个方面:① 温煦机体,维持正常体温;② 温煦各脏腑经络、形体官窍,确保它们发挥正常生理活动;③ 温煦精、血、津液,维持其正常循行和输布,即所谓"得温而行,得寒而凝"。

若气虚,则温煦作用减弱,可出现畏寒喜暖、四肢不温、体温低下,脏腑功能低下,血和津液运行迟缓或停滞等寒性病理变化。

5. 气化作用　通过气的运动而产生的各种变化称为气化。例如,体内精微物质的化生及输布,精微物质之间、精微物质与能量之间的互相转化,以及废物的排泄等,都属气化。气化就是体内物质新陈代谢的过程,是物质转化和能量转化的过程。例如,饮食物在体内的消化、吸收、输布,精、气、血、津液之间的相互转化,都属于气化的具体体现。气化过程有序进行是脏腑生理活动相互协调的结果。病理上,脏腑功能失常、气化失司,则会影响饮食物的消化吸收,影响气、血、津液的生成和代谢,影响汗液、尿液和粪便的排泄。总之,气化作用异常,将形成各种代谢异常的病症。

另外,作为物质的"气",对人体脏腑、经络等组织器官及精神活动具有营养作用。例如《素问·生气通天论》中说:"阳气者,精则养神,柔则养筋。"说明了阳气不仅能内注五脏六腑,而且能注于脉中,营养内外上下。

气的推动、固摄、防御、温煦、气化等作用,虽各有特点,但又密不可分,其在人体生命活动中相互促进,协调配合,共同维系着人的生命过程。

[要点:气的功能]

五、气 的 分 类

依据来源、分布和主要功能的不同,气被分为元气、宗气、营气、卫气四类。

(一)元气

1. 基本含义　元,即是第一的意思。元气,又名"原气""真气",是人体最根本、最重要的气,是人体生命活动的原动力。

2. 生成　元气的来源是肾中所藏的先天之精,先天之精化生的元气生于命门。肾中先天之精禀受于父母的生殖之精,胚胎时期即已存在,出生之后必须得到脾胃化生的水谷之精的滋养补充才能化生充足的元气。因此,元气充盛与否不仅与来源于父母的先天之精有关,而且与脾胃运化功能、饮食营养及化生的后天之精是否充盛有关。

3. 分布　元气是通过三焦而流行于全身的。元气发于肾,以三焦为通路循行全身,内达五脏六腑,外达肌肤腠理,无处不到,发挥其生理功能,成为人体最根本、最重要的气。

4. 生理功能　元气的功能主要有两个方面:① 推动和调节人体的生长发育和生殖机能;② 推动和调控各脏腑组织的功能活动。人体各脏腑组织得到元气的激发,才能各自发挥其不同的功用,所以说元气是人体生命活动的原动力。机体的元气充沛,则各脏腑、经络等组织器官的活力就旺盛,人体就强健。若因先天禀赋不足、后天失调或久病损耗,以致元气的生成不足或耗损太过时,就会形成元气虚衰,各脏腑经络功能减退,抵抗力下降,以及未老先衰的病理改变。

[要点:元气的来源与功能]

(二)宗气

1. 基本含义　宗气又名"气海""膻中",是积于胸中之气。确切地说,宗气是由水谷精气与自然界清气相结合而积聚于胸中的气。

2. 生成　宗气有两个来源:① 脾胃运化而成的水谷之气;② 肺从自然界中吸入的自然界清气,两者相结合生成宗气。

3. 分布　宗气一方面上出于肺,循喉咙而走息道,推动呼吸;一方面贯注心脉,推动血行。三焦为诸气运行的通道,宗气可沿三焦向下运行于脐下丹田,以资先天元气,也可由气海向下注入气街,再下行于足。

4. 生理功能　宗气的生理功能主要有两个方面。① 走息道而司呼吸。宗气上走息道,推动肺的呼吸,"助肺司呼吸"。因此,凡言语、声音、呼吸的强弱,均与宗气的盛衰有关。宗气充盛则呼吸正常而均匀,语言清晰,声音洪亮;反之,则呼吸短促微弱,语言不清,发声低微。② 贯心脉以行气血。气血的运行、肢体的寒温和活动能力、视听的感觉能力、心搏的强弱及其节律等,皆与宗气的盛衰有关。因此,临床上常以"虚里"处(相当于心尖搏动部位)的搏动状况和脉象来推测宗气的盛衰。宗气充盛则脉搏徐缓,节律一致而有力;反之,则脉搏躁急,节律不规则,或微弱无力。

[要点:宗气的来源与功能]

(三) 营气

1. 基本含义　营气又名"营阴",是行于脉中而具有营养作用的气。由于营气在脉中营运不休,是血液的重要组成部分,营气又能化生血液,营与血关系密切,可分不可离,故常常将"营血"并称。

2. 生成　营气来源于脾胃运化的水谷精微。水谷之精化为水谷之气,其中由精华部分所化生的为营气。

3. 分布　营气由水谷之精所化生,进入脉中,循脉运行全身,内入脏腑,外达肢节,周而复始,营周不休。《素问·痹论》中说:"荣者,水谷之精气也,和调于五脏,洒陈于六腑,乃能入于脉也,故循脉上下,贯五脏,络六腑也。"

4. 生理功能　营气的功能主要有两个方面。① 化生血液,营气注于脉中,化为血液。《灵枢·邪客》中说:"营气者,泌其津液,注之于脉,化以为血。"② 营养全身,营气循血脉流注于全身,五脏六腑、四肢百骸都得到营气的滋养。营气化生血液与营养全身的生理作用是互相关联的,由于营气为全身脏腑组织提供了生理活动的物质基础,所以营气的营养作用在生命活动中非常重要。若营气亏少,则会引起血液亏虚,全身脏腑组织因得不到足够的营养出现生理功能减退的病理变化。

(四) 卫气

1. 基本含义　卫气是行于脉外而具有保卫作用的气,又名"卫阳"。因其有护卫人体,避免外邪入侵的作用,故称之为卫气。卫气与营气相对而言属于阳,故又称为"卫阳"。

2. 生成　卫气来源于脾胃运化的水谷精微。水谷之精化为水谷之气,其中慓悍滑利部分化生为卫气。正如《素问·痹论》中所说:"卫者,水谷之悍气也,其气慓疾滑利。"卫气的"慓疾滑利"的特性是相对于营气而言的。

3. 分布　卫气由水谷之精化生,运行于脉外,不受脉道的约束,外达皮肤肌腠,内达胸腹脏腑,布散全身。

4. 生理功能　卫气的功能主要有三个方面:① 防御外邪,卫气充盛则护卫肌表,不易招致外邪侵袭,卫气虚弱则常易于感受外邪而发病;② 温养全身,卫气充足,温养机体,则可维持人体体温的相对恒定;③ 调控腠理,通过汗液的正常排泄,使机体维持相对恒定体温,从而保证机体内外环境之间的协调平衡。如果卫气虚弱,则皮肤腠理疏松,外来之邪就会乘虚入侵而致病。此外,卫气的运行与"昼精而夜瞑"有关,当卫气行于内脏时,人便入睡;当卫气出于体表,人便醒寤。

营气与卫气均以水谷精气为其物质基础,均由脾胃运化功能所化生,皆出入于脏腑,流行于经络。其中,营气行于脉中,主内守而属阴;卫气行于脉外,主卫外而属阳。正常情况下,营气与卫气,一阴一阳,内守外卫,互为其根;营中有卫,卫中有营,阴阳相随,并行不悖;营卫两者须相互协调,不失其常,才能维持腠理的开阖、体温的恒定、"昼精而夜瞑",以及正常的防御外邪能力。若营卫不和,可出现恶寒发热、无汗或多汗、"昼不精而夜不瞑",以及抗御外邪能力低下等病症。

第二节　血

一、血 的 概 念

血,即血液,是循行于脉道中的富有营养的红色液态物质,是构成和维持人体生命活动的基本物质之一。

血液循环于血脉中,是血液发挥其生理功能的基本条件。如果血液离开了脉管,溢出体外,称为"离经之血",则丧失其发挥作用的条件,变为瘀血,而成为一种致病因素。血循脉而流于全身,发挥着营养和滋润作用,为脏腑、经络、形体、官窍的生理活动提供营养物质,是人体生命活动的根本保证。

二、血的生成

1. 水谷精微化血　血液主要由营气和津液所组成。营气和津液来源于饮食水谷,饮食水谷经中焦胃的腐熟和脾的运化,转化为水谷精微,再经脾的升清作用至心肺,经肺的呼浊吸清之后,将水谷之精和吸入的清气注于心脉,化赤为血。正如《灵枢·营卫生会》中所说:"此所受气者,泌糟粕,蒸津液,化其精微,上注于肺脉,乃化而为血,以奉生身,莫贵于此,故独得行于经隧,命曰营气。"因此,水谷之精化生的营气和津液是化生血液的主要物质基础。

2. 精化血　肾藏精,肝藏血,精生髓,精髓是化生血液的基本物质之一。精和血之间存在着相互次生和相互转化的关系。肾藏精,肾精输于肝,在肝的作用下也可化生成血。肾精是化生血液的原始物质,肾中精气充足,则血液生化有根,血液充盛而不亏;肾精不足,肝失所养,则会导致肝血亏虚。

血的生成是在各脏腑协调配合下共同完成的。营气和津液是血液化生的物质基础,而营气和津液都是由脾胃受纳运化的水谷精微所产生,因此脾胃为气血生化之源。由水谷精微生成为血液,除脾胃的重要作用外,还须通过心肺的共同作用,才能化赤为血。脾胃消化吸收的水谷精微,化生为营气和津液,由脾上输于肺,与肺吸入的清气相结合,下贯于心脉,在心阳的作用下化赤为血液。肝在血液的生成过程中所起的作用主要是肝疏泄气机,影响脾胃运化,同时配合肾精以化为血。肾在血液生成过程中起到两个方面的作用:① 通过肾精生髓,髓生血;② 肾精化生的元气对全身各脏腑功能均有激发和推动作用,间接促进了血的生成。

总之,化生血液的主要物质基础是以水谷之精化生的营气、津液和肾精,是在脾胃、心肺、肝、肾等脏腑功能共同协调配合下完成的。

[要点:血的生成]

三、血的运行

脉,血之府也。脉管是一个相对密闭的系统,血液在脉管中运行不息,流布于全身,为全身各脏腑组织器官提供了丰富的营养,以供其需要。

血属阴而主静,血液正常运行需要两种力量,即推动力和固摄力。推动力是血液循环的动力,固摄力是保障血液不外溢的重要因素,两种力量的协调平衡维持着血液的正常循行。血液正常运行需具备两个条件,① 脉管系统的完整性,② 全身各脏腑发挥正常生理功能,特别是与心、肺、肝、脾四脏的关系尤为密切。

心主血脉,心气推动血液在脉中运行全身。心脏、脉管和血液构成了一个相对独立的系统。心气充足与推动功能的正常与否在血液循环中起着主导作用,心主血脉是血液运行的根本动力。肺司呼吸、朝百脉,具有助心行血脉的作用。肺气宣发与肃降,调节全身的气机,随着气的升降而推动血液运行至全身。肝主疏泄,调畅气机,是保证血行畅通的一个重要环节。同时,肝主藏血,在肝气疏泄功能的协调下,可根据人体不同的生理状态需求,调节脉道中的循环血量,以维持血液循环及流量的平衡。脾主统血,脾气健旺则统摄血液在脉中运行,防止血溢出脉外。

四、血的功能

1. 营养滋润作用　血具有营养全身和滋润全身的生理作用。血在脉中循行,内至脏腑,外达皮肉筋骨,运行不息,不断地对全身各脏腑、器官起着充分的营养和滋润作用,以维持正常的生理活动,正如《难经·二十二难》中所说:"血主濡之。"

血的濡养作用可以从面色、肌肉、皮肤、毛发光滑等方面体现。如血的濡养作用正常,则面色红润、肌肉丰满壮实、皮毛润泽、感觉灵敏、运动自如;如血的生成不足或过度耗损,可引起全身或局部的血虚失养的病理变化,出现面色萎黄、肌肤干燥、肢体麻木、运动不灵活等临床表现。

2. 神志活动的物质基础　血是精神活动的主要物质基础,人体只有在物质基础充盛的前提下,才能产生充沛的精神活动。人的精神充沛,神志清晰,感觉灵敏,活动自如,都有赖于血气的充盛。故《素问·八正神明论》中说:"血气者,人之神,不可不谨养。"如果血液亏虚,可见心悸、失眠、多梦,甚则神志恍惚。

第三节　津　液

一、津液的概念

津液是人体一切正常水液的总称,包括各脏腑组织的正常体液和正常的分泌物,如胃液、肠液、唾液、关节液等;也包括代谢产物中的尿、汗、泪等。在体内,除血液外,其他所有正常的水液均属于津液的范畴。

津液是津和液的总称,津和液两者在性状、分布和功能上有所不同。一般来说,质地较清稀,流动性较大,布散于体表皮肤、肌肉和孔窍,并能渗入血脉之内,起滋润作用的称为津;质地较浓稠,流动性较小,灌注于骨节、脏腑、脑髓等组织,起濡养作用的称为液。故《灵枢·五癃津液别》中说:"津液各走其道,故三焦出气,以温分肉,充皮肤,为其津;其流而不行者,为液。"津与液在生理上可以相互转化,故津与液常同时并称,但在病理过程中津与液又相互影响,有"伤津"较轻而"脱液"较重的区别。

津液又是化生血液的物质基础之一,与血液的生成和运行有着密切关系。所以,津液不但是构成人体的基本物质,也是维持人体生命活动的基本物质。

二、津液的代谢

津液在体内的代谢包括津液的生成、输布和排泄,是一个涉及多个脏腑一系列生理活动的复杂生理过程。《素问·经脉别论》中所说的"饮入于胃,游溢精气,上输于脾,脾气散精,上归于肺,通调水道,下输膀胱,水精四布,五经并行",是对津液的生成、输布和排泄过程的简明概括。

1. 津液的生成　津液来源于饮食水谷,通过脾、胃、小肠、大肠消化吸收饮食物中的水分和营养而生成。饮食水谷入胃后,经过胃的受纳腐熟,吸收饮食水谷的部分精微。小肠主液,泌别清浊,将水谷精微、水液大量吸收后并将食物残渣下送大肠。大肠主津,在传化糟粕的过程中也能吸收其中的部分水分,促使糟粕成形为粪便。胃肠所吸收的水谷精微及水液均上输于脾,通过脾气的转输作用布散到全身。因此,津液的生成是在五脏系统整体调节下,以脾为主导,由胃、小肠、大肠共同完成的。

2. 津液的输布　主要依靠脾、肺、肾、肝和三焦等脏腑的综合作用完成。其中,肺、脾、肾三脏尤为重要。

脾主运化水谷精微,通过其转输作用,一方面,将津液上输于肺,由肺的宣发和肃降,使津液输布全身而灌溉脏腑、形体和诸窍;另一方面,又可直接将津液向四周布散至全身,即脾有"灌溉四旁"的功能。

肺主行水,通调水道,为水之上源。肺接受从脾转输而来的津液之后,一方面,将津液进一步向上、向外而布散于人体上部和体表,部分水液经卫气的作用,化为汗液排出体外;另一方面,通过肃降作用,将津液向下、向内输布至肾、膀胱及人体下部。

肾主津液，肾对津液输布起主宰作用，主要表现在两个方面：① 肾中阳气的蒸腾气化作用，是胃"游溢精气"、脾的散精、肺的通调水道，以及小肠的泌别清浊等作用的动力，推动着津液的输布；② 由肺下输至肾的津液，在肾的气化作用下，清者蒸腾，经三焦上输于肺而布散于全身，浊者化为尿液注入膀胱。

肝主疏泄，能促进津液的输布。肝的疏泄作用能调畅气机，气行则津行，确保体内无湿聚痰生之患。

三焦是津液运行通道。《素问·灵兰秘典论》中说："三焦者，决渎之官，水道出焉。"三焦气化正常，水道的通畅也将影响着津液的输布过程。

由此可见，津液的输布与脾气的运化升清、肺气的宣降、肾气的气化、肝气的疏泄，以及三焦水道的通利有着密切的关系。

3. 津液的排泄　主要是通过排出尿液和汗液来完成。除此之外，呼气与粪便也将带走一些水分，其中尿液的排泄又是机体自我调节津液代谢平衡的主要环节。

与津液排泄相关的脏腑主要有肾、肺、脾。肺气宣发，将津液外输于皮毛，在气的激发作用下转化为汗液，由汗孔排出体外，同时肺在呼气时也带走部分津液。尿液是津液排泄的最主要途径，肾为主水之脏，通过肾的气化作用与膀胱的气化作用相配合，共同形成尿液并排出体外。另外，大肠排出的粪便也会带走一些津液。

总之，津液的生成、输布与排泄，依赖于多个脏腑的相互协调、密切配合完成(图3-1)，其中以肺、脾、肾三脏最为重要，尤其是肾的功能最为关键。若肺、脾、肾及其他相关脏腑功能失常，都可能影响津液的生成、输布和排泄，导致津液代谢障碍，出现津液生成不足而亏虚或津液输布排泄障碍，形成内生水、湿、痰、饮等水液停滞积聚的病理变化。

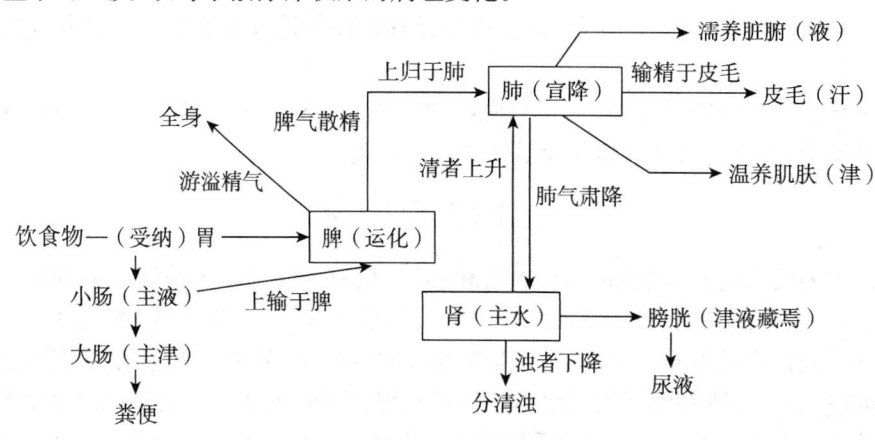

图3-1　津液代谢图

［要点：津液的代谢过程］

三、津液的功能

1. 滋润和濡养　津液是含有营养的液态物质，含有大量的水分，广泛地输布于脏腑、官窍、四肢百骸之中，具有滋润和濡养作用。内至脏腑筋骨，外达皮肤毫毛，均依赖于津液的濡养。其中，津比较清稀，主要布散于体表和孔窍，具有滋润皮肤、肌肉、孔窍的作用；液比较稠厚，主要分布于体内，具有濡养内脏、骨节、作用。机体津液充足，则毛发光泽，肌肤丰润，孔窍和关节滑利，骨、脊、脑髓充盈，脏腑功能正常。故《灵枢·决气》中说："腠理发泄，汗出溱溱，是谓津……谷入气满，淖泽注于骨，骨属屈伸，泄泽补益脑髓，皮肤润泽，是谓液。"

2. 化生血液　津液不但流于脉外，也可进入脉中，成为血液的重要组成部分。津液参与血液的生成，与营气相结合而形成血液，是血液的成分之一，是生成血液的物质基础。由于津液与血液都是水谷精微所化生,两者之间又可以互相渗透转化,故有"津血同源"之说。

3. 调节机体代谢平衡　在正常情况下,人体的内外环境处于相对的平衡状态。液作为阴液的一部分,对调节机体的代谢平衡起重要的作用。人体根据体内的生理状况和外界环境的变化,通过津液的自我调节使机体保持正常状态。例如,气候炎热或体温较高时,津液化为汗液向外排泄以散热,且使小便减少;气候寒冷或体温偏低时,腠理密闭汗不外泄而保温,且小便增多。若当体内丢失水液后,则多饮水以增加体内津液,由此调节机体的代谢平衡,维持人体体温和正常的生命活动。

4. 排泄代谢废物　津液在其自身的代谢过程中,能把机体的代谢废物运输到相应的排泄器官,通过皮肤汗孔排出汗,经肾与膀胱排出尿,其中包含着许多代谢废物。若这一作用发生障碍,则导致排汗或排尿异常,就会使代谢废物潴留于体内,产生水、痰、湿等病理产物。

第四节　气、血、津液之间的关系

气、血、津液是构成和维持人体正常生理功能活动的基本物质,都来源于脾胃运化的水谷精微,在性状、功能及分布上虽各有特点,但相互之间在脏腑的功能活动中又存在着相互依存、相互促进、相互转化的密切联系。由于在生理上相互依存,相互促进,协调制约,在病理上则互相影响,相互累及。

一、气与血的关系

气与血是人体内的两大类基本物质,气无形而主动,具有温煦、推动等作用;血有形而主静,具有滋润、濡养等作用。两者均来源于脾胃化生的水谷精微,在人体生命活动中占重要的地位。正如《素问·调经论》中所说:"人之所有者,血与气耳。"相对言之,气属阳,血属阴,气血的关系也就是阴阳互相依存的关系,概括为"气为血之帅""血为气之母"。

(一)气为血之帅

气为血之帅是指气对血的生成和运行具有统率作用,包含三方面含义,即气能生血、气能行血、气能摄血。

1. 气能生血　指气具有化生血液的作用,有两个方面。

(1)气化是血液生成的动力:饮食物转化为水谷精微,水谷精微转化为营气和津液,营气和津液转化为血等,每一个环节都离不开气化作用。

(2)营气是血液的主要组成部分:如果营气来源充足,气化作用强健,则血液化生旺盛;反之,营气生成不足,气化作用减弱,就会导致血液的减少而引起血虚证。

因此,气旺则血充,气虚则血少。临床上治疗血虚的病变,常以补气配合补血药使用,就是补气以生血之意。《医宗必读·水火阴阳论》中说:"气血俱要,而补气在补血之先。"

2. 气能行血　指气的推动作用是血液循行的动力。血属阴而静,血液的运行主要依赖于运行不息的气的推动。心气的推动、肺气的宣发肃降、肝气的疏泄条达等,均有促进血液循环的重要作用。正如《血证论·阴阳水火气血论》中所说:"运血者,即是气。"气行则血行,气滞则血瘀。如气虚推动无力或气机阻滞不畅等,均可引起血液运行迟缓而形成瘀血,故气的正常运动对保证血液的运行有重要意义。临床上治疗血液运行失常,常以调气为上,调血次之。气虚血停则补气行血,气滞血瘀则行气活血。

3. 气能摄血　指气能统摄、控制血液循脉道而行,不致逸出脉外。气摄血主要是依赖脾气统血的功能而实现的。若脾气健旺,则发挥统摄作用,使血液行于脉中而不溢出脉外;反之,若脾气虚弱不能统摄血液,血液溢出脉外,就会出现吐血、衄血、尿血、便血、崩漏等多种出血病证,常称为"脾不统血"。临床治疗这些出血病变时必须采用补气摄血之法。

(二)血为气之母

血为气之母是指血对气的作用,包含两方面含义,即血能养气和血能载气。

1. **血能养气**　指血液对气有濡养作用。气存在于血液中,血液循环流布于全身,能不断地为各脏腑之气提供营养物质,使其持续地得到补充,从而保持充足旺盛的状态,维持正常的生理活动,故血足则气旺,血少而气衰。临床上血虚日久的患者往往兼有气虚的表现,治疗时需要补气与养血兼顾。

2. **血能载气**　指气存于血中,赖血之运载而运行全身。由于气的活力很强,运行急速,容易散而不聚,所以必须依附于有形的血液或津液。临床上大量失血的患者往往气无所依附,气也随之发生大量丧失,形成"气随血脱"的危重病症,治疗时采取益气固脱和止血补血的方法,以达力挽固脱、固摄止血的目的。

气与血,气属阳,血属阴,一阴一阳,互相维系。气血和调,则能维护生命活动的正常进行;反之,血气不和,则百病乃生。正如《素问·调经论》中所说:"血气不和,百病乃变化而生。"

[要点:气与血的关系]

二、气与津液的关系

气属阳,津液属阴,两者在性质、形态、功能活动等方面都有所区别,但其生成都有赖于脾胃运化的水谷精微,其运行和输布都以三焦为通道运行到全身,相互之间的关系也很密切。气与津液的关系和气与血的关系十分类似,概括为气对津液的作用包含气生津液、气行津液、气摄津液三个方面;津液对气的作用包含津液生气、津液载气两个方面。

1. **气能生津**　气是津液生成和输布的物质基础和动力。津液来源于饮食水谷,依赖脾胃等脏腑的一系列生理功能而化生,其中尤以脾胃之气的作用至关重要。若脾胃之气充足,气化作用旺盛,消化、吸收功能强健,则化生的津液充盛。反之,脾胃之气亏虚,气化作用减弱,消化、吸收功能障碍,则化生的津液不足。临床上气虚日久的患者可以出现津液不足之证,治疗时往往采用补气生津的方法。因此,《血证论·阴阳水火气血论》中说:"水化于气。"

2. **气能行津**　气的运动变化是津液输布排泄的动力。气行则津行,说明气的升降出入运动是津液输布和排泄的动力。津液由脾胃化生之后,经过脾、肺、肾、肝、三焦等脏腑之气的推动,输布到全身,发挥其濡养全身的作用。津液代谢过程中产生的废物,又通过肺、肾、大肠、膀胱的气化功能,转化为汗液和尿液等排出体外。因此,当气虚推动无力或气滞运行不畅时,皆可引起津液输布排泄障碍,导致水湿停聚,痰饮内生,称为"气不行(化)水"。临床上治疗这类病症常将补气、行气法与利湿、化痰法配合使用,所谓"治湿兼理脾""治痰先治气"。

3. **气能摄津**　气能控制津液及其代谢产物的排泄,防止体内津液的无故流失,维持体内津液量的相对恒定,这也是气固摄作用的一种表现。例如,肺卫之气可固摄汗液,脾肾之气可固摄唾液,肾和膀胱之气可固摄尿液等。若相关脏腑之气不足,固摄作用减弱,则会导致体内津液过多经汗、尿等途径流失,出现自汗、盗汗、多尿、遗尿、小便失禁等病理现象,治疗时常采取补气以摄津的方法。

4. **津能载气**　津液是气运行的载体之一。气无形而动,必须附着于有形之液才能存在于人体而不无故耗散。这种作用与血能载气是一致的,尤其是脉外的津液运行输布,能够运载卫气,使卫气流布全身,外达肌表。因此,当津液大量外泄时,气也随之丧失,称为"气随津脱",出现气脱亡阳的危急证候。正如《金匮要略心典·痰饮》中所说:"吐下之余,定无完气。"因此,临床上使汗、吐、下法时,要做到中病即止。

三、血与津液的关系

血和津液都是液态物质,属性皆为阴,都是由水谷精微化生,均有滋润和濡养作用。两者之间可以相互滋生,相互转化,这种关系称为"津血同源"。

血在脉中,津在脉外。运行于脉内的血液是由津液和营气构成的,当机体需要时,脉内的津液可以渗出脉外,成为脉外津液的一部分,滋润濡养脏腑组织和官窍,也可以弥补脉外津液的不足,利于津液的输布代谢。其中,津液还可以化为汗液而排出体外,故也有"血汗同源"之说。

津液是血液化生的组成部分,津液经脾胃的运化生成后,上输于心肺,与营气相合化生为血。运行于脉外的津液渗入脉内,便成为血液的一部分。因此,津液渗入脉中,与营气相合便是血;渗与脉外,与营气分离即是津液。因此,血液依赖于津液,津液也依赖于血液,两者有合有分,有进有出,相互转化,故有"津血同源"之说。

总之,血液与津液都是运行于全身的液态物质,它们同源于水谷精微,在输布过程中相辅相成,共同发挥对机体的滋润和濡养作用。血与津液在生理上互相补充,病理上相互影响。如果大汗、大吐、大泻等,津液大量丢失,血中的津液成分会渗出脉外,形成血脉空虚、津枯血燥的病变。若血液亏耗,脉中血少,会导致津液不足的病变,患者也常有口干渴的表现。故《灵枢·营卫生会》中说"夺血者无汗""夺汗者无血"。《伤寒论》中也有"衄家不可发汗"和"亡血家不可发汗"之说。

经典诵读

1. 何谓气?岐伯曰:上焦开发,宣五谷味,熏肤、充身、泽毛,若雾露之溉,是谓气。

何谓津?岐伯曰:腠理发泄,汗出溱溱,是谓津。

何谓液?岐伯曰:谷入气满,淖泽注于骨,骨属屈伸,泄泽补益脑髓,皮肤润泽,是谓液。

何谓血?岐伯曰:中焦受气,取汁变化而赤,是谓血。

何谓脉?岐伯曰:壅遏营气,令无所避,是谓脉。

——《灵枢·决气》

2. 人受气于谷,谷入于胃,以传与肺,五脏六腑,皆以受气,其清者为营,浊者为卫,营在脉中,卫在脉外,营周不休,五十度而复大会,阴阳相贯,如环无端。

——《灵枢·营卫生会》

3. 饮入于胃,游溢精气,上输于脾,脾气散精,上归于肺,通调水道,下输膀胱,水精四布,五经并行。合于四时五脏阴阳,揆度以为常也。

——《素问·经脉别论》

思 考 与 练 习

一、单选题

1. 具有推动人体生长发育及脏腑机能活动的气是( )
   A. 元气　　　　B. 宗气　　　　C. 营气　　　　D. 卫气

2. 具有调节控制腠理作用的气是( )
   A. 宗气　　　　B. 元气　　　　C. 营气　　　　D. 卫气

3. 气的运动形式不包括( )

A. 升　　　　B. 降　　　　C. 出　　　　D. 呼吸
4. 与气的生成关系密切的脏腑是（　　）
   A. 心、肺、肝　　B. 肺、脾、肾　　C. 肝、脾、肾　　D. 肝、肺、肾
5. 血的组成主要有津液和（　　）
   A. 宗气　　　　B. 元气　　　　C. 营气　　　　D. 卫气
6. 下列不属于津液的排泄途径的是（　　）
   A. 汗　　　　　B. 尿　　　　　C. 呼气　　　　D. 呕吐物
7. 下列不属于津液范畴的是（　　）
   A. 涕液　　　　B. 胃液　　　　C. 血液　　　　D. 泪液
8. 津液输布的主要通道是（　　）
   A. 肺　　　　　B. 脾　　　　　C. 肾　　　　　D. 三焦

二、案例分析

刘某，女性，34岁，主诉胃胀呃逆十余天。半月前，刘某因家中琐事与婆婆发生口角后就出现胃胀呃逆，并向两胁攻窜，胸闷，气短，喜太息，食欲差，大便不实但不畅，经西医胃镜检查无异常。舌红赤，薄黄苔，左脉滑数，左关尤甚。请同学们运用中医知识进行辨证施治。

真题链接

单选题

1. 具有调节汗孔开合作用的气是（　　）
   A. 营气　　　　　　B. 宗气　　　　　　C. 元气
   D. 卫气　　　　　　E. 真气

（2015年国家执业药师资格考试《中药学综合知识与技能》真题）

2. 具有助心行血作用的气是（　　）
   A. 营气　　　　　　B. 宗气　　　　　　C. 卫气
   D. 元气　　　　　　E. 真气

（2016年国家执业药师资格考试《中药学综合知识与技能》真题）

（谢仲德）

第四章 经　　络

学习导航
1. 掌握经络的概念、组成和生理功能。
2. 熟悉十二经脉命名、走向、交接、分布规律、流注次序,奇经八脉的生理功能。
3. 能用经络理论阐释人体的生理功能、病理现象。

导学情景

张林是一名高三学生,两天前出现右侧牙痛,服用了一些止痛和消炎药后效果并不明显,处在紧张学习阶段的张林受到了很大的影响,家长也非常着急。这一天,楼上的李医生来家里串门,看到张林用手捂着脸痛苦的样子,问明情况后,李医生拿起了张林的左手,用右手拇指用力地按压在张林左手的合谷穴上,伴随着一阵酸胀感传来,张林的牙痛竟然消失了。

希望同学们在学习完本章后,能做出正确的解释。

经络学说是研究人体经络的循行分布、流注次序、生理功能、病理变化及与脏腑之间相互关系的一种学说,是中医学理论体系的重要内容。

经络学说是古人在长期的医疗实践活动中产生和发展起来的。经络学说,藏象学说,精、气、血、津液理论等内容共同构成了中医学理论体系的核心,阐释人体的生理功能、病理变化,并指导临床实践。经络学说不仅是针灸、推拿等学科的理论基础,而且一直指导着中医临床各科的诊断和治疗,并起着十分重要的作用,被历代医家所重视。《灵枢·经脉》中说:"经脉者……能决死生,处百病,调虚实,不可不通。"

第一节　概　　述

一、经络的概念

经络,是经脉和络脉的总称,是运行全身气血,联络脏腑肢节,沟通上下、内外,感应传导信息的通路系统。

经脉是经络系统的主干,纵行分布,循行部位较深,与脏腑有密切联系;络脉是经脉的分支,纵横交错的分布,犹如网络一样遍布全身,循行部位较浅,与脏腑无直接联系。经脉和络脉共同把人体的脏腑、器官、孔窍及皮肉筋骨等组织联结成一个统一的有机整体。

二、经络系统的组成

经络系统由经脉和络脉两部分组成(图4-1)。经脉包括十二经脉、奇经八脉,是经络系统的主干;络脉包括别络、浮络和孙络,是经脉的细小分支。

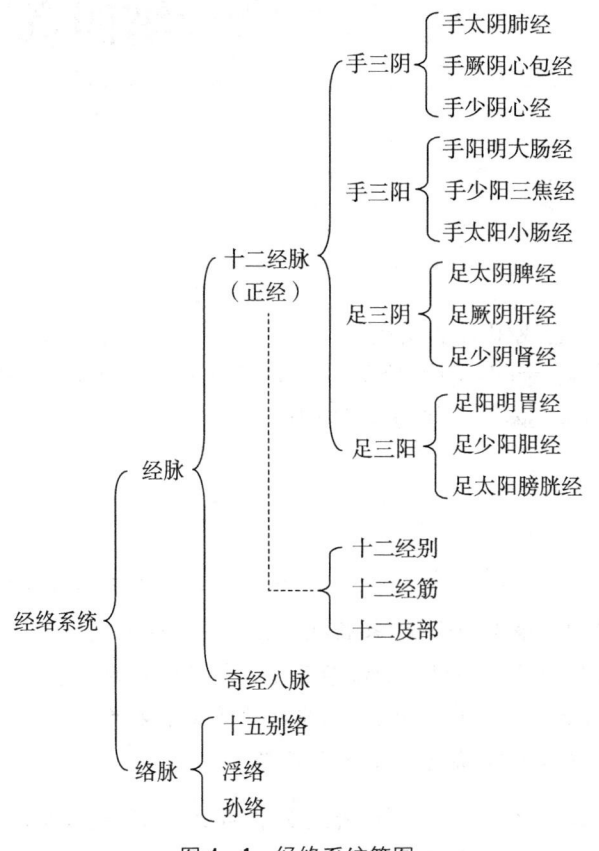

图4-1 经络系统简图

十二经脉又称为十二正经,即手足三阴经和手足三阳经。十二经脉是气血运行的主要通道,有一定的起止循行部位、走向交接规律、分布规律、流注次序、脏腑络属关系和表里相合关系。

与十二经脉相关的还有十二经别、十二经筋和十二皮部。十二经别是十二经脉别行分出的重要分支,分别起自四肢肘膝以上部位,具有加强十二正经中表里两经的联系和补充十二正经的作用。十二经筋是附属于十二经脉的筋肉系统,是十二经脉之气"结、聚、散、络"于筋肉、关节的体系,具有联络四肢百骸,维络周身,主司关节运动的作用。十二皮部是十二经脉功能活动反映于体表的部位,是经络之气散布之所在。

奇经八脉又称为奇经,即督脉、任脉、冲脉、带脉、阴跷脉、阳跷脉、阴维脉、阳维脉八条经脉。奇经八脉的作用主要是统领、联络和调节十二经脉。

别络有别走邻经之意,是较大的和主要的络脉。十二经脉和督脉、任脉各自别出一络,再加上"脾之大络",合称"十五别络",主要作用是加强十二经脉中相为表里的两条经脉在体表的联系。

浮络是循行于人体浅表部位而常浮现的络脉。浮络分布广泛,没有定位,具有沟通经脉,输达肌表的作用。

孙络是最细小的络脉,分布全身,难以计数,具有"溢奇邪""通荣卫"的作用。

[要点:经脉是主干,络脉是分支]

第二节 十二经脉

一、命名

十二经脉是指十二脏腑所属的经脉,是经络系统的主干,故又称"正经"。

十二经脉的名称由手足、阴阳、脏腑三部分构成。凡循行于肢体内侧的为阴经,循行于肢体外侧的为阳经;行于上肢者为手经,行于下肢者为足经;属于脏的经脉为阴经,属于腑的经脉为阳经。三阴可分为太阴、少阴、厥阴,三阳可分为阳明、少阳、太阳(表4-1)。

表4-1 十二经脉名称分类

	阴经(属脏)	阳经(属腑)	循行部位(阴经行于内侧,阳经行于外侧)	
手	太阴肺经	阳明大肠经	上肢	前缘
	厥阴心包经	少阳三焦经		中线
	少阴心经	太阳小肠经		后缘
足	太阴脾经①	阳明胃经	下肢	前缘
	厥阴肝经②	少阳胆经		中线
	少阴肾经	太阳膀胱经		后缘

注:①在小腿下半部和足背部,肝经在前缘,脾经在中线;②至内踝上八寸交叉后,脾经在前缘,肝经在中线。

[要点:十二经脉的名称构成]

二、走向与交接规律

十二经脉的走行方向和相互交接具有一定的规律。

1. 十二经脉的循行走向规律　手三阴经从胸走手,手三阳经从手走头,足三阳经从头走足,足三阴经从足走胸腹。

2. 十二经脉的交接规律　相为表里的阴经与阳经在四肢末端交接,同名的阳经与阳经在头面部交接,阴经与阴经在胸中交接(图4-2)。

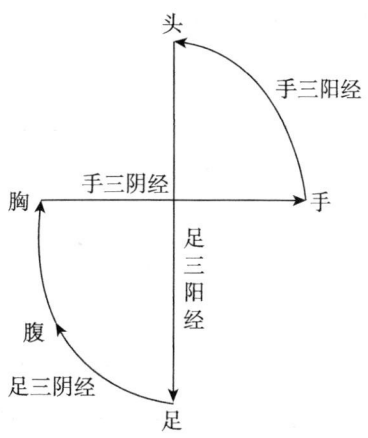

图4-2 十二经脉走向交接规律

[要点:十二经脉的走向规律与交接规律]

三、分 布 规 律

十二经脉左右对称地分布于头面、躯干和四肢,纵贯周身。其在体表的分布具有一定的规律。

1. 四肢部 手足三阴经分布在内侧,手足三阳经分布在外侧。每侧又分为前缘、中线、后缘三条线。太阴经、阳明经在前缘;厥阴经、少阳经在中线;少阴经、太阳经在后缘(表4-1)。

2. 头面部 手足阳明经行于面部、额部;手足太阳经行于面颊、头顶及头后部;手足少阳经行于头侧部。

3. 躯干部 手三阳经均行于肩胛部;足三阳经中,足阳明经行于前(胸腹面),足太阳经行于后(背面),足少阳经行于侧面;手三阴经均从腋下走出;足三阴经均行于腹面。循行于胸腹面的经脉,自正中线由内向外的顺序为:足少阴经、足阳明经、足太阴经、足厥阴经。

四、表 里 关 系

十二经脉的表里关系,又称"属""络"关系,十二经脉在体内直接与其本身的脏腑相连,称之为"属";与其相为表里的脏腑相连,称之为"络"。阳经属腑络脏,阴经属脏络腑(表4-2)。十二经脉的表里关系,不仅使相为表里的两经衔接而加强了联系,而且使相为表里的一脏一腑在生理功能上相互配合,在病理上相互影响,在治疗上相互为用。

表4-2 十二经脉的表里关系

表	手阳明大肠经	手少阳三焦经	手太阳小肠经	足阳明胃经	足少阳胆经	足太阳膀胱经
里	手太阴肺经	手厥阴心包经	手少阴心经	足太阴脾经	足厥阴肝经	足少阴肾经

五、流 注 次 序

十二经脉中的气血运行是循环流注的,中焦化生之气血,上归于肺,自手太阴肺经开始逐经相传,依次传至足厥阴肝经,再由肝经复传至手太阴肺经,首尾相贯,周流不止,如环无端(图4-3)。

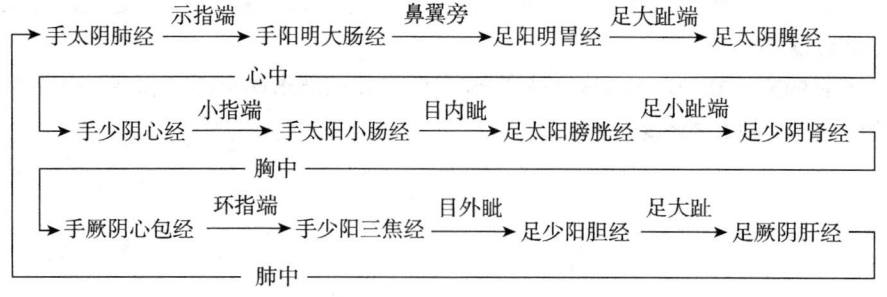

图4-3 十二经脉流注次序图

六、循 行 路 线

(一)手太阴肺经

手太阴肺经,起于中焦,下络大肠,还循胃口,上行通过膈肌,属肺,横行至胸部外上方(中府穴),循行于上臂内侧前缘并下行,经过肘窝入寸口上鱼际,止于拇指桡侧端(少商穴)。

分支:从手腕的后方(列缺穴)分出,沿掌背侧走向示指桡侧端(商阳穴),交于手阳明大肠经(图4-4)。

(二)手阳明大肠经

手阳明大肠经,起于示指桡侧端(商阳穴),沿示指桡侧经过第1、第2掌骨之间,循行于上肢外侧前缘,向后会于督脉(第7颈椎棘突下大椎穴),再向前下行进入锁骨上窝(缺盆),深入胸腔络肺,通过横膈向下行,属大肠。

分支:从锁骨上窝上行,经颈部至面颊,入下齿中,回绕口唇,回出夹口两旁,左脉向右,右脉向左,交叉于人中,并至对侧鼻翼旁(迎香穴),交于足阳明胃经(图4-5)。

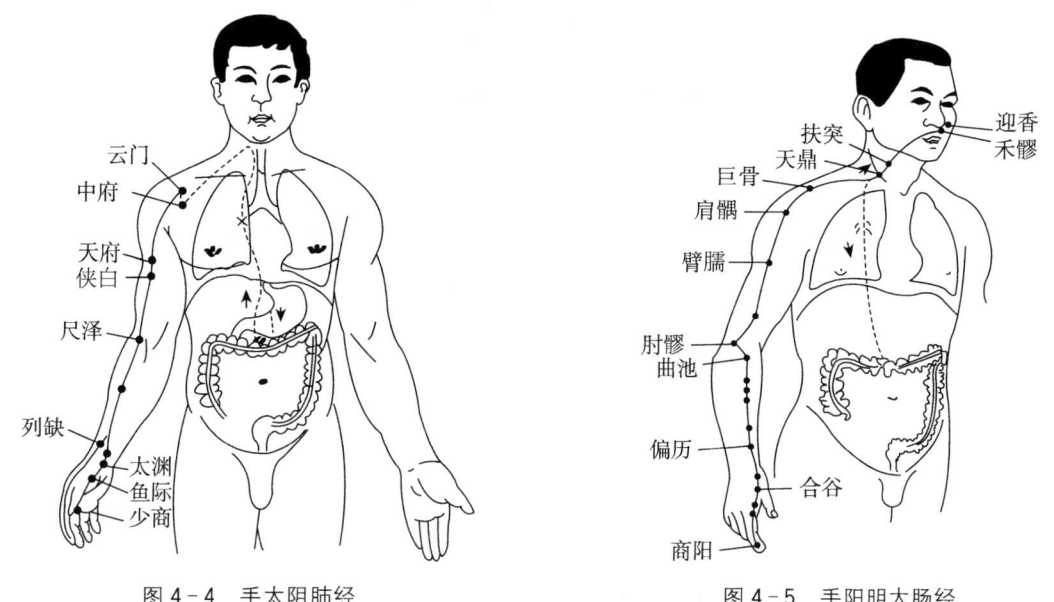

图4-4 手太阴肺经　　　　　　图4-5 手阳明大肠经

(三)足阳明胃经

足阳明胃经,起于鼻翼旁(迎香穴),夹鼻上行至鼻根部,入目内眦,与旁侧足太阳经交会,沿鼻外侧向下进入上齿中,夹口两旁,环绕口唇,在颏唇沟(任脉承浆穴)处左右相交会,退回,向后沿下颌骨至下颌角(颊车穴)上行至耳前,沿发际上行至额前角(头维穴)。

分支1:从颌骨下缘(大迎穴)分出,下行经人迎穴后行至大椎,折向前行,进入缺盆,下行通过横膈,属胃,络脾。

直行支脉:从缺盆出体表,经乳头沿乳中线下行至腹股沟处的气街处(气冲穴)。

分支2:从胃下口幽门处分出,下行至气街(气冲穴),出体表,与直行经脉会合于髀关,沿大腿外侧前缘过膝膑,下行至足背,进入足第2趾外侧端(厉兑穴)。

分支3:从膝下3寸处(足三里穴)分出,下行进入足中趾外侧端。

分支4:从足背上(冲阳穴)分出,进入足大趾内侧端(隐白穴),交于足太阴脾经(图4-6)。

(四)足太阴脾经

足太阴脾经,起于足大趾内侧端(隐白穴),沿足内侧赤白肉际上行,过内踝前缘,沿小腿内侧胫骨后缘上行至内踝上8寸处,交出足厥阴肝经之前,上行经膝沿大腿内侧前缘,进入腹腔中,属脾,络胃,再向上穿过膈,沿食管两旁,连舌本,散舌下。

分支:从胃别出,上行通过膈,注入心中,交于手少阴心经(图4-7)。

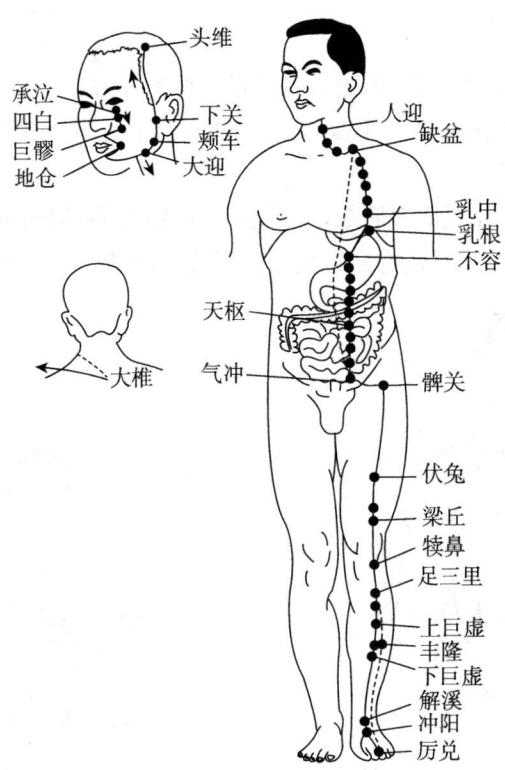

图 4-6　足阳明胃经

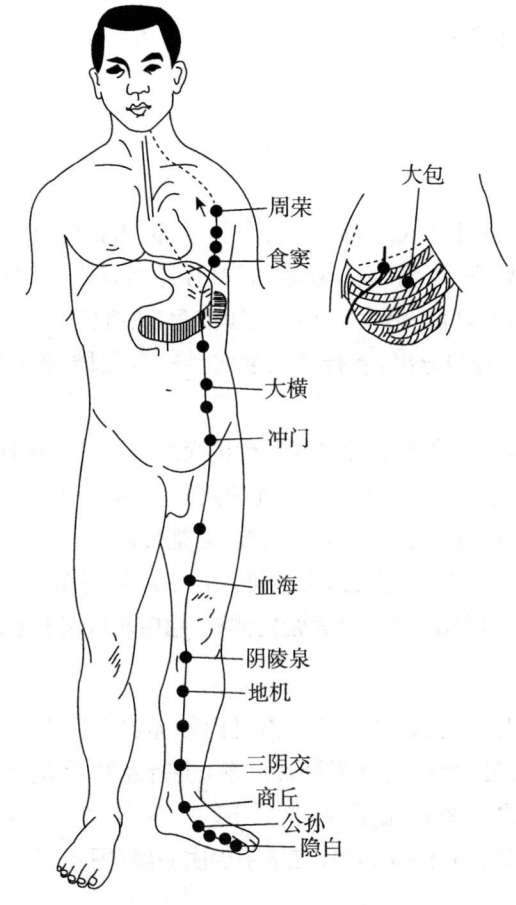

图 4-7　足太阴脾经

(五)手少阴心经

手少阴心经,起于心中,走出后属心系,向下穿过膈,络小肠。

分支:从心系分出,夹食管上行,连于目系。

直行支脉:从心系出来,上行经肺,向下浅出腋下(极泉穴),沿上肢内侧后缘过肘中至掌后豌豆骨部,入掌内,止于小指桡侧端(少冲穴),交于手太阳小肠经(图4-8)。

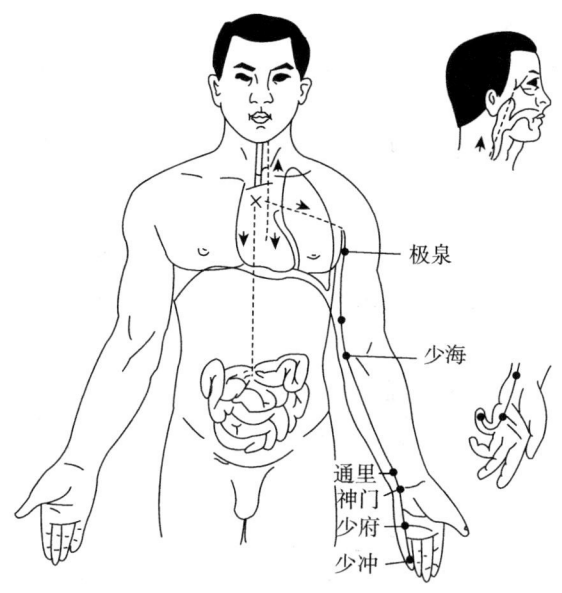

图4-8 手少阴心经

(六)手太阳小肠经

手太阳小肠经,起于小指尺侧端(少泽穴),沿手背循行于上肢外侧后缘至肩关节后,绕肩胛部,交肩上,向后交于大椎穴,再向前行进入缺盆,深入体腔,络心,沿食管下行,经过膈,到达胃部,下行,属小肠。

分支1:从缺盆出来,沿颈部上行至面颊,到目外眦后,折回进入耳中(听宫穴)。

分支2:从面颊处分出,向上行于眼下,至目内眦(睛明穴),交于足太阳膀胱经(图4-9)。

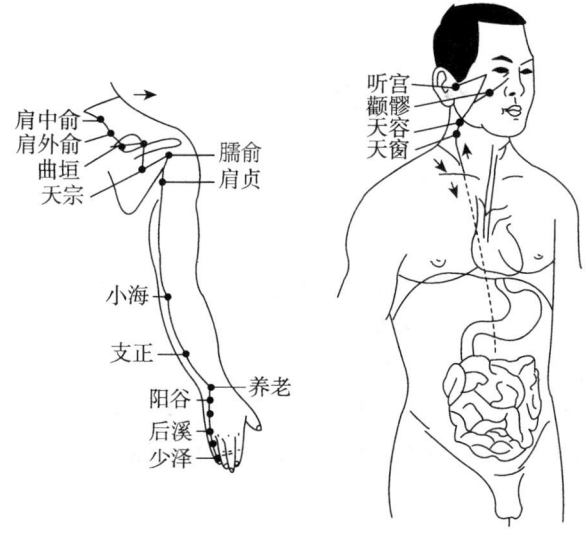

图4-9 手太阳小肠经

(七) 足太阳膀胱经

足太阳膀胱经,起于目内眦(睛明穴),向上到达额部,交会于头顶部(百会穴)。

分支 1:从头顶部分出,到耳上角部。

直行支脉:从头顶部分别向后行至枕骨处,进入颅腔,联络于脑,回出分别下行到项部(天柱穴),下行交会于大椎穴,再分左右沿肩胛骨内侧、脊柱两旁(1.5 寸)下行,到达腰部(肾俞穴),从脊柱两旁的肌肉(膂)进入体腔,络肾,属膀胱。

分支 2:从腰部分出,夹脊柱两旁下行,通过臀部,从大腿后侧内缘下行至腘窝中(委中穴)。

分支 3:从项部分出下行,由肩胛骨内侧,从脊柱正中旁开 3 寸下行,经大腿后侧外缘至腘窝中与前一支脉会合,然后下行经过腓肠肌到足外踝后,沿足背外侧缘至足小趾外侧端(至阴穴),交于足少阴肾经(图 4-10)。

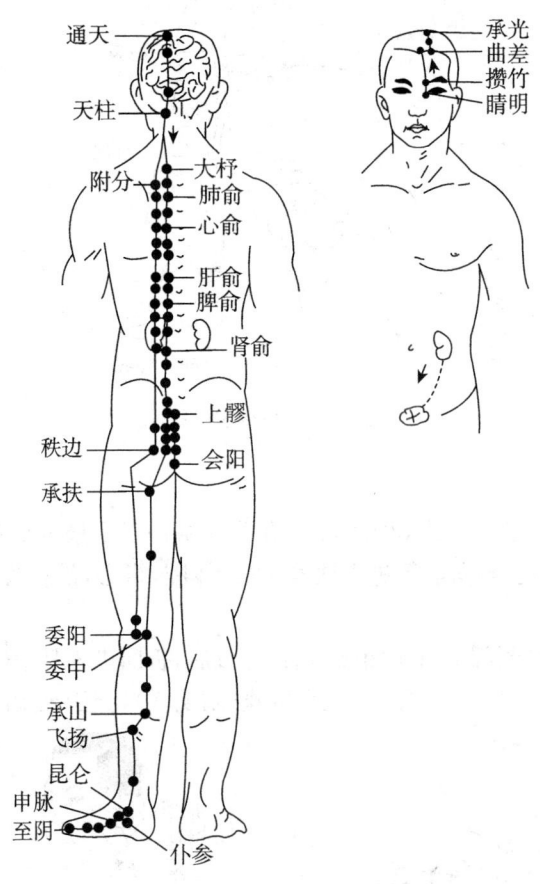

图 4-10 足太阳膀胱经

(八) 足少阴肾经

足少阴肾经,起于足小趾下,斜行于足心(涌泉穴),出于舟骨粗隆下,沿内踝后进入足跟,向上沿小腿内侧后缘至腘窝内侧,向上沿大腿内侧后缘入脊内(长强穴),经过脊柱,属肾,络膀胱,再从小腹浅出于前(中极穴),沿腹中线旁开 0.5 寸,胸中线旁开 2 寸,到达锁骨下缘(俞府穴)。

直行支脉:从肾上行,通过肝和膈,进入肺中,沿着喉咙,到舌根两旁。

分支:从肺中分出,联络心,注入胸中,交于手厥阴心包经(图 4-11)。

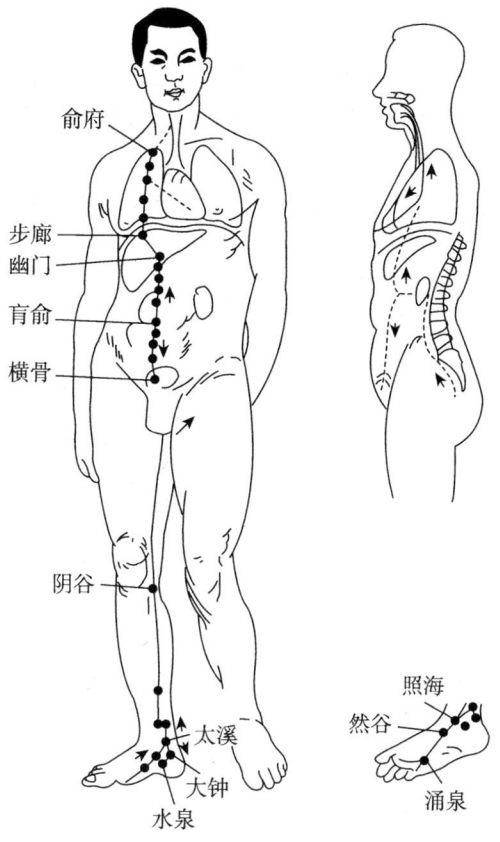

图 4-11 足少阴肾经

(九)手厥阴心包经

手厥阴心包经,起于胸中,出属心包络,向下穿过膈,从胸至腹依次络于上、中、下三焦。

分支1:从胸中分出,沿胸浅出胁部,当腋下3寸处(天池穴),上行至腋窝下,沿上肢内侧中线进入肘窝中,过腕部,入掌中(劳宫穴),沿中指,止于中指桡侧端(中冲穴)。

分支2:从掌中(劳宫穴)分出,沿环指尺侧到指端(关冲穴),交手少阳三焦经(图4-12)。

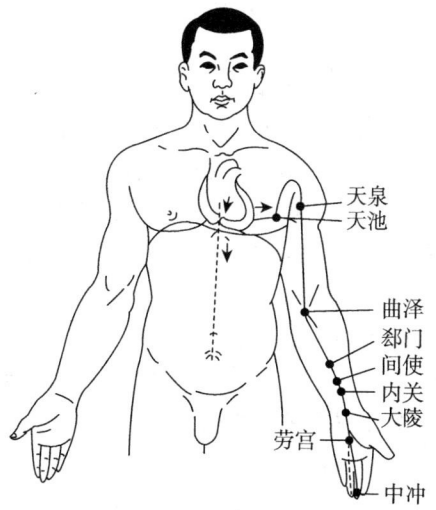

图 4-12 手厥阴心包经

(十)手少阳三焦经

手少阳三焦经,起于环指尺侧端(关冲穴),向上行于手背第4、第5掌骨之间,沿腕背面,由上肢外侧正中线过肘尖至肩部,向前进入缺盆,分布于胸中,散络心包,经过膈,依次属上、中、下三焦。

分支1:从胸中分出,上行出缺盆,至肩部,交会于大椎,上行至项部,沿耳后(翳风穴)直上,出于耳部,上至额角,再屈而向下行,经面颊部到达目眶下。

分支2:从耳后进耳中,出走耳前,经上关穴前,在面颊部与前一支脉相交,到达目外眦(瞳子髎穴),交于足少阳胆经(图4-13)。

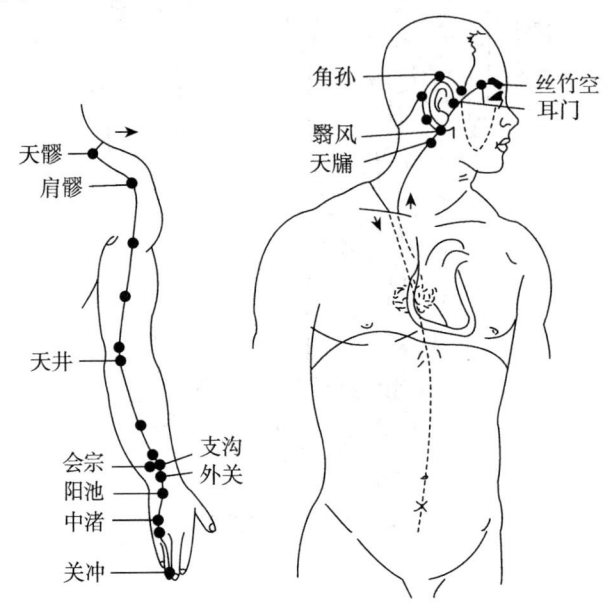

图4-13 手少阳三焦经

(十一)足少阳胆经

足少阳胆经,起于目外眦(瞳子髎穴),向上到达额角部(颔厌穴),再向下行至耳后(完骨穴),再折而向上行,经过额部至眉上(阳白穴),又向后折行至完骨后(风池穴),沿颈部下行至肩上,交会于大椎穴,前行进入缺盆。

分支1:从耳后进入耳中,再出走于耳前,到达目外眦后方。

分支2:从目外眦分出,下行至下颌部大迎穴处,与手少阳经分布于面颊部的支脉会合,行至目眶下,再向下经过下颌角部颊车穴,下行到颈部,与前脉会合于缺盆,再下行进入胸中,通过膈,络肝,属胆,沿胁内浅出气街,经过阴部毛际,横行至髋关节处(环跳穴)。

直行支脉:从缺盆下行至腋窝前,沿侧胸部(日月穴),经过季胁,向下行至髋关节处(环跳穴)与前脉会合,再向下沿大腿外侧出于膝关节外缘,下行于腓骨前面,直下到腓骨下端,浅出于外踝前,沿足背循行,止于足第4趾外侧端(窍阴穴)。

分支3:从足背(足临泣穴)分出,沿着第1、第2跖骨之间,前行至足大趾外侧端(大敦穴),折回贯穿爪甲,分布于足大趾丛毛处,交于足厥阴肝经(图4-14)。

(十二)足厥阴肝经

足厥阴肝经,起于足大趾外侧端(大敦穴),向上沿足背第1、第2跖骨之间至内踝前1寸处(中封穴),向上沿胫骨内侧面,在内踝上8寸处交出足太阴脾经之后,上行经过膝内侧,沿大腿内侧中线进入阴毛中,环绕阴器至小腹,夹胃两旁,属肝,络胆,向上经过膈,分布于胁肋部,沿喉咙后面,向上进入鼻咽部,向上行连接目系,出于额,再上行与督脉会于头顶部。

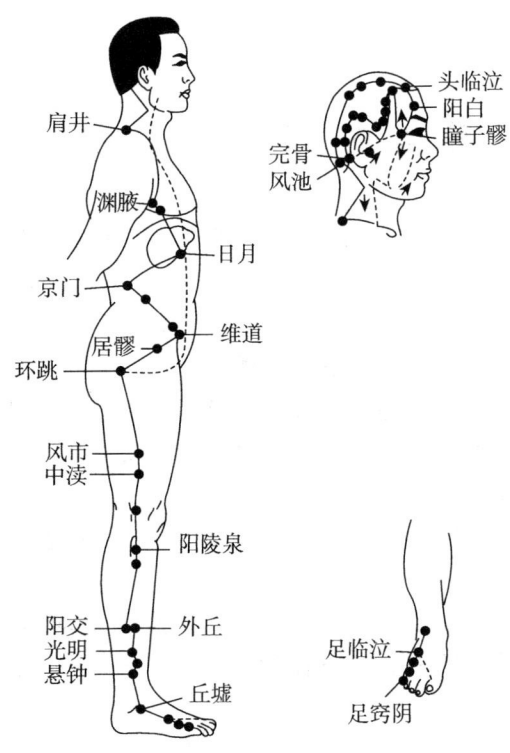

图4-14 足少阳胆经

分支1:从目系分出,下行颊里,环绕口唇。

分支2:从肝分出,通过膈,向上注入肺中,交于手太阴肺经(图4-15)。

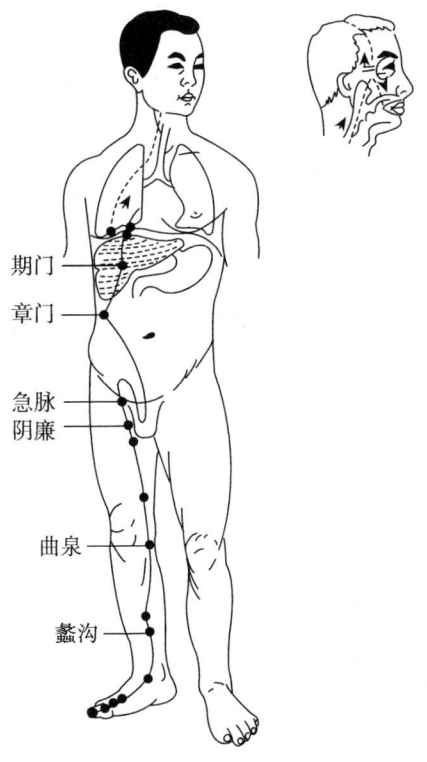

图4-15 足厥阴肝经

第三节 奇经八脉

奇经八脉,是督脉、任脉、冲脉、带脉、阴跷脉、阳跷脉、阴维脉、阳维脉的总称。由于它们的分布不像十二经脉那样规则,与脏腑无直接的络属关系,相互之间也没有表里配属关系,有别于十二正经,故称奇经八脉,又称奇经。

奇经八脉的主要生理功能体现在以下三个方面。

1. 密切十二经脉的联系　如阳维脉能维系诸阳经;阴维脉能维系诸阴经。带脉能束约纵行诸经,并沟通彼此之间的联系。冲脉上下贯通,为全身血气之要冲,渗灌三阴、三阳。督脉能总督一身之阳经。任脉能总任一身之阴经。

2. 调节十二经脉的气血　十二经脉气血溢满时,则流注于奇经八脉,蓄以待用;不足时,可由奇经溢出给予补充。

3. 与肝、肾、女子胞、脑、髓等脏腑关系密切　督脉、任脉、冲脉均起于胞中,称为"一源三歧",具有调节女子胞生理功能的作用。督脉"入颅络脑""行脊中""络肾",加强了脑、髓、肾之间的沟通。

一、督　脉

(一)循行部位

督脉,起于胞中,下出会阴,向后沿脊柱里面上行,上达项后风府穴处进入颅内,联络于脑,再回出上行,由项沿头部正中线至头顶,循行于前额部、鼻部、上唇,止于上唇龈交穴。

分支1:从脊柱里面分出,属肾。

分支2:从小腹内部直上贯通脐窝,向上贯心,到达咽喉部与任脉和冲脉会合,向上到下颌部,环绕口唇,再向上至两目下部的中央(图4-16)。

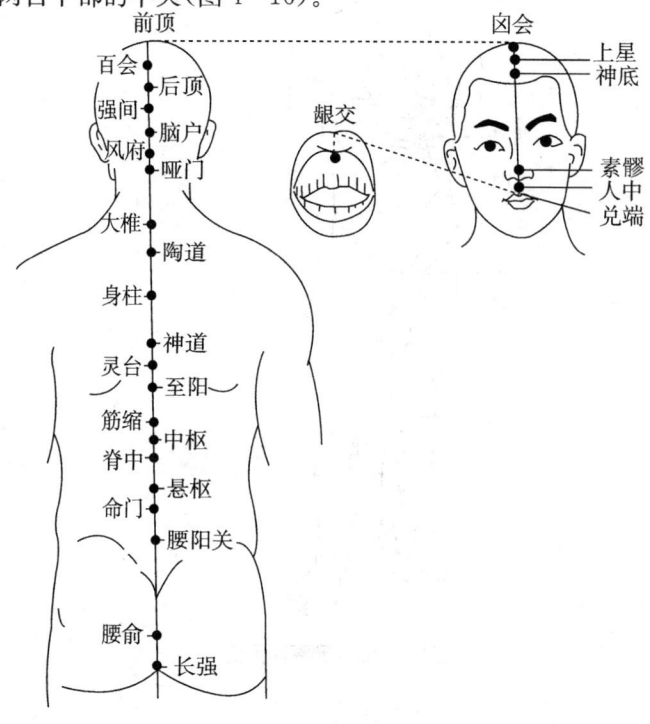

图4-16　督脉

(二)生理功能

1. 总督诸阳经　督,有总督、统帅之意。督脉循行于腰背部正中线,多次与手足三阳经及阳维脉交会,具有总督和调节一身阳经气血的作用,故又称为"阳脉之海"。

2. 反映脑、髓、肾的功能　督脉行于脊里,上行入络于脑,与脑和脊髓密切联系,故有"脑为元神之府"的说法;督脉又从脊里分出络肾,故与肾也有密切关系。

二、任　脉

(一)循行部位

任脉,起于胞中,下出会阴部,向前上行经阴阜,沿腹部和胸部正中线上行,至咽喉部,再上行到达下颌部,环绕口唇,经过面颊部,进入目眶下,联系目系。

分支:从胞中贯脊,再向上循行于背部(图4-17)。

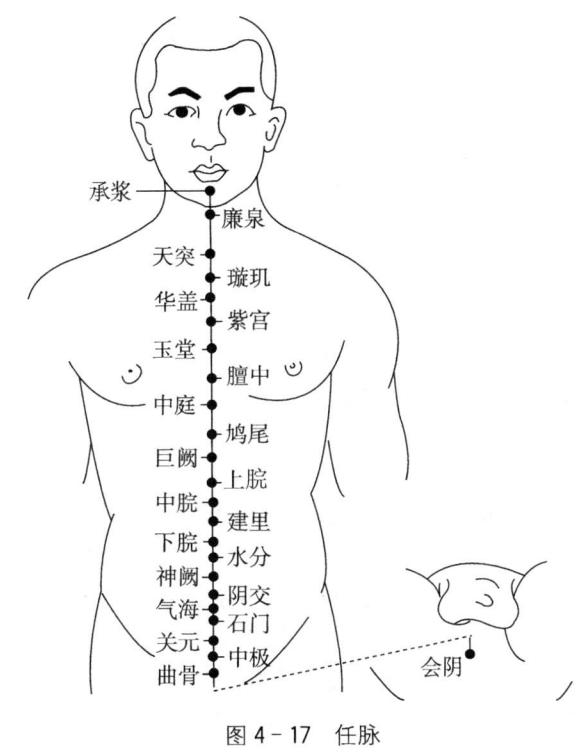

图4-17　任脉

(二)生理功能

1. 总任诸阴经　任,有担任、妊养之意。任脉循行于腹部正中线,多次与手足三阴经及阴维脉交会,具有总任一身阴经气血的作用,故又称"阴脉之海"。

2. 主胞胎,妊养胎儿　任脉古称"生气之原",起于胞中,与女性月经来潮、妊养、生殖等有关。

三、冲　脉

(一)循行部位

冲脉,起于胞中,下出会阴部,在气街处与足少阴经相并,夹脐上行,散布于胸中,再向上行,经喉,环绕口唇,到目眶下。

分支1:与足少阴之大络同起于肾下,向下从足阳明经的气冲部浅出体表,沿大腿内侧进入腘窝,再沿胫骨内侧,向下行至足底。

分支2:从内踝后分出,向前斜行经足背,进入足大趾。

分支3：从胞中分出，向后与督脉相通，向上循行于脊柱内(图4-18)。

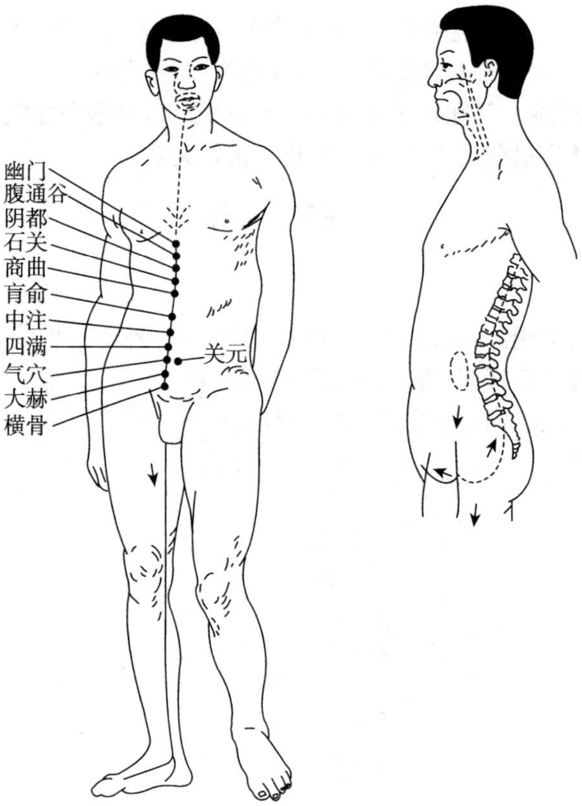

图4-18 冲脉

(二)生理功能

1. 调节十二经气血 冲，有要冲、要道之意。冲脉上行至头，下行至足，后行于背，前布于胸腹，贯穿全身，成为总领诸经气血的要冲，并能调节十二经气血。当脏腑、经络气血有余时，冲脉能够加以贮存和涵蓄；当脏腑、经络气血不足时，冲脉可以给予灌注和补充，从而调节和维持脏腑、组织、器官的正常生理功能，故有"十二经脉之海""五脏六腑之海"之称。

2. 调节月经，主司生殖 冲脉起于胞中，又称为"血室""血海"。妇女月经与冲脉的功能有密切关系。《素问·上古天真论》中说："太冲脉盛，月事以时下，故有子……太冲脉衰少，天癸竭，地道不通，故形坏而无子也。"

知识链接

中医称为血海者有三，① 指冲脉，又称为十二经之海，上循脊里，与十二经脉会聚而贯通全身，所以称为血海；② 指经穴名——屈膝，在大腿内侧，髌底内侧端上2寸，当股四头肌内侧头的隆起处；③ 指肝，肝具有贮藏和调节血液的功能，所以称为血海。

四、带　脉

(一)循行部位

带脉，起于季肋部，斜向下行至带脉穴，横行绕身一周，环行于腰腹部。带脉前与脐相平，后与第2腰椎相平，并于带脉穴处向前下方沿髂骨上缘斜行腹部，下垂到少腹(图4-19)。

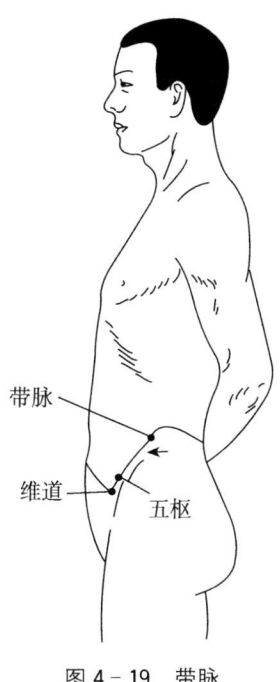

图 4-19 带脉

(二)生理功能

1. 约束诸经　带,有腰带、带领之意。带脉围腰一周,状如束带,能约束全身纵行的经脉,故称带脉。

2. 固护胎儿　带脉出自督脉(第 2 腰椎处),循行于腰腹之间,腰腹部为冲脉、任脉、督脉三条奇经脉气所发之处,且"冲为血海""任主胞胎",故带脉与冲脉、任脉、督脉关系极为密切,能固护胎儿。

3. 主司妇女带下　《难经·二十九难》中说:"带之为病,腹满,腰溶溶若坐水中。"带脉不和,常可发生女性月经不调、赤白带下等症。

五、阴跷脉与阳跷脉

(一)循行部位

1. 阴跷脉　起于足舟骨后方,沿内踝上行小腿、大腿内侧,经过阴部,向上沿胸内侧,进入锁骨上窝,再向上行于人迎前,过颧部,到达鼻旁目内眦,与足太阳膀胱经和阳跷脉会合(图 4-20)。

2. 阳跷脉　起于足跟部外侧,沿着外踝上行腓骨后缘,直上大腿部外侧,再向上经腹、侧胸部、肩部,过颈部上行夹口角,向上进入目内眦,与足太阳膀胱经和阴跷脉会合,再沿足太阳膀胱经上行过额部,与足少阳胆经合于风池穴(图 4-21)。

(二)生理功能

1. 主阴阳之气　跷脉从下肢内外侧分别行至头面,阴跷脉主阴气,阳跷脉主阳气,具有交通全身阴阳之气的作用。

2. 濡养眼目,司眼睑开合　阴阳跷脉交会于目内眦,与足太阳经会合,入属于脑,能濡养眼目,司眼睑开合,且与人的睡眠活动有关。正如《灵枢·寒热病》中所说:"阳气盛则瞋目,阴气盛则瞑目。"

3. 调节肢体运动　跷,有跷捷之意。阴跷脉行于下肢内侧,阳跷脉行于下肢外侧,两者均起于足部,上达头面联络于脑,故跷脉具有调节肢体运动,促使下肢灵活跷捷的作用。

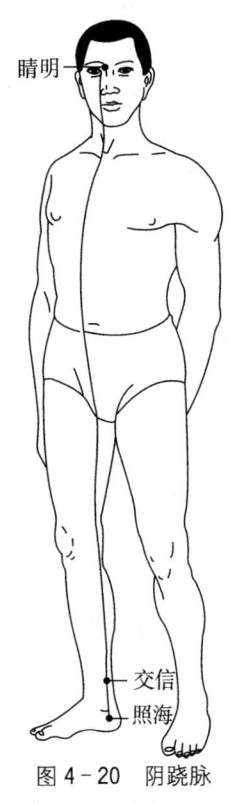
图 4-20 阴跷脉

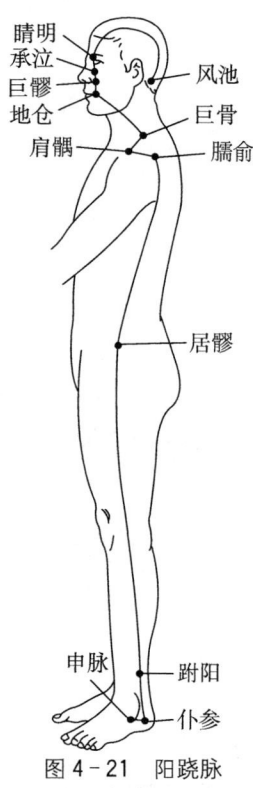
图 4-21 阳跷脉

六、阴维脉与阳维脉

(一)循行部位

1. 阴维脉　起于小腿内侧下端,向上沿大腿内侧循行到腹部,与足太阴脾经相合,上行过胸部,至咽部,与任脉会合于颈部(图 4-22)。

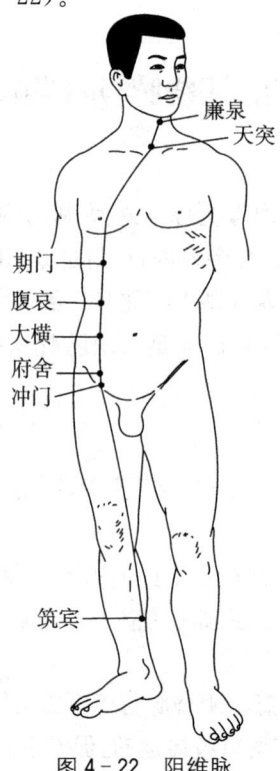
图 4-22 阴维脉

2. 阳维脉　起于足跟外侧,上行过外踝处,沿下肢外侧与足少阳胆经并行至髋关节部,经过胁肋后侧,从腋后面上肩,沿颈部到达前额,再折回到项后,合于督脉(图4-23)。

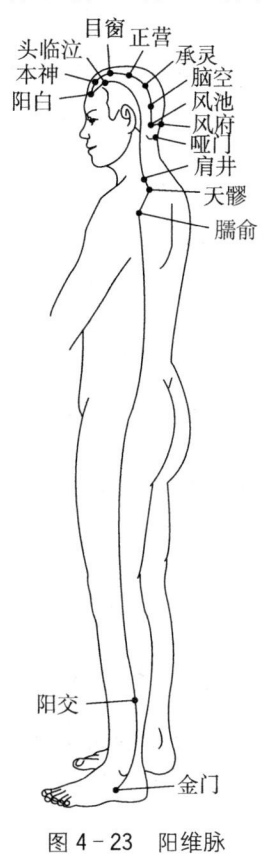

图4-23　阳维脉

(二)生理功能

维,有维系、维络之意。阴维脉维络诸阴,阳维脉维络诸阳。阴维脉由下肢内侧上行,在颈部交会于任脉,而任脉"总任一身之阴",为"阴脉之海",故阴维脉具有维系并联络全身阴经的作用。阳维脉由下肢外侧上行,经前额,到项后合于督脉,而督脉"总督一身之阳",为"阳脉之海",故阳维脉具有维系并联络全身阳经的作用。

［要点:奇经八脉的生理功能］

第四节　经络的生理功能

一、沟 通 联 系

十二经脉、十二经别、奇经八脉、十五络脉纵横交错,入里出表,通上达下,相互络属脏腑,联系人体各脏腑、组织。十二经筋、十二皮部联络筋脉皮肉,浮络和孙络联系人体各微细部分,使人体的各个脏腑组织器官有机的联系起来,构成了生理功能相对协调的统一整体。经络对全身脏腑、组织、器官的沟通和联系表现在以下四个方面。

1. 脏腑同体表肢节的联系　十二经脉内通于五脏六腑,形成表里、阴阳络属关系。经脉之气向外散、络、结、聚于经筋,并散布于皮部,从而通过十二经脉的沟通,使皮肤、筋肉组织与内脏联系起来,形成一个完整的有机整体。

2. 脏腑与官窍之间的联系　目、舌、口、鼻、耳、前阴和后阴是脏腑所属经脉循行经过的部位。因此,五官九窍通过经络的沟通而同内脏联系起来。例如,手少阴心经属心,络小肠,上连目系,其别络上行于舌;足厥阴肝经属肝,络胆,绕阴器,上连目系等。

3. 脏腑之间的联系　十二经脉与脏腑的络属关系加强了相为表里的一脏一腑之间的联系。而有的经脉还联系多个脏腑,有的脏腑则有多条经脉到达,以此构成了脏腑之间的多种联系。例如,足少阴肾经属肾,络膀胱,贯肝,入肺,络心;手太阴肺经、手阳明大肠经、足厥阴肝经、足少阴肾经、手少阴心经等均循行到达肺脏。

4. 经脉之间的联系　十二经脉的阴阳、表里有一定的交接和流注次序。十二经脉与奇经八脉之间纵横交错,彼此相互联系,构成了经脉与经脉之间的多种联系。例如,十二经脉的手足三阳经均会聚于督脉的大椎穴,阳维脉与督脉交会于风府穴,故称督脉为"阳脉之海";十二经脉的足三阴经及奇经八脉中的阴维脉、冲脉均交会于任脉,足三阴经又上接手三阴经,故称任脉为"阴脉之海";冲脉,前与任脉相并于胸中,后通于督脉,十二经脉又交会于督脉、任脉,加上冲脉上出于咽喉,渗灌诸阳经,下并于少阴经,渗灌三阴经,受纳十二经脉中的气血,故称冲脉为"十二经脉之海";督脉、任脉、冲脉三脉同起于胞中,称为"一源而三歧"等。

二、运行气血

经络是人体气血运行的通道,可将营养物质输布到全身各个组织器官,使脏腑组织得以濡养和滋润,筋骨关节得以通利。《灵枢·本藏》中说:"经脉者,所以行血气而营阴阳,濡筋骨,利关节者也。"

三、感应传导

感应传导是指经络系统具有感应传导各种信息的作用。通过经气的感应传导,使人体各部的生命信息相互传递。例如,针刺时的"得气"现象就是经络传导感应作用的结果。

知识链接

得气,就是针感,包括两个方面的感觉:① 患者感觉到针刺部位有酸、麻、胀、重等感觉,有时还可以出现热、凉、痒、痛等感觉,有时这些感觉还能沿着一定的方向和部位传导、扩散;② 医生能感觉到针下的沉、紧、涩、滞等感觉。

四、调节平衡

经络对于人体的气血、阴阳、脏腑功能具有调节作用。在生理状态下,当十二经脉及脏腑气血充盛而有余时,便溢注于奇经八脉,从而维护其十二经脉及脏腑中的气血正常;当十二经脉及脏腑气血不足时,奇经八脉中的气血则溢注于十二经脉,补充其不足,以维护其正常。在疾病状态下,当机体气血、阴阳发生偏盛或偏衰时,可采用针刺、艾灸等手段,刺激经络,以激发经气,从而产生调节作用,使壅盛者泻其有余,衰弱者补其不足,从而达到治疗的目的。

第五节　经络学说的应用

一、说明病理变化

在生理状态下,经络有运行气血、感应传导的作用。当发生病变时,经络则是传注病邪和反映病变的途径。

(一)传注病邪

经络对于病邪的传注主要表现在以下两个方面。

1. 表病传里　在正气虚弱的情况下,外邪乘虚侵袭人体,其传注规律是从皮毛依次传注于孙络、络脉、经脉和五脏六腑。例如,外邪侵犯肌表,初见恶寒、发热、头身痛、脉浮等表证,继而可出现咳喘、胸痛等肺部病证。

2. 里病互传　脏腑间通过经络沟通和联系,因而经络还可以成为脏腑之间病变相互影响、传变的渠道。例如,肝气郁结,表现为两胁或少腹胀痛,进而可出现胃脘痛、腹泻等肝气犯胃或肝脾不调的病变。

(二)反映病证

内在脏腑与外在形体、官窍之间通过经络密切联系,故内脏病变可通过经络的传注反映于体表的组织、器官,出现各种不同的病证。例如,脾胃虚弱,可见面色少华、神疲乏力、腹胀便溏、四肢不温、舌淡胖边有齿痕、脉细弱等症。另外,内脏病变还可在相应的经络、腧穴部位出现压痛、结节、隆起、凹陷、充血等异常变化。

二、指导疾病的诊治

(一)指导疾病的诊断

经络有一定的循行部位,并与脏腑有络属关系,可反映所属脏腑的病证,因而临床诊断疾病时,可将疾病出现的症状和体征、经络循行的部位及其所联系的脏腑结合起来,作为诊断疾病的依据,并以此诊断疾病。例如,胸痛伴心悸者,多为心的病变;胸痛伴咳嗽者,多是肺的病变;两胁疼痛,多是肝胆的病变;头痛在前额者,多与阳明经有关;头痛在两侧者,多与少阳经有关;头痛在头后部连项者,多与太阳经有关;头痛在巅顶者,多与厥阴经有关。

(二)指导临床治疗

1. 循经取穴　"经脉所过,主治所及"。经络按其络属脏腑和循行部位,其经穴都有相应的主治病证范围。所有经穴对经脉循行肢体部位的疾病和所属脏腑的病证都有治疗作用。针灸和按摩等疗法,通过刺激体表腧穴,激发经气,从而调节人体脏腑气血功能,达到防治疾病的目的。腧穴的选取是以经络学说为指导,一般多在病变的局部邻近部位或其相关经络循行的远隔部位取穴。

知识链接

《四总穴歌》有云:"肚腹三里留,腰背委中求,头项寻列缺,面口合谷收。"具体地说就是胃肠不好可按摩足三里穴;腰酸背痛可按摩委中穴;头痛、项强可按摩列缺穴;面部、口部有病可按摩合谷穴,这便是循经取穴的具体应用。

------

2. 分经用药 是指某些药物能治疗某经所属的病证。分经用药是运用经络学说对药物的性能进行分析和归类的具体体现。古代医家经过多年的探索和实践,发现某些药物对某一脏腑或某一经脉有特殊的选择作用,逐渐形成了"药物归经"理论,如柴胡归肝胆经,可治疗少阳病证;并在药物归经基础上,倡导分经用药,由此创立了"引经报使"理论,如治疗太阳经头痛可用羌活,治阳明经头痛可用白芷,治少阳经头痛可用柴胡。羌活、白芷、柴胡,还能作为他药的向导,引导他药归入上述各经而发挥治疗作用。

经典诵读

1. 经脉者,所以能决死生,处百病,调虚实,不可不通。

——《灵枢·经脉》

2. 人始生,先成精,精成而脑髓生,骨为干,脉为营,筋为刚,肉为墙,皮肤坚而毛发长,谷入于胃,脉道以通,血气乃行。

——《灵枢·经脉》

思 考 与 练 习

一、单选题

1. 十二经脉命名的主要依据是(　　)
   A. 阴阳、五行、脏腑　　　　　　　B. 内外、脏腑、五行
   C. 手足、五行、阴阳　　　　　　　D. 手足、阴阳、脏腑
2. 手三阴经在上肢的分布规律是(　　)
   A. 太阴在前,厥阴在中,少阴在后
   B. 太阴在前,少阴在中,厥阴在后
   C. 厥阴在前,太阴在中,少阴在后
   D. 少阴在前,厥阴在中,太阴在后
3. 十二经脉中阴经与阳经的交接部位在(　　)
   A. 头面　　　　B. 手足　　　　C. 胸腹　　　　D. 四肢
4. 手足阳明经的交接部位在(　　)
   A. 示指端　　　B. 小指端　　　C. 鼻翼旁　　　D. 目内眦
5. 具有"主胞胎"功能的奇经是(　　)
   A. 冲脉　　　　B. 任脉　　　　C. 督脉　　　　D. 带脉
6. 内踝上8寸处以下,循行于下肢内侧前缘的经脉是(　　)
   A. 足太阴脾经　B. 足阳明胃经　C. 足厥阴肝经　D. 足少阴肾经
7. 奇经八脉中与脑、髓、肾关系密切的是(　　)
   A. 带脉　　　　B. 冲脉　　　　C. 任脉　　　　D. 督脉

二、简答题

1. 十二经脉的走向和交接有何规律?
2. 经络系统由哪些部分组成?
3. 十二经脉的表里关系如何?

真题链接

单选题

1. 称为"阴脉之海"的经脉是(　　)
   A. 带脉　　　　B. 冲脉　　　　C. 任脉
   D. 督脉　　　　E. 阴维脉

   (2015年国家执业药师资格考试《中药学综合知识与技能》真题)

2. 称为"十二经脉之海"的经脉是(　　)
   A. 带脉　　　　B. 督脉　　　　C. 任脉
   D. 冲脉　　　　E. 阴维脉

   (2016年国家执业药师资格考试《中药学综合知识与技能》真题)

(王育虎)

第五章　病因、病机与发病

学习导航
1. 掌握六淫的性质和致病特点；七情的致病特点；痰饮、瘀血的形成及致病特点。
2. 掌握邪正盛衰、阴阳失调等基本病机。
3. 熟悉病因的概念；饮食、劳逸的致病特点；正邪相争在发病中的作用及影响发病的因素。
4. 能指出临床病证的病因。

导学情景

人体在适应和改造环境的过程当中，体内的各脏腑、组织、器官之间，以及人体与自然、社会环境之间，始终保持着动态的平衡，维持着正常的生理和心理活动，即"阴平阳秘"。但是，如果出现某种致病因素破坏了这种相对的平衡状态，而机体又不能及时的自行调节恢复，就会发生疾病，即"阴阳失调"。那么是什么样的致病因素破坏了这种平衡？又是如何破坏这种平衡的？机体是如何发生疾病的？在疾病过程中机体又发生了什么样的病理变化？本章内容就是阐释导致疾病发生的原因及疾病发生、发展和变化的机制。同学们认真学习完本章的内容，就会一一解开以上问题。

第一节　病　　因

病因，又称致病因素，指引起疾病的原因，中医学又称之为"病邪"或"邪气"。病因学说就是研究病因的概念、形成原因、性质及其致病特点的学说，是中医学理论体系的重要组成部分。

中医学历来重视病因在疾病发生、发展过程中的作用。因此，中医学探求病因的方法，主要就是根据疾病发展过程中的临床特点，分析其症状和体征来推求病因。证候的产生必定有其特定的原因，各种证候都是特定的致病因素作用于机体后的病理反应。一般情况下，不同的致病因素会表现出不同的证候特点，这种以证候为依据探求病因的方法称为"辨证求因"，是中医学认识病因的主要方法。中医病因学不仅研究各种病因的性质和致病特点，同时也探究各种病因所致病证的临床表现，以便更好地指导临床诊断和治疗。另外，通过详细询问疾病的发生和发展过程，也可推断其病因，即"问诊求因"。例如，女性患者因痛经寻求诊治，经询问得之，患者经常不注意保暖，经期也常食用一些寒凉性的食物，因此可初步判断患者的痛经和寒邪有关。此方法虽然简便，但相对较局限，只适用一些单纯病证的判断。此外，中医学还常通过"取象比类"的方法来认识病因。这种方法是将病证的症状和体征广泛的和自然界的某些食物、现象进行联系和比较，以此来认识疾病的性质和致病特点,如把机体动摇不定的表现比作风。这种方法常用于对六淫的认识。

知识链接

古典文献中,关于病因的分类有很多研究。《黄帝内经》以阴阳为纲,将病因和发病部位结合起来,将病因分为阴阳两类。《素问·调经论》中提到:"夫邪之所生,或生于阴,或生于阳。其生于阳者,得之风雨寒暑;其生于阴者,得之饮食居处,阴阳喜怒。"东汉张仲景将病因和发病途径相结合,在《金匮要略》中提出:"千般疢难,不越三条:一者经络受邪入脏腑,为内所因也;二者四肢九窍,血脉相传,壅塞不通,为外皮肤所中也;三者房室、金刃、虫兽所伤。以此详之,病由都尽。"宋代陈无择在《三因极一病证方论》中把病因和发病途径结合起来,提出了著名的"三因学说",将病因分成外因、内因和不内外因,进一步明确了不同的病因有不同的侵袭和传变途径。由于这种分类方法较以往更为合理,因此一直为后人所沿用。

根据来源、发病途径和致病特点的不同,可以将病因分为外感病因和内伤病因两大类。现将各种常见病因分别予以阐述。

一、外 感 病 因

外感病因是指来源于自然界,多从肌表、口鼻侵入人体,引起外感性疾病的致病因素,包括六淫、疠气。

(一)六淫

六淫是风、寒、暑、湿、燥、火六种外感性致病因素的总称。淫,有太过、浸淫之意。在正常情况下,风、寒、暑、湿、燥、火为六种自然界的气候现象,简称"六气",是自然界万物生长、人类赖以生存的必备条件。人类在长期的生存和繁衍过程中,生理机能及主观能动性已经与自然界的四时、六气相适应,如"天暑衣厚则腠理开……天寒则腠理闭……",故六气一般不会使人发病。但是,当气候变化异常,超过一定限度,如非其时而有其气(夏天应热反凉,冬天应寒反暖),或气候变化过于急骤(暴热、暴冷等),都易导致机体不能与之相适应而发病。此时,对于患病机体而言,六气即成为致病因素而转化为六淫。此外,如果机体正气不足,不能承受正常的季节气候变化而发病,对于患病机体而言,这类气候现象也称为六淫。

1. 六淫致病的共同特点

(1)外感性:六淫均来源于自然界,其侵犯途径多从肌表、口鼻而入,所引起的疾病也因此称为外感病。

(2)季节性:六淫致病常具有明显的季节性。例如,春季多发风病,夏季多发暑病,长夏多发湿病,秋季多发燥病,冬季则多发寒病。

(3)地域性:六淫致病常与生活、工作的地域环境密切相关。例如,西北多寒病、燥病,东北多寒病,沿海地区多湿病,高温环境作业多火热病,久居潮湿环境多湿病等。

(4)相兼性:六淫既可以单独侵犯人体而致病,也可以两种或两种以上邪气同时侵袭人体而致病。例如,风热表证、风寒表证、风寒湿痹证等。

(5)转化性:六淫致病,在一定的条件下(如失治、误治、患者体质等原因)其证候可发生转化。例如,寒邪可以入里化热,暑湿之邪日久可以伤阴化燥等。需要明确指出的是,六淫的转化性并不是说六淫中的一种邪气可以转化为另一种邪气,而是六淫所致的证候可以发生转化。

从现代科学角度看,六淫致病,除气候因素引起的病理反应外,还包括物理、化学、生物(细菌、病毒等)等多种致病因素作用于机体所引起的病理反应。

六淫各自的性质和致病特点是通过"取类比象"的方法结合六气所表现的特性,经过反复的临床实践验证加以归纳概括总结而得出。

2. 六淫的主要内容

(1)风邪:凡致病具有轻扬开泄、善动不居等特性的外邪,统称为风邪。

风为春季的主气,故风邪致病多发生在春季,但一年四季皆可发生。风是自然界中一种无形的、流动的气流,来去迅速,变幻无常,风邪所致病证的临床表现类似于自然界"风"的现象,善动不居,无孔不入。风邪侵袭人体多从皮毛而入,进而形成外风证。风邪是六淫中极为重要的致病因素。

风邪的性质和致病特点如下:

1)风为阳邪,其性开泄,易袭阳位:风邪善动不居,具有流动、轻扬、升散、向上、向外的特性,故属阳邪。风性开泄,是指风邪影响机体,易使腠理舒张。腠理开则津气外泄,故感受风邪的患者,常出现发热、汗出、恶风等症状。易袭阳位,是指风有轻扬、向上、向外的特性,故风邪侵袭机体常侵犯机体的上部、阳经和肌表等部位,出现的症状也是喷嚏、咽痒、头痛等头面部的症状,正如《素问·太阴阳明论》中所说:"伤于风者,上先受之。"

2)风性善行而数变:善行,是指风邪致病具有病位游移不定、行无定处的特性。例如,痹证中的"风痹",又称为"行痹",患者表现为关节肌肉的游走性疼痛。数变,是指风邪致病有发病急、变化快的特点。例如,皮疹(荨麻疹)又名"风疹块",表现为突然发作、此起彼伏、隐现不定等特点,故老百姓又称之为"鬼风疙瘩"。

3)风性主动:自然界的风具有使物体摇动的特性,故风邪致病也有动摇不定的临床特点。临床上常见的头或四肢的晃动,或者有眩晕转动的感觉,又或者肌肉震颤、肢体抽搐、角弓反张等,均属于风邪致病的范畴,故《素问·阴阳应象大论》中说:"风胜则动。"

4)风为百病之长:六淫致病具有相兼性的特点,其中风邪常为其他外邪之先导,多兼他邪共同致病。凡寒、湿、燥、热等诸邪,多依附于风邪而侵袭人体,正如《临证指南医案》所说:"盖六气之中,惟风能全兼五气。如兼寒则曰风寒,兼暑则曰暑风,兼湿曰风湿,兼燥曰风燥,兼火曰风火。盖因风能鼓荡此五气而伤人,故曰百病之长。"临床常见外感风寒、风热、风湿等病证。另外,风邪四季皆有,无孔不入,发病机会最多,致病极为广泛,故称风为百病之长、六淫之首。

知识链接

内风——风气内动即是"内风",是指因体内阳气亢逆变动或筋脉失养而形成的具有眩晕、麻木、抽搐、震颤等以"动摇"为特征的一类病理状态。由于内风与肝的关系密切,故又称为"肝风内动"或"肝风"。《素问·至真要大论》中说:"诸风掉眩,皆属于肝。"内风有虚实之分,常见实证有肝阳化风、热极生风等,常见虚证有阴虚动风、血虚生风等。外风证是直接感受风邪所致;内风证是由于肝的功能失调,阳热亢盛,或体内阴血不足,阴不制阳所致。外风与内风关系密切,可互为因果。外风可引动内风,内风证患者也易感受外风。

---

(2)寒邪:凡致病具有寒冷、凝结、收引等特性的外邪,统称为寒邪。

寒为冬季的主气,故在气温较低的冬季,易感受寒邪,但其他季节淋雨涉水、汗出当风、贪凉露宿或过食生冷也可受寒。其中,寒邪损伤肌表卫阳,称为"伤寒";寒邪直入脏腑,损伤脏腑阳气,称为"中寒"。

寒邪的性质和致病特点如下:

1)寒为阴邪,易伤阳气:寒与热相对而言,其性属阴。机体的阴阳本应处于动态平衡之中,但是阴寒之气偏盛,在两者相互制约的作用下,机体的阳气受损,温煦功能降低。故《素问·阴阳应象大论》中说："阴胜则寒,阴胜则阳病。"

寒邪侵袭肌表,则损伤阳阳,卫阳被遏,失于温煦,患者出现恶寒、发热、无汗、鼻塞、流涕等症。寒邪直中脏腑,则损伤脏腑阳气,如寒邪直中太阴,导致脾胃阳气受损,患者可见脘腹冷痛、呕吐、腹泻等症;寒邪直中少阴,心肾之阳受损,可见精神萎靡、手足厥冷、下利清谷、脉微细等症。

2)寒性凝滞,主痛:凝滞,即凝结、阻滞不通之意。正所谓"血得温则行、得寒则凝",人体周身气血的正常运行,全依赖于阳气的温煦、推动作用。寒邪侵袭机体,损伤阳气,就会使气、血、津液运行障碍或局部凝结阻滞,造成经脉不通,不通则痛,故寒邪致病多产生疼痛的症状,且有明显的得热痛减、遇冷加重的特点。例如,寒邪客于肌表经络,气血不通,则周身疼痛;痹证中的"寒痹",患者关节的疼痛感非常剧烈,且为明显冷痛,称为"痛痹";寒邪侵犯中焦或下焦,可见脘腹冷痛,甚至绞痛。故《素问·痹论》说:"痛者,寒气多也,有寒故痛也。"

3)寒性收引:收引,即收缩牵引之意。寒邪侵袭机体可使气机收敛,导致腠理收缩、卫阳郁闭,表现为恶寒、无汗、蜷卧等;也可导致经络、筋脉收缩,出现筋脉痉挛拘急、肢体屈伸不利、脉紧等症。故《素问·举痛论》中说:"寒则气收。"

知识链接

内寒——寒从中生即是"内寒",是指机体阳气虚衰,温煦气化功能减退,阳不制阴,虚寒内生的病理状态。内寒以畏寒、喜暖为基本特点。阳气虚衰,无力温运水液,形成痰饮、水湿等病理产物。阳气虚衰,不能温运血脉,致血脉收缩,血液运行受阻,甚至形成瘀血。内寒的病机主要与脾肾阳虚有关,而尤以肾阳虚衰为关键,故《素问·至真要大论》中说:"诸寒收引,皆属于肾。"外寒为感受外界寒邪所致,临床特点以寒为主,多见恶寒症;内寒是由阳虚不能制阴,寒从内生所致,临床特点以虚为主,多见畏寒症。阳虚之体,抗御外邪能力低下,容易感受外寒;外来寒邪侵入机体,积久不散,必然会损伤人体的阳气,最终导致阳虚内寒。

---

(3)暑邪:凡夏至之后,立秋之前,致病具有炎热、升散特性的外邪,统称为暑邪。

暑为夏季主气,具有明显的季节性,故《素问·热论》中说:"先夏至日者为病温,后夏至日者为病暑。"暑天不仅天气炎热,同时雨水充沛,气候潮湿,所以暑邪致病多兼夹湿邪。其中,起病缓慢,病情轻者,称为"伤暑";起病急,病情重者,称为"中暑"。

暑邪的性质和致病特点如下:

1)暑为阳邪,其性炎热:暑有温热的特性,故属阳邪。暑季是四季中温度最高的季节,故暑邪袭人会出现一系列热盛的症状,如高热、汗大出、口大渴、面红、目赤、心烦、脉洪大等。另外,暑热之邪易内扰心神,如中暑患者可因暑邪迅速传入心包而致昏迷、不省人事等。

2)暑性升散,易伤津耗气:升即向上,散即向外。暑为阳邪,其性升散。升,则易犯上焦头面而出现头痛、心烦不宁、眩晕、面赤等症;散,则可使腠理开泄而多汗,加之暑热之季,排汗是人体散热的主要方式,故暑热犯人会损耗大量津液。此外,津液运载一身之气,津液在大量流失的同时会出现气随津脱,故患者在有口渴多饮、小便短赤等津亏表现的同时,还会出现气短、乏力甚至神昏等气虚的症状。故《素问·举痛论》中有:"炅则腠理开""炅则气泄"的说法。

3)暑多夹湿:暑季除天气炎热外,还多雨潮湿,热蒸水动,湿气弥漫,故常见暑热与湿邪相合而致病。临床表现除高热、心烦、口渴等暑热症状外,还常兼四肢沉重、食欲减退、胸闷呕恶、大便溏泄或不爽等湿邪阻滞的表现。

知识链接

由于暑邪是具有明显季节性的致病邪气,故暑邪只有外感,没有内生,是六淫邪气中唯一具有此特点的致病邪气。

(4)湿邪:凡致病具有重浊、黏滞、趋下特性的外邪,统称为湿邪。

湿为长夏主气。长夏处于夏秋之交,此时阳热未退,雨水充沛,热蒸水溢,湿气泛滥,故长夏多湿病。另外,久居潮湿、涉水淋雨、长期水中作业等也易感受湿邪,故其他季节也可出现湿邪致病。

湿邪的性质和致病特点如下:

1)湿为阴邪,易阻遏气机,损伤阳气:湿与水同类,具有寒凉、重浊的特性,所以性质属阴。湿邪为有形实邪,留滞脏腑、经络,容易阻滞气血运行。例如,湿犯肌表,可出现头重如裹、四肢困重等阳气不伸的表现;湿阻胸膈,气机不畅,则胸闷不舒;湿阻中焦,脾胃升降失常,则脘腹痞满,大便黏滞不爽;湿阻下焦,气化不利,可见小便涩滞不畅。湿为阴邪,阴胜则阳病,故湿邪可损伤阳气,故叶天士在《外感温热篇》中有"湿胜则阳微"之说。五脏中脾主运化水湿,喜燥而恶湿,故湿邪伤人,最易困及脾阳,使脾阳不振,无力运化,进而导致水湿停聚,出现泄泻、小便短少、水肿等症。故《素问·六元正纪大论》中说:"湿盛(胜)则濡泻,甚则水闭胕肿……"

2)湿性重浊:重,即沉重感。湿为有形有质之邪,湿邪犯及机体,患者会有明显的沉重感。例如,湿邪袭表,可见头重如裹布帛、周身困重、四肢酸懒沉重等症,如《素问·生气通天论》中所说"因于湿,首如裹";湿邪流注经络关节,形成湿痹,患者会有明显的关节沉重感,故又将湿痹称为"着痹",所以又有"湿胜则重"之说。浊,即秽浊、浑浊之意。湿邪侵犯机体,可使分泌物和排泄物增加,且秽浊不清,出现眵多面垢、小便浑浊、大便黏腻、下痢脓血、妇女带下过多、湿疹脓水秽浊等症状。

3)湿性黏滞:黏,即黏腻;滞,即停滞。湿性黏滞主要表现在两个方面。① 症状的黏滞性。湿邪致病多出现黏腻不爽的症状,如湿滞大肠,会有大便黏腻不爽的表现;湿滞膀胱,膀胱气化不利,会出现小便艰涩不畅的症状;另外,患者多有口甜、口黏,舌象上也会表现为舌苔的黏腻。② 病程的缠绵性。湿性黏滞,胶着难解,其发病虽然缓慢,但去除更难,所以病程较长,缠绵难愈,而且容易反复发作,如临床上常见的湿疹、湿痹(着痹)等证。

4)湿性趋下,易袭阴位:湿性属水,为重浊有质之邪,有趋下的特性,故湿邪致病,症状多见于人体的下部,如水湿引起的水肿一般多是下肢比较明显。此外,带下、淋浊、泻痢、下肢溃疡等病证,也多是由湿邪下注所引起。故《素问·太阴阳明论》中说:"伤于湿者,下先受之。"

知识链接

内湿——湿浊内生即是"内湿",是由于脾失健运和输布津液的功能障碍引起水湿停聚所形成的病理状态。内生之湿多因脾虚所致,故又称之为"脾虚生湿"。《素问·至真要大论》中说:"诸湿肿满,皆属于脾。""外湿"为感受外界湿邪所致;"内湿"是由脾失健运,水湿停聚所致。外感湿邪与内生湿浊在其形成方面虽然有所区别,但在发病过程中又常相互影响。伤于外湿,湿邪困脾,运化失职,则易形成湿浊内生;而脾阳虚损,水湿不化也易招致外湿的侵袭。

(5)燥邪:凡致病具有干燥、收敛等特性的外邪,统称为燥邪。

燥为秋季主气,秋有初秋和深秋的不同。初秋尚有夏之余温,与燥结合为温燥;深秋天气转凉,与燥结合为凉燥。清代医家费伯雄在《医醇賸义》中说:"初秋尚热则燥而热,深秋既凉则燥而凉。"燥邪所致病证的临床特点与自然界的干燥现象相类似。凡久旱无雨、气候干燥,均易导致燥邪为患。

燥邪的性质和致病特点如下:

1)燥性干涩,易伤津液:干,即干燥;涩,即涩滞不畅。燥邪侵犯人体,最易损伤人体津液,出现各种干燥、涩滞的症状，如口干唇燥、鼻咽干燥、皮肤干燥甚至皲裂、毛发干枯不荣、小便短少、大便干结等。故《素问•阴阳应象大论》中说："燥胜则干。"

2）燥易伤肺：肺为娇脏，喜润而恶燥，开窍于鼻，外合于皮毛。燥邪伤人多从口鼻而入，首犯肺卫，最易损伤肺津，肺失清润，影响肺气的宣发、肃降，甚至损伤肺络，出现咳呛气逆、干咳少痰或痰黏难咯，甚至痰中带血等症状。另外，由于肺合大肠，燥邪通过经脉影响到大肠，而致大肠失润，出现大便燥结难下的症状。

知识链接

内燥——津伤化燥即"内燥"，是指体内津液不足，人体各组织、器官和孔窍失于濡润而出现的一系列干燥枯涩的病理状态。多由热盛伤津，或大汗、大吐、大下，或亡血、失精等导致阴津亏少所致。津液不足则阴气化生无源而虚衰，阴虚则阳气相对偏亢而致虚热内生，所以内燥可伴有虚热证的表现。外燥与内燥临床表现均有干涩之象，但其病因、病机不同。外燥是因感受外界燥邪引起，主要发生在秋季，病位在肺、皮肤、口鼻等处；内燥是因人体阴液亏虚，或汗、吐、下太过，耗伤阴液所致，无明显的季节性，病位主要在肺、胃、大肠等。

（6）火（热）邪：凡致病具有火之炎热、升腾等特性的外邪，统称为火热之邪。

火热不像暑那样具有明显的季节性，也不受气候的限制，一年四季皆可发生。火邪与热邪的本质都是阳盛，故往往火热并称。一般认为，温为热之渐，火为热之极，两者在程度上有所不同。热邪多由外感，而火邪多由内生；热邪致病多为全身弥漫性表现，火邪致病多为一些局部症状。此外，感受风、寒、暑、湿、燥等外邪，在一定条件下也可化生火热病邪，故有"六气皆能化火"之说。

火（热）邪的性质和致病特点如下：

1）火（热）为阳邪，其性炎上：火（热）与寒相对，有温热的特性，故属阳邪。炎，即炎热。《素问•阴阳应象大论》中提到"阳胜则热"，故火（热）伤人，常见一派热象，如恶热、高热、面红目赤、汗大出、烦渴、小便短赤、大便燥结、脉洪数等。上，即向上。火性升腾，故火热之证以头面、官窍更为突出，如头痛、目赤、鼻衄、耳鸣、耳内流脓、牙痛、咽喉肿痛、口舌生疮或糜烂等。

2）火（热）易伤津耗气：火（热）为阳邪，有温热的特性，可以消灼阴液，迫津外泄，故火（热）邪气致病除有热象外，还常伴有咽干唇燥、口渴多饮、小便短赤、大便干结等阴津耗伤症状。由于津液耗伤，并伴有热象，所以人体的分泌物和排泄物会变得黄而稠，如鼻涕黄稠、眵黄、小便黄浊、带下黄赤等。另外，由于热邪迫津外泄，导致气随津脱，所以患者在有热象、津亏的同时，还会有少气懒言、神疲乏力的气虚证候。正如《素问•阴阳应象大论》中所说："壮火食气。"壮火，即火热之邪；食气，即耗气。

3）火（热）易生风动血：生风，即火热之邪可以燔灼肝经，耗伤肝血，筋脉失于濡养而致肝风内动，由于此风为热邪所致，故称"热极生风"，临床表现为高热、神昏谵语、两目上视、颈项强直、四肢抽搐、角弓反张等。动血，即出血。火热亢盛，灼伤脉络，迫血妄行，则可引起各种出血证，如吐血、衄血、尿血、便血、皮肤斑疹，以及妇女月经过多、崩漏等。

4）火（热）易致肿疡：肿疡是皮肤或黏膜出现红、肿、热、痛或溃烂的病证，如咽喉肿痛、口舌生疮、疖、疔、丹毒等。由于火热之邪停聚局部，致局部血败肉腐，故可出现肿疡。由于肿疡的形成和火热之邪关系密切，故此病证均伴有舌红、脉数等热性体征。《灵枢•痈疽》中说："大热不止，热盛则腐肉，肉腐则为脓……"《医宗金鉴•痈疽总论歌》中也说："痈疽原是火毒生。"

5）火（热）邪易扰心神：心为火脏，阴阳属性为阳中之阳，同气相求，火（热）与心相通应，故火（热）邪易扰心神，轻者可致心神不宁、心烦、失眠、多梦；重者可出现狂躁不安、神昏谵语等症。故《素问•至真要大论》中说："诸热瞀瘛，皆属于火""诸躁狂越，皆属于火"。

知识链接

内火——火热内生即"内火"或"内热",是由于阳盛有余、阴虚阳亢或五志化火而产生的火热内扰、机能亢奋的病理状态。临床上有虚实之分,其中阳盛属实火,临床常见目赤口苦、烦躁不安、口舌糜烂、渴喜冷饮、咯吐黄痰或脓血、便秘、尿赤等;阴虚者属虚火,多见全身虚热征象,如五心烦热、骨蒸盗汗、两颧潮红、舌红少苔等。外火多由感受温热之邪或风、寒、暑、湿、燥五气化火所致,内火则为脏腑阴阳、气血失调或五志化火所致,但外火与内火又互相影响,内生之火易招致外火,外火也可引动内火。

现将六淫各自的性质和致病特点归纳如下(表5-1):

表5-1 六淫的性质和致病特点

	性质		致病特点
风邪	风为阳邪,其性开泄	轻扬、升散、向上向外	1. 易袭阳位,常侵犯头面、肺脏、肌表等部位,如头项强痛、鼻塞、咽痒、咳嗽等 2. 导致腠理疏张,如汗出、恶风等
	善行数变	行无定处、变化迅速	1. 病位不定,如风疹,行痹 2. 发病急,变化快
	主动	风胜则动,动摇不定	有明显动摇症状,如眩晕、震颤、抽搐等
	百病之长	他邪易于依附相合,为外邪致病之先导	易合他邪共同致病,如风寒、风湿、风热等
寒邪	寒为阴邪,易伤阳气	性质属阴,阴盛则阳病	影响不同部位,出现不同部位阳气受损的表现
	凝滞主痛	凝滞不通,不通则痛	影响不同部位,出现不同部位冷痛的表现
	寒性收引	收缩挛急	1. 肌腠、汗孔收缩,如恶寒、发热、无汗等 2. 筋脉经络拘急挛缩,关节屈伸不利,筋脉拘挛作痛
暑邪	暑为阳邪,其性炎热	阳热亢盛	阳热症状明显,如高热、汗大出、口大渴、脉洪大等
	暑性升散	伤津耗气	1. 伤津,如汗出、口渴喜饮、尿少短赤等 2. 耗气,如气短乏力,甚至突然昏仆,不省人事等
	暑多夹湿	湿与热合	暑热致病,常见四肢困重、胸闷呕恶、便溏不爽等湿阻症状
湿邪	湿为阴邪,阻滞气机,损伤阳气	湿有水性,有形有质	1. 停留不同部位,阻滞不同部位气机 2. 最易损伤脾阳,出现泄泻、水肿等
	湿性重浊	沉重,秽浊不清	1. 症状有沉重的特点,如头重如裹、身体困重、关节重着等 2. 排泄物和分泌物秽浊不清,如面垢、眵多、尿浊、下利赤白脓血、带下秽浊等
	湿性黏滞	症状黏腻,病程黏滞	1. 症状黏滞,如大便不爽、小便涩滞、分泌物黏滞、舌苔黏腻等 2. 病程缠绵,起病缓,传变慢,病程反复,缠绵难愈
	湿性趋下	湿类于水,水性趋下	易伤及人体下部,如下肢水肿、淋浊、泻痢、妇女带下、男性水疝等

续表

	性质		致病特点
燥邪	燥性干涩,易伤津液	损伤津液,失于濡润	干燥症状明显,如口干、唇燥、鼻咽干燥、皮肤干燥、毛发干枯、小便短少、大便干结、舌苔干等
	燥易伤肺	损伤肺阴,失于清肃	常见肺部病症,如干咳痰少、痰黏难咯、痰中带血等
火邪	火为阳邪,其性炎上	火有燔灼、升腾、上炎之性	1. 表现为一系列热象,如高热、恶热、面红目赤、脉洪数等 2. 头面部火热症状突出,如口舌糜烂生疮、牙龈咽喉肿痛、目赤肿痛等
	伤津耗气	阳胜则阴病,气随津脱	1. 伤津,如汗出、口渴、咽干舌燥、小便短赤、大便燥结等 2. 耗气,如少气懒言、肢倦乏力等
	生风动血	热极生风,迫血妄行	1. 生风,如高热、神昏谵语、四肢抽搐、颈项强直、角弓反张等 2. 动血,如吐血、衄血、皮肤发斑,以及妇女月经过多、崩漏等
	火邪夹毒	血败肉腐	易致痈疽疮疡,以局部红肿热痛,甚至化脓溃烂为特征
	火性躁动,易扰心神	心为火脏,同气相求	轻者心神不宁而心烦、失眠,重者可扰乱心神,出现狂躁不安,或神昏、谵语等症

(二)疠气

1. 疠气的基本概念　疠气是一类具有强烈传染性的外感病邪。在中医古典文献中,疠气又称为"戾气""疫气""疫毒""异气""毒气""乖戾之气"等。疠气所引起的疾病称为"瘟病""疫病""瘟疫病"等。

疠气是外来致病因素之一,但不同于一般六淫之邪,是一种传染性很强的致病邪气。《温疫论》中明确提出:"夫温疫之为病,非风、非寒、非暑、非湿,乃天地间别有一种异气所感。"疠气可以通过饮食、飞沫、蚊虫叮咬、皮肤接触等途径使人发病。例如,近些年出现的非典、甲流、禽流感等都是疠气所引起的疾病。

2. 疠气的致病特点

(1)传染性强,易于流行:《温疫论》中说:"此气之来,无论老少强弱,触之者即病。"可见疠气传染性之强,非一般外来邪气。疠气可通过不同的流行途径使人发病,既可以小面积扩散、也可以大面积流行。

(2)一气一病,症状相似:疠气种类繁多,但一种疠气引起一种疫病,其临床症状非常相似,所以《素问·刺法论》说:"无问大小,病状相似。"例如,白喉,无论患者性别年龄,都表现为咽喉黏膜处有灰白色假膜形成、咳声如犬吠和全身毒血症状;重症急性呼吸综合征(非典),患者多表现为发热、乏力、头痛、肌肉关节酸痛等全身症状和干咳、胸闷、呼吸困难等呼吸道症状,所以某些疠气会专门影响某些组织的某些功能,即"众人之病相同"。

(3)发病急骤,病情危笃:《温疫论》中提及某些疫病"缓者朝发夕死,重者顷刻而亡",可见疠气致病发病急骤,来势凶猛,病情危笃。

3. 疠气形成和疫病流行的因素

(1)气候反常:自然界气候的反常,尤其是一些灾难性的天气,如大旱、大涝、湿雾瘴气等,最易滋生疠气,进而导致其流行,所谓"大灾之后,必有大疫"。

(2)环境卫生:环境卫生差,如饮食、空气、水源等受到污染,非常容易滋生疠气,更易造成其流行。

(3)预防隔离:疠气所引起的疫病本就易于流行,如果预防隔离工作不到位,就更容易导致其大面积流行。《松峰说疫》中明确指出:"凡有疫之家,不得以衣服、饮食、器皿送于无疫之家,而无疫之家亦不得受有疫之家衣服、饮食、器皿。"

(4)社会因素：对疠气的发生与疫病的流行也有一定的影响。例如，战乱和灾荒，社会动荡，人们的生活、工作环境恶劣，卫生防疫条件落后等，都容易造成疫病的发生和流行。反之，社会安定、卫生设施齐全、防疫措施得当，疫病就能得到有效的预防与控制。

二、内伤病因

内伤病因是指因人的行为或情志不循常度，超过了人体自身的承受和调节能力范围，直接损伤脏腑而发病的致病因素。

(一)七情内伤

七情，即喜、怒、忧、思、悲、恐、惊七种情志变化，是机体对外界刺激做出的不同情绪反应，是人人皆有的身心体验。如果将七情分属于五脏，则怒属肝、喜属心、思属脾、忧(悲)属肺、恐(惊)属肾，共称为五志，由五脏精气所化生。通常情况下，七情属于人体正常的情志活动，在人体生理活动能调节的范围内不会致病。但突然的、强烈的或长期持续的不良情志刺激，超过人体正常的生理、心理调节能力，引起脏腑气血功能紊乱，就会导致疾病的发生，这时七情就成为致病因素。七情是否能成为致病因素既取决于七情刺激的性质、强度和有无持久性，又取决于人体自身的适应和调节能力。一般而言，性格开朗，形体壮实者，对情志刺激的适应和调节能力较强，不易因情志生病；而性格内向，体质羸弱者，对情志刺激的适应和调节能力较弱，易因情志而发病。故早在《黄帝内经》中已有记载："恬淡虚无，真气从之；精神内守，病安从来。"中医学非常重视情志活动对人体疾病的影响，认为精神因素一样是重要的致病因素，但其致病方式不同于外感六淫。外感六淫主要是通过皮毛或口鼻侵入人体，引起的是外感疾病；七情则是直接影响脏腑气血而发病，引起的是内伤性疾病，所以又称"内伤七情"。

知识链接

国外健康学家胡夫兰德在《人生长寿法》一书中指出："一切对人不利的影响中，最能使人短命夭亡的就要算是不好的情绪和恶劣的心境，如忧虑、颓丧、惧怕、贪求、怯懦、妒忌和憎恨等。"俄国著名的生理学家巴甫洛夫也指出："一切顽固、沉重的忧悒和焦虑，足以给各种疾病大开方便之门。"

七情的致病特点主要有以下三个方面。

1. **直接伤及脏腑**　中医学认为，喜、怒、忧、思、悲、恐、惊的情志变化是外界信息刺激机体，由五脏精气所化生，所以情志活动是以五脏精气作为其物质基础。五脏精气的盛衰及其藏泄运动的协调，气血运行的通畅，在情志的产生、变化中起决定性的作用，两者之间有着不可分割的关系。正如《素问·阴阳应象大论》中所说："人有五藏化五气，以生喜怒悲忧恐。"心主喜，过喜则伤心；肝主怒，过怒则伤肝；脾主思，过思则伤脾；肺主忧，过忧则伤肺；肾主恐，过恐则伤肾。但在实际中却并非绝对如此，因为人体是一个有机的整体，如心为五脏六腑之大主，精神之所舍，故七情致病，首先容易损伤心神。《灵枢·口问》中提到："心者，五脏六腑之主也……故悲哀愁忧则心动，心动则五藏六腑皆摇。"另外，心主血脉、主神志；肝藏血而主疏泄，调畅气机；脾主运化，为气血生化之源，气机升降的枢纽，所以临床上，七情致病以心、肝、脾三脏最为多见。例如，过喜伤心，可出现心神不宁、心悸、失眠、健忘，甚至精神失常；怒则伤肝，出现两胁胀痛、胸闷、喜叹息，甚至痛经、闭经、呕血、晕厥等；忧思伤脾，出现食欲减退、脘腹胀满、大便溏泄等。

2. **影响脏腑气机**　情志伤及内脏，主要是影响脏腑气机，导致气血运行紊乱而发病。

(1)怒则气上：肝在志为怒，过度愤怒可使肝气疏泄太过，气机上逆，同时血随气逆，出现面红目赤、头晕头痛，甚至呕血或突然昏倒等症。故《素问·举痛论》中说："怒则气逆，甚则呕血及飧泄。"

（2）喜则气缓：心在志为喜，过喜或暴喜可使心气涣散、神不守舍，轻者表现为精神不能集中，重者精神错乱、狂言妄动。故《灵枢·本神篇》中说："喜乐者，神惮散而不藏。"

（3）思则气结：脾在志为思，思虑过度可使脾气郁结、中焦气机升降失常，出现食欲减退、脘腹胀满、肌肉消瘦、大便溏泄等症。另外，思发于脾而成于心，思虑过度还会出现心烦、失眠等症。故《素问·举痛论》中说："思则心有所存，神有所归，正气留而不行，故气结矣。"

（4）悲忧气消：肺在志为忧（悲），过度悲伤忧愁，易损耗肺气，出现精神不振、气短乏力等症。故《素问·举痛论》中说："悲则心系急，肺布叶举，而上焦不通，荣卫不散，热气在中，故气消矣。"

（5）恐则气下：肾在志为恐，恐惧过度，可损伤肾气，致肾气不固，出现大小便失禁等症；若恐惧不解，肾精不固，可发生遗精、滑精等症。故《灵枢·本神》中说："恐惧而不解则伤精，精伤则骨酸痿厥，精时自下。"

（6）惊则气乱：是指突然受惊，心胆之气紊乱，致心无所倚，神无所归，虑无所定，惊慌失措，心悸不已。故《素问·举痛论》中说："惊则心无所倚，神无所归，虑无所定，故气乱矣。"

实践证明，七情影响脏腑气机规律并非绝对，临床可见一种情志伤及多个脏腑，也可见到多种情志异常同伤一脏。此外，七情所致病变在发展过程中有时会出现面赤口苦、失眠、心烦易怒，以及吐血、衄血等内热症状，称为"五志化火"。五志化火是由阳气郁滞、久而化热所致，七情中尤以怒、思、悲、喜致病最为多见。

3. 影响病情　临床上，由于七情而导致的情志病，其病情变化与精神活动有紧密的联系。例如，肝气失调而出现的梅核气，患者咽中如有炙脔，吐之不出、咽之不入，其病情随情绪变化明显。当患者精神愉悦时，症状减轻甚至消失；情绪不良时，症状加重。除此之外，发病与情志无直接联系的其他疾病，其病情变化与情志之间也有密切关联。一方面，积极乐观的情志有利于病情的恢复；另一方面，情志抑郁或精神刺激往往会使病情加重或发生急剧变化，如心脏病患者可因剧烈情志波动出现心绞痛、心肌梗死，甚至猝然死亡。因此，保持患者的情绪乐观稳定，对疾病的治疗和康复有着积极的意义。在药物治疗的同时，应注意做好患者的思想工作，帮助患者放下思想包袱，以增强治疗效果。有时甚至可以不用药物，利用七情的五行相克原理，即以悲胜怒、以恐胜喜、以怒胜思、以喜胜忧、以思胜恐，也能治愈疾病。这是中医特有的心理疗法，使用得当，会收到良好的效果。

（二）饮食与劳逸

饮食、劳动和休息是人类保持健康、赖以生存的必要条件。饮食与劳逸之所以会成为致病因素，是因为饮食不卫生、不合理，生活无规律，劳逸不得当。

1. 饮食失宜　脾胃是后天之本，是饮食物消化吸收的主要脏腑。因此，饮食所伤，首先影响脾胃，进而可影响到其他脏腑功能，引起全身的病变，如营养不良、食积、化热、生痰等。

饮食失宜主要有以下三种情况。

（1）饥饱失宜：饮食物以适量为宜，其基本的要求应是满足人体的营养需求，以保证生命机能的正常发挥。过饥过饱、食无定时、暴饮暴食，皆非所宜，均可引起疾病。

长期摄食不足，可使气血生化乏源，致气血亏虚，表现为形体消瘦、面色少华、精神不振、乏力等症状。同时，由于气血不足，正气虚弱而容易受邪，变生他病。正如《灵枢·五味》中所说："故谷不入，半日则气衰，一日则气少矣。"

食入过量，超过脾胃的承受能力范围，即"饮食自倍，肠胃乃伤"（《素问·痹论》）。长此以往，饮食停滞，形成食积，表现为脘腹胀满疼痛、厌食、嗳腐吞酸、吐泻臭秽等。严重者可发展为肥胖、消渴、心脉痹阻。食积过久，进一步损伤脾胃功能，可郁而化热或聚湿生痰，小儿病证中常形成"疳积"，表现为面黄肌瘦、肚腹胀满、手足心热等。此外，在疾病的初愈阶段，由于脾胃功能还未恢复，这时如果进食不易消化的食物或暴饮暴食，可使疾病复发，称为"食复"。正如《素问·热论》中所说："病热少愈，食肉则复，多食则遗……"

由于现在物质生活水平的提高，一部分人处于营养过剩的状态，这也是另一种形式的"过饱"。高血糖、高血脂等已经成为很多疾病的根源。

(2)饮食不洁：是指食用不清洁、变质或有毒的食物。进食不清洁食物可导致胃肠疾病，出现脘腹疼痛、恶心呕吐、肠鸣腹泻等症。进食被寄生虫污染的食物，可引起寄生虫病，如蛔虫病、蛲虫病、绦虫病等，表现为腹痛、面黄肌瘦、嗜食异物等。误食腐败变质或被毒物污染的食物，还可引起食物中毒，出现突发性的剧烈腹痛、吐泻等，严重者还可出现昏迷或死亡。

(3)饮食偏嗜：是指长期偏嗜某种性味的食物，如五味的偏嗜、寒热的偏嗜或烟酒的偏嗜。饮食物本身有着各自不同的营养成分，而且还有寒、热、温、凉、酸、苦、甘、辛、咸的不同性味，对机体发挥着不同的作用。饮食应该合理搭配、凉温适宜，才能起到营养全身的作用。如果偏嗜某一口味的食物，容易引起部分营养物质缺乏或过剩，从而发生疾病。例如，偏嗜辛辣，易使肠胃积热，发生大便干燥或痔疮下血等；好食生冷，容易损伤脾阳，使脾胃虚寒、寒湿内生，发生腹痛、泄泻等症；过食肥甘厚味，能助湿、生痰、化热、阻滞气血运行，形成肥胖、胸痹或酿成疖肿疮疡等症；酒性既热且湿，嗜酒则易损伤肝、胆、脾、胃，内生湿热，日久变生他证。小儿偏食则易造成营养不良，影响生长发育。

2. 劳逸失宜　正常的劳作、运动可以舒筋活血、增强体质，适当的休息可以缓解疲劳，恢复体力和脑力，劳逸结合是保证人体健康的必要条件。若劳逸失度，就会破坏人体正常的生命活动规律，导致脏腑功能失常，使人发病。

劳逸失宜包括过度劳累和过度安逸两个方面。

(1)过劳：包括劳力过度、劳神过度和房劳过度三个方面。

1)劳力过度：《素问·举痛论》中提到"劳则气耗"，即劳力过度会损耗脏腑之精气，导致脏腑功能减退，出现气短乏力、懒于言语、四肢困倦、精神疲惫、形体消瘦等症。另外，体力劳动主要是肌肉、筋骨、关节等组织受力，故劳力过度容易损伤形体，即劳筋伤骨。《素问·宣明五气》中说："久视伤血，久卧伤气，久坐伤肉，久立伤骨，久行伤筋……"

2)劳神过度：思虑太过则易耗伤心血、损伤脾气，导致心神失养、神志不宁，出现心悸、健忘、失眠、多梦、纳少、腹胀、便溏、形体日渐消瘦等症。

3)房劳过度：肾为封藏之本，主藏精，不可过度耗泄。房劳过度又称"肾劳"，是指因性生活没有节制、妇女早育或产育过多等，耗伤肾精，表现为腰膝酸软、头昏、耳鸣、健忘、神疲乏力等，男性还可有遗精、早泄和阳痿，女性可有月经不调、经闭、带下等症。此外，房劳过度还可导致早衰。

(2)过逸：指过度安逸，包括体力安逸和脑力安逸。人体如果长期缺乏体力活动，会使气机失于调达、脾胃功能减弱、抵抗力降低，出现食少腹胀、精神萎靡、筋骨柔弱、肌肉痿软或发胖臃肿等症，还可继发其他病证。长期脑力安逸，就会出现健忘、反应迟钝等症。

(三)病理产物性病因

在疾病过程中形成的病理产物，如果没有及时的排出体外或消散吸收，就会成为致病因素，再次导致机体发病，这种病因称为病理产物性病因或称继发性病因，常见的病理产物性病因有痰饮、瘀血、结石等。

1. 痰饮

(1)痰饮的基本概念：痰饮是机体水液代谢障碍所形成的病理产物，包括"痰"和"饮"，两者同源异流，都是体内津液在输布和排泄过程中发生障碍，蓄积于体内而形成的病理产物。一般认为，湿聚为水，积水为饮，饮凝成痰。就形质而言，质地较稠厚者为痰，质地较清稀淡薄者为饮。由于痰和饮均为水液代谢障碍所形成的病理产物，很难截然分开，故常统称为痰饮。

知识链接

痰,可分为有形之痰和无形之痰。其中,视之可见、触之可及、闻之有声的痰为有形之痰,如咳嗽的痰液、呕恶的痰涎等。无形之痰只见其征象,不见其形质,即视之不见、触之不及、闻之无声,但是由其所致的证候和有形之痰所致的证候很相似,采用相同的治疗方法也能取得同样的疗效,故通过辨证求因的方法,确定其为无形之痰。

饮,根据其停留部位的不同,《金匮要略》将其分为悬饮、支饮、溢饮、痰饮。其中,饮停胸胁,咳唾引痛者为悬饮;饮停膈上,咳喘不得卧者为支饮;饮溢肌肤,肌肤肿胀,身痛而重者为溢饮;饮停肠间,肠间有沥沥水声者为痰饮。

------

(2)痰饮的形成:痰饮是脏腑功能失调,气化不利,水液代谢障碍,水液停聚所形成的病理产物,故凡是能引起水液代谢障碍的原因都可能导致痰饮的形成。

在水液代谢过程中,肺、脾、肾、肝、三焦是最为重要的脏腑。其中,肺在上,为水之上源,主通调水道;脾在中,主运化水湿,是水液代谢的枢纽;肾在下,主水液代谢,为水脏,其蒸腾气化作用是水液代谢的总动力;肝主疏泄、调畅气机,进而推动水液的运行和输布;三焦决渎,是水液运行的通道。因此,无论是外感六淫、七情内伤,又或者是饮食不节,只要影响脏腑功能,导致其功能失调,就会聚湿而生痰饮。

(3)痰饮的致病特点:痰饮形成后,可随气流行,外达肌肤腠理,内至五脏六腑,全身各部无处不到,引发不同的病证。其致病特点如下:

1)阻滞气机、阻碍气血:痰饮为有形实邪,一旦形成,停留于某一部位,既可阻滞气机,影响脏腑气机的升降;又可流注经脉,阻碍气血的运行。例如,痰饮停于肺,致肺失宣降,可出现胸闷、咳喘等;水湿停于脾胃,可见脘腹胀满、恶心呕吐、大便溏泄等。

2)影响水液代谢:痰饮本身就是水液代谢障碍的产物,一旦形成,作为一种致病因素作用于机体,会进一步影响肺、脾、肾等脏腑的功能,使水液代谢障碍更为严重。

3)致病广泛、变化多端:痰饮可随气流无处不到,外达筋骨皮肉、内至五脏六腑,所到之处即会发生相应病证。例如,饮逆于上,可见眩晕;饮注于下,可见足肿,故有"百病皆由痰作祟"之说。痰饮不仅致病广泛,而且变化多端,如痰所致之痫证,平时患者无自觉症状,发作时突然昏仆,不省人事,牙关紧闭,四肢抽搐,口吐白沫,口中发出如牛羊怪叫声,轻者醒后如常人,故又有"怪病多痰"之说。

4)病情缠绵、病程较长:痰饮为水湿代谢障碍形成的产物,有湿邪黏滞的特点,故痰饮为患,多病情缠绵、病程较长,易反复发作,治疗困难。

5)易于蒙蔽神明:痰饮为浊物,而心神性清净,故痰浊易于蒙蔽清窍,扰乱神明,表现出一系列神志异常的病证。例如,痰迷心窍可见胸闷心悸,或痴,或癫;痰火相合,扰及心神则见失眠、易怒、喜笑不休,甚则发狂等症。

6)其他:多见滑脉、弦脉和滑苔、腻苔。

2. 瘀血

(1)瘀血的基本概念:瘀血是指体内血行障碍、血液凝聚所形成的病理产物,既包括积于体内的离经之血,又包括阻滞于血脉内运行不畅的血液。由于瘀血失去了正常血液的功能,故中医文献中称其为"恶血""衃血""蓄血""败血""污血"等。

瘀血和血瘀的概念有所不同,瘀血是指血行障碍、血液凝聚所形成的病理产物,是物质,属病因学概念;血瘀是指血液运行不畅或瘀滞不通的病理状态,属病机学概念。

(2)瘀血的形成:血液的正常循行离不开血液充盈、脉道完整而通畅、与血液循环相关的脏腑(即心、肝、脾、肺)功能正常这三个必要条件。任何原因,如外感六淫之邪、内伤七情及外伤等,导致这三个方面的异常,均可导致瘀血形成。

1)气虚:气的推动作用和统摄作用共同保障血液正常循行的同时又不溢出脉外。若气虚,则会出现推动无力而血行障碍或统摄无力而血溢脉外,引起瘀血。

2)气滞:气属阳,主动;血属阴,主静。气为血之帅,气能推动血液的运行。气行则血行,如由于某些原因导致气行郁滞,即可出现血瘀。

3)血寒:血得温则行,得寒则凝。感受外邪或阳虚内寒,均可致血液凝滞、运行不利,形成瘀血。正如《医林改错》中所说:"血受寒则凝结成块。"

4)血热:外感火热之邪或体内阳盛化火入于营血,既可迫血妄行,致血液溢出脉外;又可煎熬血液,使血液变得浓稠而不易运行。正如《医林改错》中所说:"血受热则煎熬成块。"

5)出血:各种外伤,如跌打损伤、金刃所伤、手术创伤等,致脉络破损,血离经脉;或脾不统血、肝不藏血而致出血;或妇女经血不畅、流产等,所出之血不能及时排出、消散,积滞于体内而成瘀血。

(3)瘀血的致病特点:瘀血致病广泛,一般具有以下特点。

1)易于阻滞气机:瘀血为有形实邪,形成以后,不但失去濡养作用,而且阻滞于局部,影响气血运行。气能推动血液循行,气机郁滞,又会导致血行不畅,常形成血瘀气滞、气滞血瘀的恶性循环。

2)阻碍血脉运行:瘀血阻于心脉,可见胸痹心痛;瘀血阻于肝,可致胁痛癥积;瘀血阻于胞宫,可致痛经、闭经等。

3)影响新血生成:瘀血为病理性产物,已经失去了新鲜血液的濡养作用,若日久不散,脏腑失于濡养,必会影响新血的生成,故有"瘀血不去,新血不生"之说。久瘀之人,常表现出面色黧黑、肌肤甲错、毛发不荣等失于濡润的表现。

4)疼痛:瘀血阻滞经脉,不通则痛。疼痛一般表现为刺痛,部位固定不移,拒按,且多夜间更甚,或久痛不愈,反复发作。

5)肿块:瘀血内阻,凝聚不散,多形成肿块。外伤瘀血多形成肿胀;积于体内者则成癥块,按之有形而质硬,推之不移,或有压痛。

6)出血:瘀血阻塞脉络,使气血运行受阻,血不循经,导致出血。由瘀血引发的出血,血色多紫黯、色黑或夹有血块。

7)其他:常见细涩、沉弦或结代等脉象;舌象多表现为舌质紫暗,有瘀斑、瘀点。

总之,瘀血病证复杂而广泛,临床上很多慢性病迁延不愈,或多或少由浅入深累及血分,所以有"久病入络"的说法。

3. 结石

(1)结石的基本概念:结石是由多种因素作用形成的坚硬如砂石样的物质,常见胆结石、胃结石、肾结石和膀胱结石等。一般而言,结石小者,易于排出,临床症状不明显;结石大者,难于排出,成为继发性病因。

(2)结石的形成:相对复杂,有些机制目前尚不清楚,常见因素有以下五点。

1)饮食不当:饮食偏嗜肥甘厚味,内生湿热,影响脾胃运化,湿热蕴结于肝胆,发为肝胆结石;湿热下注,蕴结于下焦,发为膀胱结石或肾结石。若空腹过食柿子,可发为胃结石。此外,某些地域的水质中含有某种过量的矿物质,也是促进结石形成的原因之一。

2)情志内伤:情志不遂,肝失疏泄,胆气失于调达,胆汁排泄不畅,日久煎熬成石。

3)服药不当:长期服用某些药物,如钙、镁、铋等,致使药物沉积于体内形成结石。

4)体质差异:先天禀赋差异,对某些物质代谢异常而易形成患结石病变的体质。

5)寄生虫感染:虫体或虫卵往往成为结石的核心,尤其是蛔虫,常侵入胆道或死后积留不去,促使胆道结石的形成。

(3) 结石的致病特点:

1) 多发于空腔性脏器:结石多发生在胆、膀胱和胃等空腔性脏器。因为这些空腔性器官的结构特点,使得结石易于形成。

2) 易阻碍气机:结石为有形实邪,停留在脏腑内,易阻滞气机,阻碍气血。例如,胃内结石影响水谷的腐熟和转输,胆内结石影响肝胆疏泄以及胆汁的正常排泄,肾与膀胱结石影响尿液排泄。

3) 易损伤脉络:结石为砂石样物质,常可损伤血脉导致血溢脉外。

4) 疼痛:结石阻滞气机,不通则痛。结石由于其嵌顿的部位不同和变化,使疼痛具有阵发性、间歇性的特点,发作时绞痛或剧痛难忍,缓解时可如常人;也可呈持续性疼痛或为隐痛、胀痛、钝痛等。

5) 病程较长:结石多为湿热蕴结,日久煎熬而致,故大多数结石的形成过程很漫长。结石一旦形成,常难以消除,易反复发作。

6) 病情轻重不一:由于结石的大小、停留部位不同,临床表现差异也很大。例如,结石小者,则病情轻,易于排出,有的甚至无任何症状;结石大或嵌顿于某个部位,则病情重,症状明显,发作频繁。

第二节 病 机

病机,即疾病发生、发展、变化及转归的机制,也可称为病变机制,揭示了疾病发生、发展及演变全过程的基本规律和本质特点,是疾病诊断和治疗的内在依据。

一般说来,病机包括三个层次:① 基本病机,指机体在致病因素作用下所产生的基本病理反应,是病变本质变化的一般规律;② 系统病机,指每一系统疾病发生、发展、变化的规律,是基本病机在不同类别疾病中更深入具体的展开;③ 症状病机,指各种症状发生的机制。本节主要讨论基本病机,包括邪正盛衰和阴阳失调。

知识链接

《素问·至真要大论》中首先提出"病机"一词,强调"谨守病机,各司其属""谨候气宜,无失病机",并总结出"病机十九条",对探寻发病机理具有重要的指导意义,具体内容如下:

1. 诸风掉眩,皆属于肝。
2. 诸寒收引,皆属于肾。
3. 诸气膹郁,皆属于肺。
4. 诸湿肿满,皆属于脾。
5. 诸痛痒疮,皆属于心。
6. 诸痿喘呕,皆属于上。
7. 诸厥固泄,皆属于下。
8. 诸暴强直,皆属于风。
9. 诸病水液,澄沏清冷,皆属于寒。
10. 诸痉项强,皆属于湿。
11. 诸热瞀瘛,皆属于火。
12. 诸禁鼓慄,如丧神守,皆属于火。

13. 诸病胕肿,疼酸惊骇,皆属于火。
14. 诸逆冲上,皆属于火。
15. 诸躁狂越,皆属于火。
16. 诸胀腹大,皆属于热。
17. 诸病有声,鼓之如鼓,皆属于热。
18. 诸转反戾,水液浑浊,皆属于热。
19. 诸呕吐酸,暴注下迫,皆属于热。

一、邪正盛衰

邪正盛衰是指邪气与正气在斗争中的力量强弱变化。一般来说,邪气侵犯机体后,正气和邪气即相互发生作用。一方面邪气对机体正气起着破坏作用,另一方面正气对邪气起着驱除、抗损害和消除不良影响的作用。邪正斗争的消长变化不仅关系到疾病的发生、发展和转归,同时还决定着病证的虚实性质。从一定意义上讲,任何疾病的发展过程都是邪正斗争及其盛衰变化的过程。

(一)邪正盛衰与虚实变化

在疾病过程中,邪气和正气力量的对比决定了患病机体或实或虚的病理状态。在这个过程中,两者的力量并不是固定不变的,而是不断发生着力量对比的消长盛衰变化,这样的变化也就导致了疾病的虚实病机变化。

1. 虚实病机　虚和实是一对相对的病机概念。《素问·通评虚实论》中说"邪气盛则实,精气夺则虚",是对虚实病机的高度概括。

(1)实:是指邪气盛,是以邪气亢盛为主要矛盾的一种病理变化。由于邪气亢盛,正气不衰,尚能积极与致病邪气抗争,故正邪相搏,斗争剧烈,反应明显,临床表现为一系列亢盛、有余的证候,称为实证。

实性病机多见于外感六淫致病的初期、中期或由痰、食、血、水等瘀滞于体内而引起的内伤病证,如痰湿壅盛、食积不化、瘀血内阻、水湿泛滥等。实证多见于体质比较壮实者,临床常见精神亢奋、壮热烦躁、腹痛拒按、声高息粗、二便不通、脉实有力、舌苔厚腻等症。

(2)虚:是指正气不足,是以正气亏虚为主要矛盾的一种病理变化。由于机体的精、气、血、津液等物质的亏损,脏腑、经络等组织器官的生理功能减退,机体正气不足以对抗致病邪气,抗病能力低下,难以出现较剧烈的病理反应,从而表现为一系列虚损、不足、衰退的证候,称为虚证。

虚性病机多见于素体虚弱、精气不充或年老虚损之人;或外感病后期,以及各种慢性消耗性疾病,耗伤人体精血,正气化生无源;或大汗、大吐、大泻、大失血之后,津血亡失,致正气虚衰。临床常见身体瘦弱、面容憔悴、神疲体倦、心悸气短、面色无华、自汗或盗汗、五心烦热、畏寒肢冷、脉虚无力等症。

2. 虚实变化　在疾病发展变化的过程中,不仅可表现出单纯的虚或实的病理变化,随着邪正双方力量的消长、盛衰变化,一些慢性的、复杂的疾病还可以表现出多种复杂的虚实病理变化。虚实变化主要包括虚实错杂、虚实转化和虚实真假。

(1)虚实错杂:是指在疾病过程中,邪盛与正衰同时并存的病理状态。

1)虚中夹实:是指以正虚为主,兼夹实邪滞留于内病理变化。例如,脾虚患者,运化水湿无力,以致水湿内停,阻滞中焦,其中脾虚不运为正虚,表现为神疲体倦、不思饮食等;水湿停聚属邪实,表现为脘腹痞闷、口黏、舌苔厚腻等。

2)实中夹虚:是指以邪实为主,兼有正气虚损的病理变化。例如,外感热病过程中出现热盛伤津,既有高热、汗出、面红目赤、烦躁、脉洪大等热盛之象,又有口渴引饮、尿少便干等伤津之症;湿热之邪蕴结肝胆,导致胆汁泛滥于肌肤之黄疸,若日久不愈,暗耗肝阴,可出现五心烦热、舌红少苔、脉弦细数等肝阴不足之症。

(2)虚实转化:是指在疾病的发展变化过程中,邪气日盛损伤正气或正虚日久而致实邪积聚,使病机性质发生由实转虚或因虚致实的变化。

1)由实转虚:是指病证本为以邪气亢盛为主要矛盾的实性病变,由于邪气过于强盛,正不胜邪;或因失治、误治等原因,使疾病迁延不愈,虽邪气已去,但正气耗损,因而逐渐转化为虚性病变。例如,热病日久伤阴,出现实热兼阴虚病证,日久转化为阴虚证。由实转虚是疾病发展过程中,经常容易出现的病理传变趋势。

2)由虚致实:是指病证本为以正气不足为主要矛盾的虚性变化,由于脏腑功能衰退,气血、阴阳失调,产生气滞、痰凝、瘀血、食积等病理性产物;或因正虚抗邪无力而复感外邪,形成虚实共存、以实为主的病理改变。例如,脾虚无力运化水湿,致水饮内停、水湿泛滥;肺卫不固,复感风寒等,均为因虚致实。因虚致实并不代表正气来复,正虚问题仍然存在,只是病证性质由原来单纯的正虚又增加并突出了邪实病机,是病情更为复杂的表现。

由此可见,由实转虚和因虚致实两者经常相互转化,互为因果。在病证虚实转化的过程中,更多的情况是虚实错杂证。正气渐败,邪气日盛,逐渐形成恶性循环,是很多慢性病迁延不愈直至危重的主要原因。因此,在临床上不能以绝对的、静止的观点来对待虚实病机,而应以相对的、变化的观点来分析虚实病机变化。

(3)虚实真假:正常情况下,疾病的本质和现象是一致的。但在某些特殊情况下,疾病的表象无法真实地反映疾病的本质,也就是会出现病变的本质和现象不一致的情况,此时的病机就是虚实真假。

1)真虚假实:是指疾病的本质病机为"虚",但却表现出"实"的临床假象,一般情况下多是由于正气不足,脏腑功能减退,气化无力,激发、推动功能减弱所致。例如,脾气虚损、运化无力,既可见到纳食减少、神疲体倦、舌胖苔润、脉虚无力等脾虚的临床表现,同时又可见到腹胀(时而减轻缓解)、腹痛(喜揉按)等一些类似"实"的症状,但与实证的腹胀不减、腹痛拒按又不同;久病之人或年老体虚之人,因气虚推动无力而出现大便秘结,表现为排便无力,但便质不干、不硬。以上均为真虚假实证,又称至虚有盛候。

2)真实假虚:是指疾病的本质病机为"实",但却表现出"虚"的临床假象,多是由于邪气亢盛,结聚于内,阻滞经络,气血不能外达所致。例如,热结胃肠的里实热证,既可以见大便秘结、腹满硬痛拒按、神昏谵语等实热症状,同时又因阳气被郁,不能四布而出现面色苍白、四肢逆冷等貌似虚寒的假象;小儿因暴饮暴食而致脘腹胀痛、泻下臭秽,并夹杂有大量未消化食物,此为"食积性腹泻"。以上均为真实假虚证,又称大实有羸状。

总之,分析病机,应该做到透过现象看本质,才能不被假象所迷惑,从而把握好疾病发展的本质。

(二)邪正盛衰与疾病的转归

在疾病发展过程中,由于正气和邪气之间的斗争,两者的力量不断发生着消长盛衰的变化,从而决定着疾病的发展趋势和转归。一般情况下,在疾病的早期和中期,邪气力量较盛而正气也未衰减,双方势均力敌,相持不下,这时斗争较剧烈,病理反应也很明显,这个阶段称为邪正相持。后期通过激烈的斗争,邪正双方的力量开始出现消长变化,病势随之出现不同的发展和转归。

1. 正胜邪退 由于患者素体强壮,抗病能力较强或得到及时正确的治疗,或两者兼而有之,机体正气日趋强盛而邪气日渐衰败或被驱除,病情逐渐向痊愈方向发展,最后彻底康复的一种转归。这是多数疾病常见的一种发展方向。

2. **邪去正虚** 患病机体通过治疗,邪气被祛除,但正气已伤,有待恢复。这种情况多是由于患者素体正虚,病后更加虚弱;或是邪气过于亢盛,正气受到较大创伤;又或是采用大汗、大吐、大下等较峻猛的治疗办法,祛除病邪的同时也损伤了正气。这种状态多见于重病的恢复期,此时体内虽无邪气,但脏腑功能、气血、阴阳俱损,仍属病态,容易再次受邪。

3. **正虚邪恋** 正邪经过激烈斗争,两败俱伤,正气大虚,余邪不尽,致使病情缠绵难愈。正虚邪恋多见于疾病发展的后期,急性病转化为慢性病,或慢性病经久不愈,或遗留某些后遗症。

4. **邪胜正衰** 由于患者正气素虚或未得到及时正确的治疗,致使邪气日渐亢盛,正气衰弱,机体抗邪无力,病势发展迅猛,病情向恶化、危重方向转归的一种病理变化。若正气衰竭,邪气独盛,则脏腑功能衰惫,阴阳离决,最终可导致患者死亡。

二、阴阳失调

(一)阴阳失调的概念

对于健康机体而言,阴阳相互制约、互根互用,在一定范围内消长变化,甚至相互转化,从而维持动态的平衡,即"阴平阳秘"。但由于某种致病因素的影响,机体的阴阳双方失去相对平衡的关系而出现阴阳偏盛、阴阳偏衰、阴阳互损、阴阳格拒,甚至阴阳亡失等一系列的病理变化,即为"阴阳失调",是机体阴阳之间失去平衡协调关系的简称。

阴阳失调是疾病的基本病机之一,是疾病发生、发展和变化的内在根据,尤其与疾病的寒热性质密切相关。在疾病过程中,由于阴阳的偏盛、偏衰,形成了"阳胜则热,阴胜则寒""阴虚生内热,阳虚生内寒"等病理变化,由此决定了疾病的寒热性质。一般说来,邪正盛衰是虚实病证的病机,阴阳失调是寒热病证的机理,两者在阐释疾病时相互为用。

(二)阴阳失调的主要病机

1. **阴阳偏盛** 是指阴阳双方中的某一方过于亢盛的病理性状态,属于"邪气盛则实"的实性病机。外邪侵袭机体,各从其类,即阳邪侵犯机体可导致阳偏盛,阴邪侵犯机体可导致阴偏盛。此外,机体自身代谢失常,"邪"自内生,也可出现阴阳二气的偏盛,表现为里寒证或里热证。正如《素问·阴阳应象大论》中所说"阳胜则热,阴胜则寒",明确指出了阴阳偏盛的临床致病特点。

同时,阴阳之间还存在相互制约的关系。阳盛日久必然损耗阴气,引发阴虚证;阴盛日久也会伤及阳气,引起阳虚证。故《素问·阴阳应象大论》中说"阴胜则阳病,阳胜则阴病",指出了阴阳偏盛病证的发展趋势。

(1)阳偏盛:即阳胜,是指机体在疾病过程中所出现的阳气病理性偏盛、机能亢进、代谢加快、产热过剩的一种病理状态。阳偏盛的产生多是由于感受火热之邪;或感受阴邪,从阳化热;或情志内伤,五志过极化火;或气滞、食积、血瘀等郁而化热。

由于阳是以热、动、燥为特点,因此阳偏盛常表现为实证、热证的病理特征,如壮热、面赤、烦躁、舌红、苔黄、尿赤、便干、脉数等,即"阳胜则热"。此时,疾病发展处于初期阶段,对阴的损伤不明显,所以病证仍是以阳盛所致的实热证为矛盾的主要方面。但阳热亢盛日久,必然会导致机体阴液大伤,阴精亏耗,出现口干舌燥、小便短少、大便燥结等热盛伤阴之象,即"阳胜则阴病",病证则会转化为实热证兼阴虚证;若后期再迁延不愈,则可由实转虚,发展为虚热证。

(2)阴偏盛:即阴胜,是指机体在疾病过程中所出现的阴气偏盛、机能障碍或减退、代谢缓慢、产热不足,以及代谢产物积聚的病理变化。阴偏盛的产生多是由于感受寒湿之邪或过食生冷,致阴寒内盛,阳不制阴。

由于阴是以寒、静、湿为特点,因此阴偏盛常表现为实证、寒证的病理特征,如形寒、肢冷、蜷卧、脘腹冷痛、舌淡而润、脉迟等,即"阴胜则寒"。此时,疾病处于初起阶段,对阳气的损伤并不明显,所以病证仍是以阴盛所致的实寒证为矛盾的主要方面。但阴寒长期亢盛,必然导致阳气不同程度的受损，出现精神萎靡、畏寒喜暖、面色㿠白等阴盛伤阳的症状，即"阴胜则阳病"，病证从而转化为实寒证兼阳虚证；后期如若迁延不愈，则可由实转虚，发展为虚寒证。

2. **阴阳偏衰** 是指机体阴或阳中某一方出现亏虚的病理状态，属于"精气夺则虚"的虚证。所谓"精气夺"，既包括机体的精、气、血、津液等精微物质的不足和功能减退，又包括脏腑、经络等组织器官的功能减退和失调。机体的精、气、血、津液等精微物质和脏腑、经络等组织器官的生理功能，都可以按阴阳属性进行区分。在健康状况下，阴阳双方相互制约、互根互用，维持着两者相对的动态平衡。如果由于某些原因导致阴或阳的一方物质减少或功能减退，就会出现阴不制阳或阳不制阴，引起对方的相对亢盛，从而形成"阴虚则阳盛""阴虚则热""阳虚则阴盛"或"阳虚则寒"的病理变化。

(1) 阳偏衰：即阳虚，是指机体阳气虚损，机能减退，代谢缓慢，产热不足的病理状态，多是由于先天禀赋不足、后天失养、久病损耗阳气或劳倦内伤所致。其病机特点多表现为机体阳气不足，阳不制阴，阴相对偏亢的虚寒证候。

阳偏衰时，由于产热不足，温煦功能减弱，因而出现各种寒象，如畏寒喜暖、四肢不温等；由于阳气虚损，推动无力，则易致脏腑、经络等组织器官的生理功能减弱，血、津液等液态物质运行迟缓，表现为血行不畅，水液停聚而为水湿痰饮等；由于鼓动、振奋作用降低，则易表现为精神萎靡、喜静少动等。"阳虚则寒"与"阴盛则寒"不同，前者是虚寒证，在有寒象的同时，以虚为特点；后者是实寒证，在有寒象的同时，以实为表现。

阳气不足，可见于五脏六腑，如心阳虚证、脾阳虚证、肾阳虚证等。但肾为"水火之宅"，肾阳为全身阳气之根本，"五脏之阳气，非此不能发"，故肾阳不足（命门火衰）在阳偏衰的病机中占有至关重要的位置。

(2) 阴偏衰：即阴虚，是指机体精、血、津液等物质亏损不足或功能减退，阴不制阳，导致阳气相对偏盛，机体机能虚性亢奋，代谢相对亢奋，产热相对增多的病理状态。阴偏衰的产生多是由于阳邪伤阴；或五志过极，化火伤阴；或因久病耗伤阴液所致。其病机特点多表现为阴液不足及内守、宁静、滋润功能减退，而阳气相对偏亢的虚热证候。

阴偏衰时，由于阴不制阳，阳气相对偏亢，从而形成阴虚内热、阴虚火旺、阴虚阳亢等多种病理改变。临床常见低热、五心烦热、骨蒸潮热、盗汗、两颧潮红、形体消瘦、口燥咽干、尿少便干、舌红少苔、脉细数等症状。"阴虚则热"与"阳盛则热"不同，前者是虚热证，在有热象的同时，以虚为特点；后者是实热证，在有热象的同时，以实为表现。

阴偏衰，其病证同样可见于五脏六腑，如肺阴虚证、脾阴虚证、心阴虚证、肝阴虚证、胃阴虚证、肾阴虚证等，一般以肾阴亏虚为主。肾阴不足在阴偏衰的病机里同样占至关重要的位置。

3. **阴阳互损** 是指在阴或阳任何一方虚损不足的前提下，病变波及影响到另一方，导致另一方也亏损不足，最终发展为阴阳两虚的病理改变。阴阳双方本就存在着相互依存、相互滋生、相互为用的关系，即阴阳双方不断地滋生、助长、促进另一方，故当一方虚损不足时，就会无力滋养、促进另一方，而导致对方的虚损不足，最终发展为双方的虚损不足，即阴阳两虚。正如唐代王冰在《素问·四气调神大论》注中说："阳气根于阴，阴气根于阳，无阴则阳无以生，无阳则阴无以化。"由于肾藏精气，内寓真阴真阳，为水火之宅、水火之脏、全身阳气阴液的根本，故无论阳虚或阴虚，多在损及肾阴、肾阳或肾本身阴阳失调的情况下才易发生阴阳互损的病理改变。其中，在阴虚的基础上继而发生阳虚，称为"阴损及阳"；在阳虚的基础上继而发生阴虚，称为"阳损及阴"。

(1) 阴损及阳：是指阴液损耗较重到一定程度，累及阳气，致其化生不足或无所依附而耗散，形成以阴虚为主的阴阳两虚的病理改变。例如，肝阳上亢证，病机主要是肝肾阴虚，水不涵木而致阴虚阳亢证。但病情发展，也会进一步损伤肾精，影响肾阳化生，继而出现畏寒肢冷、面色㿠白、夜尿清长、脉象沉弱等阳虚症状，成为阴损及阳的阴阳两虚证。

(2) 阳损及阴：是指阳气虚损到一定程度，累及阴液化生不足，形成以阳虚为主的阴阳两虚的病证。例如,由于肾阳虚损引起的水湿泛滥,病机主要为阳气不足,无力运化水湿,水液停聚,泛滥肌肤。若肾阳进一步损耗,导致阴气化生无源,可出现形体日渐消瘦、烦躁不安,甚至抽搐等,即阳损及阴的阴阳两虚证。

4. 阴阳格拒　是指某些原因导致阴或阳的一方偏盛至极,双方盛衰悬殊,盛方壅遏于内,将另一方排斥格拒于外,迫使阴阳之间不相维系,从而出现真寒假热或真热假寒的复杂病变。阴阳格拒是阴阳失调中比较特殊的一类病机,包括阴盛格阳和阳盛格阴两种类型。

(1)阴盛格阳:又称格阳,是指偏盛至极之阴气壅盛于内,迫使阳气浮越于外,使阴阳不相维系,相互格拒的一种病理状态。患者常见四肢厥冷、精神委靡、面色苍白、小便清长等阴寒之象,但由于格阳于外,临床上又出现颧红如妆、烦热、口渴、脉大无根等假热之象,故称其为真寒假热证,是阴阳即将离决之危候。

(2)阳盛格阴:又称格阴,是指阳气偏盛至极,深伏于里,格阴于外的一种病理状态。阳热内盛是疾病的本质,故常见壮热、烦躁、面红气粗、舌红、脉数大有力等阳热表现,由于格阴于外,在临床上又出现四肢厥冷、脉象沉伏等假寒之象,故称其为真热假寒证。

5. 阴阳亡失　包括亡阴和亡阳,是指机体阴或阳大量亡失,功能严重衰竭而出现的危及生命的病理改变。

(1)亡阳:是指机体的阳气大量耗失,使属阳的功能极度衰竭,全身机能障碍的生命垂危的病理状态。

一般来说,亡阳多是由于邪气太盛,正不胜邪,阳气耗损太过;或素体阳虚,正气不足,劳伤太过,耗气过多;或大汗、大吐、大下,气随津泄,阳气外脱;或失血过多,气随血脱;或各种慢性消耗性疾病,长期大量消耗阳气,终使阳气亏损殆尽而导致。亡阳多见面色苍白、精神萎靡、畏寒蜷卧、四肢厥冷、冷汗淋漓、脉微欲绝等危重的征象。

(2)亡阴:是指机体的阴气大量耗失,使属阴功能极度衰竭,全身机能障碍的生命垂危的病理状态。

一般来说,亡阴多是由于邪热炽盛,大量煎熬津液或迫津外泄;或因久病长期慢性消耗,使阴逐渐衰竭而发展为亡阴。亡阴多见大汗欲脱、热而粘手、心悸气喘、烦躁不安、口渴欲饮、脉数疾等向外脱逸而不能内守的危证。

亡阴和亡阳虽然有所不同,但由于阴阳互根为用,亡阴则阳无以生,必然引起亡阳,亡阳则阴无以化,也会很快导致亡阴,最终"阴阳离决,精气乃绝"而死亡。

综上所述,阴阳失调的病机虽然涉及阴阳偏盛、阴阳偏衰、阴阳互损、阴阳格拒、阴阳亡失等诸多方面,但以阴阳偏盛和偏衰为最基本病机。阴阳偏盛不仅可以导致另一方的虚损、不足,也可以发展为阴阳格拒;阴阳偏衰不仅可以导致阴阳互损,还能发展为亡阴、亡阳。因此,阴阳互损、阴阳格拒,以及亡阴、亡阳都是在阴阳失调基础上,进一步发展而成。

第三节　发　病

发病,是疾病的发生过程,即机体处于邪气的损害和正气抗损害的矛盾斗争过程。人体在适应和改造环境的过程中,始终维持着机体自身的协调平衡,也维持着机体与外界环境之间的动态平衡,即所谓"阴平阳秘",是维持人体稳定而又有序的生命活动的基础。当机体在某种致病因素作用下,阴阳、气血的平衡协调遭到破坏,脏腑、经络等组织器官的生理功能出现异常,就会出现各种症状和体征,从而导致疾病的发生,即"阴阳失调"。因此,疾病的发生一般有两方面原因:① 机体自身的功能紊乱和代谢失调;② 外界致病因素对机体的影响和损害。概括而言,发病就是致病邪气对机体的损害和机体自身正气的抗损害这两个力量之间的矛盾斗争。另外，这两方面原因在发病过程中又是相互影响的，机体自身的功能紊乱和代谢失调易招致外来病邪的侵袭；而外在致病因素侵入人体后，又可导致或加重自身的功能紊乱和代谢失调。因此，中医学认识疾病的发生机理常从邪正相争的角度出发，并认为邪正相争是疾病发生、发展和转归的病理过程中最基本、最具有普遍意义的规律。

一、正邪与发病

正气和邪气在疾病发生过程中相互作用、相互斗争，是疾病发生的最根本、最重要的因素。其中，正气是发病的内在因素，邪气是发病的重要条件，正邪相搏的胜负决定发病与不发病。

(一)正气不足是发病的内在因素

正，即正气，是指人体的机能活动及其抗病、调节、康复能力。"正气"二字源于《黄帝内经》。例如，《素问·刺法论》中提到"正气存内，邪不可干"；《素问·评热病论》中提到"邪之所凑，其气必虚"。正气包括的范围非常宽泛，各脏腑、经络之气和营卫之气都属于正气，其相应的作用也是正气功能的体现。例如，肺主一身之气的功能；肾中精气调节全身阴阳的作用；脾胃之气运化水谷，化生血液，滋养全身的作用；卫气护卫肌表、驱邪外出的能力；以及经络系统调节全身机能平衡的生理功能等，都属于正气的范畴。因此，正气充盛与否取决于精、血、津液等精微物质是否充沛，呼吸机能是否完好；而精、血、津液的生成和自然界清气的摄纳，又依赖于各脏腑、组织、器官生理功能的正常发挥和相互协调。

正气具有抵御外邪，及时驱邪外出，自我调节及修复病理损害的功能，这些功能对疾病的发生、发展及转归起着重要作用。正气对人体的作用方式具体体现在以下三个方面。

1. 自我调节　各脏腑、经络之气都是正气的体现，故正气可维持脏腑、经络等组织器官的协调，使之功能正常发挥；推动和调节全身精、血、津液的运行输布，使之畅达而无瘀滞；最终使机体适应内外环境的变化，维持阴阳的协调平衡统一关系。

2. 抗邪防病或感邪后驱邪外出　正气可抵御外邪的入侵，及时抑制或消除病邪的致病力，防止疾病的发生。如果邪气已侵入机体，正气也可以及时的驱邪外出，使邪气难以深入，病情轻浅，预后较好。

3. 自我修复　正气可以自行调节、补充和修复由邪气导致的阴阳失调、脏腑损伤、气血亏虚等各种损害。

中医学非常重视人体的正气，认为正气是决定发病与否的关键因素。正气充盛，抗病力强，邪气就不易入侵，也就不易发生疾病，即"正气存内，邪不可干"。正气相对虚弱，抗邪无力时，邪气就会乘虚而入，疾病也因此发生，即"邪之所凑，其气必虚"。因此，正气不足是疾病发生的内在因素，正气的盛衰决定了发病与否、病位的深浅和病证的性质，正气的盈亏影响着疾病的全过程。

(二)邪气是发病的重要条件

邪，即邪气，泛指各种致病因素，包括六淫、疠气、七情内伤、饮食劳逸、痰饮、瘀血、结石等。"邪气"二字也源于《黄帝内经》。《素问·调经论》从阴阳角度对致病邪气进行了划分："夫邪之所生，或生于阴，或生于阳。其生于阳者，得之风雨寒暑；其生于阴者，得之饮食居处，阴阳喜怒。"

邪气对人体的侵害主要表现在以下三个方面。

1. 导致生理机能失常，如脏腑功能失调，气机紊乱，精、气、血、津液代谢障碍，以及神志异常等。

2. 直接造成脏腑组织的形质损伤或精、气、血、津液的损耗，如火热之邪迫血妄行、暑热之邪伤津耗气、外力损伤、烧烫伤、虫兽咬伤等。

3. 导致机体抗病修复能力下降。

除此之外，邪气还可以影响发病的性质、类型和特点；影响病情与病位。例如，六淫之邪致病，多发病急、病程短、病情较轻，而且热邪多引发热证、寒邪多引发寒证；七情致病，多发病缓、病程长，且直接损伤脏腑，影响脏腑气机。

中医学在强调正气的主导地位的同时，也认同邪气的重要作用，认为邪气是导致疾病发生的直接因素。没有邪气的入侵，机体一般不会发病，而且在某些情况下邪气甚至起到主导性作用，如疠气、高温、高压、化学毒剂、枪弹伤、刀枪伤、虫兽伤等，即使正气再盛，机体也难免不受其害，故中医学提出"避其毒气"的预防措施。

(三)正邪相搏的胜负决定发病与不发病

在疾病发生过程中，机体始终处于邪气的损害和正气的抗损害的矛盾斗争之中，即正邪相争。正邪相争的胜负不仅决定发病或不发病，而且关系到疾病发生的证候特点。

1. **正胜邪负则不发病**　正气充足，抗邪有力，邪气难以入侵，即使入侵，正气也能奋力驱邪外出，及时消除其病理影响，使其不会出现临床症状和体征，则结果为不发病。

2. **邪胜正负则发病**　在正邪斗争的过程中，若邪气亢盛，正气相对不足，邪胜正负，造成气血阴阳失调或形质损害，则可导致疾病的发生。若感邪轻或正气盛，病位多表浅，病情多轻微；若感邪重或正气弱，病位多较深，病情多严重。

[要点：正气不足是发病的内在因素，邪气是发病的重要条件，正邪相搏的胜负决定发病与不发病]

二、内环境与外环境的影响

除致病因素外，影响发病的因素还有很多，如自然与社会环境、体质因素、精神因素等。

(一)环境与发病

环境包括气候、地域等自然环境和社会环境。人与自然环境和社会环境之间始终保持着统一性，这是中医学的整体观，即"天人相应"。因此，人类赖以生存的自然环境和社会环境必然会对疾病的发生产生影响。

1. **气候因素**　四时气候的变化是滋生病邪、导致疾病发生的重要条件，不同季节可有不同的病邪，导致季节性的多发病。例如，春易伤风、夏易中暑、秋易伤燥、冬易伤寒等。特别是反常的气候，如久旱酷暑、湿雾瘴气等，既易损耗人体正气，又易滋生疠疬之气，造成瘟疫的暴发或流行。前人提出的"时行疫气"，即是已经初步认识到了气候因素与瘟疫发病间的密切关系。另外，人体阴阳之气的盛衰也会随四时气候的变化而略有不同，故不同季节可出现不同的易感之邪。

2. **地域因素**　不同地域，由于自然条件、气候特点及水土性质的差异，均可影响到人们的生活习惯、生理特点及疾病的发生，甚至形成地域性的常见病或多发病。例如，北方气候寒冷凛冽，易感寒邪而生寒病；东南沿海气候温暖潮湿，多见湿热为病；河汊沼泽之地，人群可发血吸虫病；某些山区，因其水土中缺乏碘元素，居民易患地方性甲状腺肿等。此外，有些人易地而居，初期常水土不服而患病或使原有病情加重。

3. **社会因素**　人们生活在一定的社会环境之中，社会因素必然会对疾病的发生造成一定影响。一般情况下，清洁、舒适等良好的工作、生活环境和公共卫生条件，能有效地降低疾病的发生；反之，动荡的社会、不良的生活和工作环境，以及脏乱差的卫生条件，则会加大发病的概率。另外，随着社会工业化的发展，大量的废气、废水、废渣对空气、水源、土壤造成污染，成为新的致病因素，引发某些严重的疾病。

(二)体质与发病

体质是指人类个体在生命活动过程中，由先天禀赋因素和后天获得因素所决定的，表现在形态结构、生理机能和心理活动等方面综合的、相对稳定的特质，是人类在生命活动过程中形成的与自然和社会环境相适应的人体个体特质。因此,体质是机体发病的内在因素。

1. 决定发病倾向和对某些病邪的易感性　机体的体质有精气阴阳盛衰的不同,是正气强弱的体现,不同的体质对病邪的耐受性及易感性各不相同,从而对某些疾病有不同的易发性。一般情况下,体质强壮者对病邪的耐受性强,不易发病;体质虚弱者对邪气的耐受性差,易于发病。强壮体质者,发病多为实证;虚弱体质者,发病多为虚证。阳虚之体,易感寒邪;阴虚之质,易感热邪。肥人多痰,易患中风;瘦人多火,易得痨嗽。老年人肾精亏虚,多发咳喘、痰饮、心悸;小儿脏腑娇嫩,形气未充,易感外邪。女性以血为本,易患血虚、血瘀;男性以精气为本,易致肾中精气亏虚。以上均说明了体质的差异与发病有着密切的联系。正如《灵枢·五变》中提到,"肉不坚,腠理疏,则善病风""五脏柔弱者,善病消瘅"。

2. 决定某些疾病发生的证候类型　感受相同的致病邪气,可因个体体质的不同表现出不同的证候类型。例如,同感湿邪,阳盛体质可从阳化热而形成湿热证,阴盛体质则易从阴化寒而形成寒湿证。正如《医宗金鉴》中所说:"人感受邪气虽一,因其形藏不同,或从寒化,或从热化,或从虚化,或从实化,故多端不齐也。"这里所说的"形藏"就是指体质而言。反之,感受不同的病邪,个体体质相同,也可以形成相似甚至相同的证候。例如,偏阳质,感受阳热之邪可形成热证,但感受寒邪也可从阳化热形成热证。

(三)精神状态与发病

精神状态与正气的盛衰关系密切,故能影响发病。一般情况下,精神状态好,情志舒畅,精神愉悦,气血调和,则正气充盛,邪气难以入侵。反之,精神状态不好,情志不舒,气血失调,则正气虚衰,易于发病。另外,精神状态还影响发病的缓急和证候类型。若情志波动过于激烈,如暴怒、大悲、大惊、狂喜、卒恐等,多导致急性发病。长期持续的精神压抑而不得宣泄,如忧愁、悲哀、思虑不解等,可积而成疾,缓慢发病。因此,中医学养生防病很注重精神调摄,如《素问·上古天真论》中所说:"恬惔虚无,真气从之,精神内守,病安从来。"

经典诵读

1. 夫百病之始生也,皆于风雨寒暑,清湿喜怒,喜怒不节则伤脏,风雨则伤上,清湿则伤下。

——《灵枢·百病始生》

2. 黄帝问曰:何谓虚实？岐伯对曰:邪气盛则实,精气夺则虚。

——《素问·通评虚实论》

3. 神有余有不足,气有余有不足,血有余有不足,形有余有不足,志有余有不足。凡此十者,其气不等也。

——《素问·调经论》

思 考 与 练 习

一、单选题

1. 百病之长为(　　)
   A. 风　　　　　　B. 寒　　　　　　C. 暑　　　　　　D. 湿

2. (　　)多夹湿。
   A. 风　　　　　　B. 寒　　　　　　C. 暑　　　　　　D. 湿

3. 只有外感，没有内生的外邪是（ ）
   A. 风　　　　　B. 寒　　　　　C. 暑　　　　　D. 湿
4. 六淫中最易导致疼痛的病邪是（ ）
   A. 风　　　　　B. 寒　　　　　C. 暑　　　　　D. 湿
5. 具有强烈传染性的病邪是（ ）
   A. 风　　　　　B. 寒　　　　　C. 湿　　　　　D. 疠气
6. 七情内伤影响气机，其中怒则（ ）
   A. 气上　　　　B. 气下　　　　C. 气缓　　　　D. 气消
7. 与痰饮的形成关系最为密切的脏腑是（ ）
   A. 肺、脾、肾　　B. 肝、脾、肾　　C. 心、脾、肾　　D. 心、肝、肺
8. 发病的基本原理是（ ）
   A. 正气不足　　B. 感受邪气　　C. 环境因素　　D. 邪正相搏
9. 疾病发生的内在因素是（ ）
   A. 正气不足　　B. 感受邪气　　C. 环境因素　　D. 邪正相搏
10. "大实有羸状"的病机是（ ）
    A. 实中夹虚　　B. 虚中夹实　　C. 真实假虚　　D. 真虚假实

二、简答题

1. 六淫各自的性质和致病特点是什么？
2. 七情如何影响脏腑气机？
3. 痰饮、瘀血有何致病特点？
4. 何谓虚实病机？其病理表现如何？
5. 何谓阴阳失调？主要病理变化有哪些？

真题链接

单选题

依据七情内伤致病的理论，悲哀太过常导致（ ）
A. 气上　　　　　　B. 气结　　　　　　C. 气消
D. 气下　　　　　　E. 气乱

（2015年国家执业药师资格考试《中药学综合知识与技能》真题）

（朱曼迪）

第六章 体　　质

> **学习导航**
> 1. 掌握体质的分类。
> 2. 熟悉体质的概念和应用。
> 3. 了解体质的形成因素。

导学情景

我们在生活中经常遇到这样一些现象,冬天天气寒冷,大家都非常喜欢吃火锅,有的人吃完火锅,身体暖暖的,非常舒服;有的人吃完火锅会出现牙痛、脸上起痤疮、小便发黄、大便秘结等症状。再比如,夏天天气炎热,我们通常都喜欢吃西瓜、冰激凌,喝冰镇饮料等。很多人吃了以后会感觉非常舒服,但有些人吃过这些寒凉的东西,马上就要拉肚子,反应非常明显。

为什么同样的食物对不同的人造成了不同的结果？认真学习本章内容,同学们就会得到相应的答案。

第一节　体质的概念和形成

一、体质的概念

中医体质学是以中医理论为指导,研究体质的概念、形成、特征、类型、差异规律,以及体质对疾病发生、发展、演变过程的影响,并以此为指导对疾病进行诊断和防治的学说。

体,是指个体、形体;质,是指特质。体质,是指人类个体在生命活动过程中,由先天禀赋因素和后天获得因素所决定的,表现在形态结构、生理机能和心理活动等方面综合的、相对稳定的特质,是人类在生命活动过程中形成的与自然和社会环境相适应的人体个体特质。体质在生理上表现为机能、代谢及对外界刺激反应的差异性,在病理上表现为对某些疾病的易感性,以及产生病变的类型和疾病传变、转归中的某种倾向性。

每个人都有自己不同的体质特点,这些特点或隐或显地体现在健康或疾病中,其本质就是人群在生理共性的基础上,不同个体所表现出的身心特殊性。中医学关于疾病的治疗原则中提到的"因人制宜",其含义就包括根据患者体质等不同的特点来制订适宜的治疗方法。

[要点:体质的概念]

知识链接

体质理论可以追溯到《内经》时代。虽然在中医历代文献中没有明确提出"体质"的说法,但其理论内涵却贯穿中医学发生、发展的始终。例如,《灵枢·天年》中提到"人之寿夭各不同",《灵枢·论痛》中提到"筋骨之强弱,肌肉之坚脆,皮肤之厚薄,腠理之疏密,各不同""肠胃之厚薄坚脆亦不等"等,都是关于体质的阐述。此外,《黄帝内经》中关于体质与形态、心理、疾病、诊治以及体质的分类也有较全面的认识,为中医体质学的形成和发展奠定了较完备的理论基础。

二、体质的形成与影响因素

体质的形成是由先天禀赋因素和后天获得因素所决定的,是机体内外环境等多种复杂因素共同作用的结果,并与年龄、性别、环境等因素息息相关。

(一)先天因素

先天,又称禀赋,是指个体出生以前在母体内所禀受的一切特征,包括父母双方所赋予的遗传性;母体在孕育子代过程中的营养状态及母体在此期间所给予的各种影响。

先天因素是体质形成的基础,是个体体质强弱的先决条件。《灵枢·决气》中指出:"两神相搏,合而成形。"父母的生殖之精结合形成胚胎,由母体气血的滋养而不断生长发育,从而形成了人体,这种形体就是体质在形态方面的雏形。张介宾将其称为"形体之基"。父母生殖之精的盈亏盛衰常决定着子代禀赋的厚薄强弱,从而影响子代的体质;父母体质的阴阳偏颇和机能差异,可使子代也存在相似的差异性。例如,身体的强弱、肥瘦、刚柔、长短、肤色、气质、性格,甚至先天性生理缺陷和遗传性疾病(如鸡胸、龟背、癫痫、哮喘、梅毒等)。由此可见,先天禀赋因素在体质形成过程中起着关键性的作用,对于人体体质的强弱和智力的发展等都具有重大影响,是它确定了体质的"基础"。但是,先天因素只对体质的发展提供了可能性,而体质类型的具体发展则有赖于生活环境、工作环境、饮食营养和体育锻炼等多方面后天因素的综合作用。

(二)后天因素

后天是指个体从出生到死亡之间的生命历程,个体出生以后赖以生存的各种因素的总和就是后天因素。后天因素可分为机体内在因素和外界环境因素两方面。机体内在因素主要包括年龄、饮食、劳逸、婚育、情志等;外界因素实际上就是环境因素,包括自然环境和社会环境。两大环境提供了人类赖以生存的必要条件,故个体的体质必然受到环境的影响,如物质生活条件、劳动条件、卫生条件、气候条件、生态平衡、教育水平、社会制度等。

每个人的体质在一生中并非是一成不变的,而是受后天各种因素的影响不断变化的。良好的生活、工作环境,合理的饮食、起居,稳定的心理状态等,都可以增强体质,促进身心健康发展;反之则会体质衰弱,甚至导致疾病的发生。改善后天影响体质的条件,可以弥补先天禀赋的不足,从而达到以后天养先天的目的。

1. **年龄** 人体的体质在各个年龄段是不同的,会随着年龄的增长而发生规律性的变化。《素问·上古天真论》和《灵枢·天年》都深刻地描述了人体脏腑气血的盛衰与年龄的关系。在生长壮老已的过程中,脏腑气血由未盛到充盛,再由充盛到衰减,一直深刻影响着人体的生理活动,决定着人体的体质。例如,小儿精气阴阳均未成熟,故体质为"稚阴稚阳"之体,脏腑娇嫩,形气未充,易虚易实,易寒易热;到了青春期,体质趋于成熟,至青春期末,体质基本定型;青壮年是人体脏腑气血最旺盛的时期,因而也是体质最强健的阶段,体质变化大多较为平稳;到了老年期,脏腑精气衰减,生理机能减退,体质也日趋下降。

2. **性别** 即指男性和女性。由于男女在体态、组织结构、心理特征等方面的差异,决定了男女在体质上必然存在着不同。男属阳,女属阴。男性多禀阳刚之气,体格健壮,性格多粗犷豪放,心胸开阔；女性多具阴柔之质，体形纤巧苗条，性格多细腻，多愁善感。男性易患外邪所致疾病，女性多发情志所致疾病。男性以精、气为本，女性以血为先。男性之病多伤精耗气，女性之病多伤血。另外，女性还有经、带、胎、产的特殊生理特点，故体质也会随之发生相应的改变。

3. 饮食营养　饮食结构和营养状况是影响体质强弱的重要因素。保证合理的膳食结构，科学的饮食习惯，适当的营养水平，可使脏腑强盛，精充血旺，阴阳平和，体质强壮。反之，长期营养不良或饮食不当，以及偏嗜某种口味等，都会影响体质，甚至引起疾病。

例如，长期营养不良，会影响气血的化生，导致体质虚弱；饮食无度，易损伤脾胃，导致形胜气虚；嗜食肥甘厚味，可助湿生痰，形成痰湿；嗜食辛辣，易化火伤阴，导致阴虚火旺；过食寒凉，会损伤脾胃，导致脾气虚损。关于饮食偏嗜，《黄帝内经》中也曾多次谈及其危害，如"肥者令人内热，甘者令人中满""膏粱之变，足生大丁"等。

4. 劳逸　过度的劳逸是影响体质的又一因素。过劳则易损伤筋骨，耗伤气血，导致脏腑精气不足，机能减退，体质变弱，即所谓"劳则气耗"。其中，劳神过度，又会耗伤心血，损伤脾气；房劳过度，又会损伤肾精。另外，精神情绪经常处于紧张状态下的劳动或长期在严重污染环境下的劳动等，都会对体质产生严重影响。过度安逸同样会影响机体体质，使气血运行不畅，脏腑功能减退，体弱多病。适当的劳作或运动，可使筋骨强健，气机通畅，气血调和，思维敏捷；适当的休息，可消除疲劳，恢复体力和脑力，维持人体正常的生理活动。因此，劳逸结合，有利于人体的身心健康，劳逸适度，劳而不倦，才可增强体质。

5. 情志　泛指喜、怒、忧、思、悲、恐、惊等心理活动，是人体对外界信息刺激所做出的不同反应。人体的情志变化以气、血、津液为物质基础，其产生有赖于脏腑的功能活动。七情的变化往往伴随着脏腑及精、气、血、津液的变化，从而给体质带来影响。情志活动感物而发，不可太过，"贵乎中节"。情志调和，则气血通畅，脏腑气机协调，功能强盛，否则不仅影响体质，还会导致疾病的发生。例如，情绪长期抑郁不解出现气郁质；气机不畅形成血瘀型体质；郁怒不解，情绪急躁的"木火质"易患眩晕、中风等病证；忧愁日久，郁闷寡欢的"肝郁质"易诱发癌症。因此，为了体质健康，应保持良好的情绪状态。

知识链接

关于情志对于人体的影响，现代医学和中医学有着同样的认识。现代医学研究指出，当任何情绪刺激超过一定限度时，就有可能引起中枢神经系统功能的紊乱，主要是交感神经兴奋、儿茶酚胺释放增多、肾上腺皮质激素和垂体前叶激素分泌增加、胰岛素分泌减少，从而引起神经对其所支配器官的调节障碍，进而出现一系列功能失调及代谢的改变，包括呼吸系统、心血管系统、内分泌系统、消化系统、自主神经系统和其他方面异常现象的发生。当情绪适度，心情舒畅，精神愉悦时，中枢神经系统就会处于最佳的功能状态，脏腑和内分泌活动在中枢神经系统调节下处于平衡之中，整个机体协调，充满活力，体质强健，身体健康。

---

6. 婚育　夫妻生活是人类正常的生理活动之一，不仅可以繁衍后代，还可以维持机体生理、心理的平衡协调。长期禁欲，会使气血不畅，功能失调，体质下降，甚则罹患疾病。相反，如果纵欲过度，则会损伤肾精，也可导致体质下降，甚至罹患疾病。此外，女性有经、带、胎、产、乳的特殊生理特点，尤其是妊娠期、分娩期、哺乳期都会大量消耗母体的气血。胎产次数越多，损耗越大，故多产之人，往往气血衰少，体质欠佳，容易出现肾亏早衰。

7. 疾病　是影响体质甚至使体质发生改变的重要因素。一般情况下，疾病并不会影响机体的体质，机体会在疾病痊愈之后逐渐地自我修复，而疾病如果一旦影响体质，多使体质向不利的方向发展。例如，久病、重病常使体质虚弱；某些慢性疾病迁延不愈还会使体质表现出一定的特异性

(如肺痨患者多为"阴虚质")。但有些邪气感染之后,可使患者获得相应免疫,终身不再患此病(如麻疹、痄腮)。除此之外,在疾病的诊治过程中,方法是否得当也会对患者的体质造成影响。例如,药物的性味特点或针灸相应的补泻效果,只要运用得当,就可起到调节脏腑气血、阴阳的作用;如若运用不当,就会导致体质损害,使体质由强变弱,甚至发生某些特异性的改变。

8. 环境　人们生活在不同的自然环境中,这些环境有着不同的水土、气候、物产等特征,这些特征会影响人们的生活习惯、饮食结构、居住环境等,因此也就造就了不同区域人群的不同体质特征。例如,东部沿海地区,气候温和,其居民多食鱼而嗜咸,易形成腠理疏松,黝黑肌肤的体质;西部高原地区,水土刚强,居民体质多肥壮;南部地区气候炎热,居民多是腠理疏松的体质;北方地区天气寒冷,易形成腠理致密的体质。因此,中医学在诊断和治疗上强调"因地制宜",即"善疗疾病者,必先别方土"。

总之,机体的体质禀赋于先天,得养于后天。先天禀赋决定体质的相对稳定性和个体体质的特异性,后天各种因素又使体质具有可变性。先天、后天等多种因素构成影响体质的内外环境,最终形成不同的体质特征。体质特征还会随着个体发育的不同阶段而演变,在生命过程中的某阶段,体质状态具有相对稳定性。

第二节　体 质 的 分 类

一、体质分类的标准

中医学体质的分类方法是根据中医学的基本理论来确定人群中不同个体的体质类型,是认识和掌握体质差异性的重要手段和方法。历代医家从不同角度对体质作了不同的分类。《黄帝内经》曾提出过阴阳含量划分法(太阴之人、少阴之人、太阳之人、少阳之人、阴阳平和之人)、五行归属划分法(金型人、土型人、木型人、水型人、火型人)、形态与机能特征分类法、心理特征分类法(包括刚柔分类法、勇怯分类法、形态苦乐分类法)等,张介宾等采用藏象阴阳分类法,叶天士等以阴阳为标准进行分类。后世医家对体质的分类虽各有不同,但均以阴阳五行、藏象、精气血津液理论作为基础。

理想的体质应该是阴阳平和之质,但是机体的阴阳总是处于不断的消长变化之中,使最理想的状态出现偏阳或偏阴的改变。因此,正常的体质被分为阴阳平和质、偏阳质和偏阴质三种类型。

知识链接

2009年4月9日,中华中医药学会颁布了《中医体质分类与判定标准》。该标准将体质分为九个类型,分别为平和质、气虚质、阳虚质、阴虚质、痰湿质、湿热质、血瘀质、气郁质、特禀质,是目前中医体质辨识的标准。

二、常用体质分类的特征

1. 阴阳平和质　是功能较为协调的体质类型。体质特征:身体强壮,胖瘦适度,或虽胖而不臃肿,虽瘦而不羸弱;肤色虽有五色之偏,但都明润含蓄;食量适中,二便通畅;舌质红润,脉象和缓有力;目光有神;性格开朗、随和;夜眠安和,精力充沛,反应灵活,思维敏捷,工作潜力大;自身调节和对外适应能力强。

具有这种体质特征的人,不易感受外邪,很少生病,即使患病,多为表证、实证,且易于痊愈,有时也会不治而愈。如后天调养得当,无暴力外伤、慢性疾病及不良生活习惯等,其体质一般不易改变,易获长寿。

2. 偏阳质　是指具有亢奋、多动、偏热等特点的体质类型。体质特征:形体适中或偏瘦,但结实有力;面色多略偏红或微黑,多呈油性皮肤;性格外向,喜动好强,易急躁,自制力差;食量较大,消化吸收功能旺盛;大便多燥结,小便多黄赤;平素畏热喜冷,或体温略偏高,动则易汗出,喜饮水;口唇、舌质偏红,苔薄易黄,脉多数;精力旺盛,动作、反应灵敏,性欲较强。

具有这种体质特征的人,对风邪、暑邪、热邪等有阳特性的邪气有较强的易感性,受邪后多表现为热证、实证,而且日久容易化燥伤阴,故内伤杂病多为火旺、阳亢或兼阴虚之证,也容易发生眩晕、头痛、心悸、失眠及出血等病证。由于此类人群易阳气偏亢,耗及阴液,若思虑过度、纵欲失精、嗜食烟酒辛辣,再加之调理不当等,必加速伤阴,发展为阳亢、阴虚、痰火等病理性体质。

3. 偏阴质　是指具有抑制、多静、偏寒等特点的体质类型。体质特征:形体适中或偏胖,体质较弱,容易疲劳;面色偏白少华;性格内向,喜静少动或胆小易惊;食量较小,消化吸收功能一般;畏寒喜暖或体温偏低;口唇、舌质、爪甲颜色偏白偏淡,脉多迟缓;精力不旺,动作迟缓,反应较慢,性欲偏弱。

具有这种体质特征的人,对寒邪、湿邪等有阴特性的邪气有较强的易感性,受邪发病后多表现为虚证、寒证,表证易于传里或直中内脏,内伤杂病多见阴盛、阳虚之证,更容易发生湿滞、水肿、痰饮、瘀血等病证。由于此类人群易于阳气偏弱,长此以往会导致脏腑机能降低,湿浊内生,发展成临床常见的阳虚、痰湿、水饮等病理性体质。

[要点:生理性体质分为阴阳平和质、偏阳质和偏阴质三类]

第三节　体质学说的应用

由于体质的多样性、特异性和可变性,导致了个体对疾病的易感倾向、病变性质及治疗等方面的明显差异。因此,中医学强调"因人制宜",并把体质同病因、病机、诊断、治疗和养生等紧密地结合起来,以指导临床实践。

一、体质与发病

正所谓"同气相求",不同的体质对某些病因有着特殊的易感性。一般而言,偏阳质者易感受暑邪、热邪而患热病,偏阴质者易感受寒邪、湿邪而患寒病。小儿精气未充,脏腑娇嫩,易感受外邪或因饮食所伤而患喘咳、腹泻、食积等病证;老年人精气亏虚,体质转弱,易患痰饮、咳喘、眩晕、心悸、消渴等病;形体偏瘦或阴虚体质的人,易患肺痨、咳嗽等;体型偏胖或痰湿内盛者,易患中风、眩晕等。另外,遗传性疾病、先天性疾病,以及过敏体质的形成也都与个体体质密切相关。正如《医理辑要·锦囊觉后编》中所说:"要知易风为病者,表气素虚;易寒为病者,阳气素虚;易热为病者,阴气素衰;易伤食者,脾胃必亏;易劳伤者,中气必损。"

正气虚弱是发病的内在根据,而体质是正气盛衰偏颇的反映,故体质强弱决定发病与否和发病类型。一般而言,体质强壮者,正气旺盛,抗病力强,邪气难以入侵,故不易发病或病轻;体质羸弱者,正气虚弱,抗病力弱,邪气易于入侵机体而发病。发病过程又因体质的差异,即时而发、伏而后发或时而复发,且发病后的临床证候类型也因体质不同而异。

二、体质与病理变化

体质因素决定病机的从化。所谓从化,即病情随体质而变化。从化的一般规律是,体质阴虚阳亢者,机能活动相对亢奋,受邪后易从热化;体质阳虚阴盛者,机能活动相对较弱,受邪后易从寒化;体质津亏血少者,易从燥化;气虚湿盛者,多从湿化。例如,同感风寒之邪,偏阳质者易从阳化热,偏阴质者易从阴化寒;同感湿邪,阳热之体得之,易为湿热之候,阴寒之体得之,易为寒湿之候。

体质因素决定疾病的传变。病变部位在脏腑、经络之间的传递转移,以及疾病性质的转化和改变,称为"传变"。疾病传变与否虽与正邪盛衰、治疗是否得当等有关,但主要取决于体质因素。体质影响疾病的传变,主要也是通过影响正气的强弱来实现的。

三、体质与诊断

体质影响疾病的证候类型,是证的未病形式,是形成证的生理基础。同一种疾病,由于个体体质的差异,可以表现出阴、阳、表、里、寒、热、虚、实等不同的证候类型,即同病异证。例如,同为感冒,却可由于邪气性质的不同、感邪轻重的不同或体质的不同而发为风寒、风热等的不同的证候。不同的疾病,由于体质在某些方面具有共同点时,常可表现出相似或相同的证候类型,即异病同证。例如,阳热体质者,感受暑、热邪气必然表现为热证,但若感受风、寒之邪,也可郁而化热,表现为热性证候。

由于个体体质的差异决定了临床证候类型的倾向性,故临床辨证应该特别注重体质因素,将其作为辨证的前提和依据。

四、体质与治疗

辨证论治是中医学理论体系的特色之一,而证的形成主要是以体质为基础,因此体质成为治疗的重要依据。中医学防治疾病的基本原则"因人制宜",其核心主要就是按体质论治。临床可见同一种病变,同一种治疗方法,对某些人有效,对其他人可能就无效,甚至可能有害,其原因就在于病同而人(体质)不同。

(一)根据体质特征治疗

体质有阴阳之别、强弱之分,所以在治疗中,通常以患者的体质状态作为立法处方用药的重要依据,也是治病求本的依据。例如,面白体胖属阳虚体质者,感受寒湿之邪,易从阴化寒化湿,应用附子、肉桂、干姜等大热之品以温阳祛寒或通阳化湿;面红而瘦属阴虚体质者,内火易动,若同感寒湿阴邪,却易从阳化热伤阴,宜用清润之品。总之,偏阳质者,多发实热之证,应慎用温热伤阴之剂;偏阴质者,多发实寒之证,应慎用寒凉伤阳之品。除此之外,还应注意由体质原因所导致的"同病异治"和"异病同治"。

(二)针药宜忌

体质有寒、热、虚、实的区别,药物有性味的偏颇,针灸推拿也有补泻手法的不同。因此,治疗疾病时应明辨体质对针药的宜忌,把握用药及针灸的尺度,中病即止。

1. **药物性味** 一般来说,阴阳平和质者宜视病情权衡寒、热、补、泻,忌妄攻蛮补;偏阳质者宜用甘寒、酸寒、咸寒、清润之品,忌用辛热温散、苦寒沉降之品;偏阴质者宜温补益火,忌苦寒泻火;素体气虚者宜补气培元,忌耗散攻克;痰湿质者宜芳化健脾,忌阴柔滋补;湿热质者宜清热利湿,忌滋补厚味;瘀血质者,宜疏导气血,忌收敛固涩等。

2. **用药剂量** 不同的体质对药物的反应不同。一般来说,体质壮实者,对药物耐受性强,剂量可大,用药可峻猛;体质羸弱者,对药物耐受性差,剂量应小,药性宜平和。

3. **针灸宜忌** 体质不同,针灸治疗后的疼痛反应和得气反应也有不同。一般体质壮实者,对针石、火焫的耐受性强,体质羸弱者耐受性差。体质肥胖者,多气血迟涩,对针刺反应不敏感,进针宜深,刺激量应大,多用温针艾灸;体型瘦长者,气血滑利,对针刺反应敏感,进针宜浅,刺激量相应宜小,少用温灸。

(三)善后调理

疾病初愈阶段,如果调护不当,会导致疾病的复发,因此病后康复调理也属于治疗范畴。调理时需多方面的措施配合,同时须兼顾患者的体质特征。例如,偏阳质者初愈,应慎食羊肉、狗肉、桂圆、胡椒等温热及辛辣之品;体质偏阴者初愈,应慎食龟鳖、熟地等滋腻之品和五味子、诃子、乌梅等酸涩收敛之物。

五、体质与养生

中医学的养生方法有很多,善于养生者,无论从哪一方面进行调摄,都应兼顾体质特征。例如,在精神调摄方面,气郁质者,多终日沉闷不乐,性格孤僻,多愁善感,应注意其情感上的疏导,减少其不良情绪,以防由体质特点发展为证候;阳虚质者,多萎靡不振,偏冷漠,多缺乏勇气,应帮助其燃起对生活的热情。总之,要根据个体体质特征,采用各种方法,保持心理平衡,促进心理健康,以助养生保健。食疗方面,体质偏阳者,进食宜凉而忌热;体质偏寒者,进食宜温而忌寒;体形肥胖者,多痰湿,饮食宜清淡而忌肥甘;胃酸者,忌酸、咸食品;阴虚之体,宜饮食甘润生津之品,忌辛辣燥烈之品;阳虚之体,宜多食温补助阳之品。

经典诵读

1. 气实形实,气虚形虚,此其常也,反此者病。谷盛气盛,谷虚气虚,此其常也,反此者病。脉实血实,脉虚血虚,此其常也,反此者病。

——《素问·刺志论》

2. 壮者之气血盛,其肌肉滑,气道通,营卫之行不失其常,故昼精而夜瞑。老者之气血衰,其肌肉枯,气道涩,五脏之气相搏,其营气衰少而卫气内伐,故昼不精,夜不瞑。

——《灵枢·营卫生会》

思 考 与 练 习

单选题

1. 体质是指人体的( )
   A. 身体素质 B. 身心特征 C. 心理素质 D. 遗传特质
2. 同一种疾病,用同一处方治疗而效果不一,与下列因素有关的是( )
   A. 体质 B. 煎药方法 C. 调护 D. 服药时间
3. 具有抑制、偏寒、多静等体质特征的是( )
   A. 痰湿质 B. 阴阳平和质 C. 偏阳质 D. 偏阴质
4. 具有亢奋、偏热、多动等体质特征的是( )
   A. 痰湿质 B. 阴阳平和质 C. 偏阳质 D. 偏阴质
5. 理想的体质应为( )

A. 痰湿质　　　　B. 阴阳平和质　　C. 偏阳质　　　　D. 偏阴质

6. 奠定中医体质理论基础的古典医籍是(　　)

A.《黄帝内经》　　B.《伤寒杂病论》　　C.《神农本草经》　　D.《难经》

真题链接

单选题

1. 某男,20岁。身体偏热,多动、好兴奋,其体质类型应辨为(　　)

A. 偏阴质　　　　　　B. 偏阳质　　　　　　C. 瘀血质

D. 痰湿质　　　　　　E. 阴阳平和质

（2015年国家执业药师资格考试《中药学综合知识与技能》真题）

2. 某女,22岁。身体偏寒,喜脉,少动,其体质类型应辨为(　　)

A. 偏阳质　　　　　　B. 气虚质　　　　　　C. 偏阴质

D. 痰湿质　　　　　　E. 瘀血质

（2016年国家执业药师资格考试《中药学综合知识与技能》真题）

（费　娜）

第七章 四 诊

学习导航
1. 掌握望神、望色、望五官的基本内容,结合进行中医诊察疾病基本技能的训练;舌诊的基本内容,结合进行中医诊察疾病基本技能的训练;脉诊的基本内容,结合进行中医诊察疾病基本技能的训练。
2. 熟悉问诊的基本项目。
3. 了解闻诊的诊断项目。

导学情景

在清代医家俞震编写的《古今医案按》中收录了一则有趣的案例:一位妇女,已有7个月的身孕。有一次出远门回家后,忽然觉得胎儿往上顶。孕妇自觉胸痛明显,坐卧不安。家人请来两位郎中为她诊治,却没有一点效果。两位郎中便告知患者及家属:"腹中的胎儿已经死了。"于是,郎中们将蓖麻子捣烂,加麝香调和,准备贴在孕妇的肚脐下面。他们告诉患者,这样做可以把死胎打出来。这时,心有疑虑的家人急忙又请来当地有名的陈良甫郎中。陈郎中对患者细致地诊察,在查看舌象和诊脉后,质问前面两位郎中为什么要打胎。郎中们的答复是胎儿已死。陈郎中反问道:"有什么依据能判断胎儿已死?"对方答道:"孕妇两手的尺脉沉绝。"陈郎中严肃地说:"你们这是误诊。辨别胎儿是否死亡,可以根据孕妇的面色和舌色判断。若孕妇面发红舌现青色,则意味着胎儿死母亲活;面发青舌现红色,则提示母亲死胎儿活;面、唇、口都现青色,则可能母子俱亡。该孕妇没有这些症状。面不青,舌不青,胎儿没有死。孕妇出现的症状是由于胎位向上,心脏受到压迫所致。"陈郎中遂以紫苏饮调理,孕妇服用十剂药后,孕妇痊愈,母子平安。

同学们要想向陈良甫郎中那样精确诊断,救死扶伤,就需要认真学习本章内容。

四诊是指望、闻、问、切四种诊察疾病的基本方法。

四诊是一套朴素的诊断系统,具有简单、方便、直观、灵活的特点,在感官所及的范围内收集信息,并即刻启用特殊的思维模式进行分析综合,及时作出判断。四诊是辨证的前提,也是在中医理论体系框架内研究和发展中医的主要手段。

四诊的基本原理是建立在整体观念和恒动观念的基础上,是阴阳五行、藏象经络、病因病机等理论学说的具体运用。四诊的基本原理还在于"知常达变",以正常的标准去衡量异常的表现,较为客观地评价身体的健康状况。

现代实验研究和临床实践都证明了体表和内脏相关的学说,身体任何一个局部都能在一定程度上反映整体的信息。因此,作为搜集临床资料的主要方法,四诊的结果要求客观、准确、系统、全面、重点突出,这就必须"四诊合参"。

第一节 望　　诊

医生运用视觉对人体全身和局部的一切可见征象及排出物等进行有目的的观察，以了解健康或疾病状态，称为望诊。望诊是形成和发展最早的一种诊法，因为视觉最为直观、方便，因此在收集病情资料的诸多手段中占首要地位。

人体的内脏与体表联系密切，这种联系通过经络及其中运行的气血得以实现。因此，通过对人体外部的观察，可以推测整体的健康状态和病变。正如《灵枢·本脏》篇所说："视其外应，以知其内藏，则知所病矣。"望诊的内容主要包括观察人的神、色、形、态、舌、皮肤、五官等部位，以及排泄物、分泌物的形、色、质、量等。望诊可分为全身望诊和局部望诊。其中，面诊和舌诊具有较大的临床实用价值。

一、望　　神

望神是观察人体生命活动的外在表现，即观察人的精神状态和机能状态。神是生命活动的总称，广义的神就是生命，狭义的神就是精神。神是以先天、后天之精及其所化生的气、血、津液为物质基础，并通过脏腑、组织的功能活动显现出来。因此，望神可以了解五脏精气的盛衰和病情轻重与预后。望神主要观察目光、面色、表情、言谈举止、感觉反应、声息体态等，尤应重视眼神和神情的变化。望神的结果常见得神、失神、假神，此外神气不足、神志异常等也属于望神的内容。

1. 得神　又称有神，是精充气足神旺的表现。得神见于正常人，若患者得神，是病轻的表现，预后良好。

得神的表现：神志清楚，语言清晰，面色明润含蓄，表情自然丰富，目光炯炯，神采内含，肌肉不削，反应灵敏，动作灵活，体态自如，呼吸平稳。

2. 少神　又称神气不足，是轻度失神的表现。少神介于得神和失神之间，常见于慢性病、虚证患者。

少神的表现：精神不振，健忘困倦，声低懒言，面色少华，表情淡漠，双眼乏神，怠惰乏力，动作迟缓，呼吸稍弱。

3. 失神　又称无神，是精亏神衰的表现，提示精气大伤，病情笃重，预后不良。失神多见于慢性久病。

失神的表现：精神萎靡，言语不清，或神昏谵语，面色晦暗，表情淡漠或呆板，目暗睛迷，瞳神呆滞，周身大肉已脱，反应迟钝，动作失灵，强迫体位，或循衣摸床，撮空理线，或卒倒而目闭口开，呼吸气微或喘。

4. 假神　又称"回光返照"或"残灯复明"，是危重患者出现的精神暂时好转的假象，是临终的预兆，往往有多种表现。假神的出现提示脏腑精气极度衰竭，正气将脱，阴阳即将离决，属病危。

假神的特点：危重病患者整体表现是精亏神衰，突然出现某些局部似为"好转"的表现，这种"好转"持续时间不长，病情会迅速恶化而致死亡。

假神的表现：久病重病之人，本已失神，突然精神转佳，目似有光，但却浮光外露；本已神昏或精神极度萎靡，突然神志似清，言语不休，想见亲人；本来面色晦暗，突然面似有华，颧赤如妆；本来毫无食欲，久不能食，突然索食且食量大增；本来卧床已久，身体沉重难移，突然能起床活动。

知识链接

神乱,又称为神志异常,也是失神的一种表现,多因邪气亢盛,脏腑功能严重障碍,气、血、津液失调所致,与精气衰竭的失神有本质上的不同。神乱的特点多为反复发作的神志异常,但缓解期一般神志正常,往往有特殊的病因、病机和发病规律。因此,神乱一般只作为诊病的依据,而不具有前述"失神"的临床意义,多见于脏躁、癫病、狂证、痫证、痴呆等。

二、望 面 色

望面色是观察面部颜色与光泽的一种望诊方法。古人把人体皮肤最容易显现出的颜色分为青、赤、黄、白、黑五种,因此望色又称为五色诊。皮肤的色泽变化以面部最为突出,且面部与脏腑经络关系密切。观察面部色泽简、便、验,所以,望面色成为全身望诊的重要组成部分。

(一)望面色的意义

心主血脉,其华在面。面部的脉络富集,脏腑气血皆上荣于面,手足三阳经也都循行经过头面。《黄帝内经》中阐述了面部分候脏腑的关系。五脏六腑的气血盛衰和受邪情况都可以通过面部呈现出来。此外,皮肤的颜色由脏腑功能活动产生,受精气的濡养而光彩于外。正如《四诊抉微》中说:"夫气由脏发,色随气华。"皮肤的光泽也能反映脏腑精气的盛衰变化,并协助判断病情的轻重与预后转归。望色时,要注意知常达变,综合判断;整体为主,荣枯为要;排除干扰,辨别假象。

(二)常色

常色是人在正常生理状态时的面部色泽,其特征是明润、含蓄。由于人的体质、禀赋不同,生理活动和自然环境不时变化,使得常色具有主色、客色的区别。

知识链接

主色是人与生俱来且终生不变的基本面色,属个体素质。由于民族、禀赋的不同,每个人的肤色不完全一致。中国人属于黄色人种,一般肤色都呈微黄。因自然环境(如季节、昼夜、气候等)的不同、生活条件(如饮食、起居、寒暖等)的差别或情绪波动等因素,人的面色、肤色发生的变化叫作客色,变化不如主色明显,并且是暂时的,易于恢复成主色。例如,一年四季中,人的肤色会呈现出春季稍青、夏季稍赤、长夏稍黄、秋季稍白、冬季稍黑的变化。

(三)病色

病色是指人体在疾病状态时的面部颜色与光泽,特征是晦暗、暴露。常色之外,其他一切反常的颜色都属病色。病色常被归为青、赤、黄、白、黑五类。根据病情的严重程度和预后吉凶,病色又分为善色与恶色。

1. 青色 主寒证、瘀血证、痛证、惊风。

寒凝气滞,经脉拘急;瘀血内阻;经脉痹阻不通;热盛动风或肝风内动,均可导致面现青色。面色苍白、淡青或青黑,多因阴寒内盛所致。面色青灰,口唇青紫,多因心血瘀阻所致。鼻头色青为腹中痛所致,青黑甚者为痛甚拘挛所致。小儿高热,面色青紫,在鼻柱、眉间及唇周显现青色是惊风先兆。

2. 赤色 主热证,也可见于戴阳证。

热盛血涌,面部脉络充盈;阴虚火旺,虚火上炎;久病或重病,阴盛格阳,虚阳上越,均可导致面现赤色。满面通红,多因外感发热或脏腑实热所致。两颧潮红,属虚热证。久病、重病患者,面色苍白,却时而泛红如妆,嫩红带白,游移不定,多为虚阳浮越的戴阳证,属真寒假热的危重证候。面赤如醉,多因胃热炽盛所致。小儿夜啼,面赤唇红,身腹俱热,小便不利而烦躁者,多因心火亢盛所致。

3. 黄色 主虚证、湿证。

脾失运化,水谷精微生化乏源,气血不充;脾不健运,水湿内停,泛溢肌肤,均可导致面现黄色。面色淡黄,枯槁无光,称为萎黄,多因脾胃气虚所致。面黄虚浮,称为黄胖,多因脾虚湿蕴所致。面黄发热,身重体痛,多因湿邪袭表所致。面目爪甲,一身俱黄,称为黄疸。面红黄,鲜明如橘色,属阳黄,多因湿热熏蒸所致。面暗黄,晦暗如烟熏者,属阴黄,多因寒湿郁阻所致。妇女面如熏黄者,多为经脉不调所致。

4. 白色 主寒证、虚证、脱血证。

阳气虚衰,气血行迟;寒凝血涩,经脉收缩;失血过多,脉道空虚,均可导致面现白色。面色淡白无华,唇舌淡白,多因血虚或失血所致。面色㿠白,多因阳虚所致。面色㿠白虚浮,多因阳虚水泛所致。面色苍白,多因阳气虚脱或失血过多所致。突然面色苍白或色白不泽,伴冷汗淋漓,多因阳气暴脱所致。

5. 黑色 主肾虚、水饮证、寒证、痛证和瘀血。

肾阳虚衰或肾阴亏耗,机体失养;水饮不化,气化不行;阴寒内盛,血失温养;脉络拘急,血行不畅均可导致面现黑色。面黑暗淡,不论病之新久,多因肾阳不足所致。面黑焦干,多因肾阴亏虚所致。目眶周围发黑,多因肾虚水泛或寒湿带下所致。面色口唇青黑,多因剧烈疼痛所致。面色黧黑,肌肤甲错,多因血瘀久停所致。印堂黑暗,耳门黑气入口者,为死证恶兆。

[要点:病色的临床提示意义]

三、望 形 态

望形态是通过观察患者形体与姿势动态来进行诊断的一种望诊方法,也是全身望诊的内容之一。望形态可了解脏腑气血的盛衰,阴阳邪正的消长,以及病势的顺逆和邪气之所在。

(一)望形体

望形体即望人体的宏观外貌,包括身体的强弱胖瘦、体型特征、躯干四肢、皮肉筋骨等。形体的强弱胖瘦与内脏精气的盛衰、功能状态相统一。因此,观察形体的强弱、胖瘦可以了解内脏的虚实、气血的盛衰和有关的病变。

若骨骼粗大、肌肉强健、皮肤润泽、胸廓宽厚等,属形体强壮,反映脏腑气血充实,不易生病,虽病但预后多佳。若骨骼细小、肌肉瘦削、皮肤干涩、胸廓狭窄等,属形体衰弱,反映脏腑精气不足,体弱易病,若病则预后较差。

若肌肉充盛者,形气有余,多为气血旺盛所致;肌肉瘦削,形气不足,多为气血亏虚所致。若体肥肉松,属形盛气虚;胖而能食,为形盛有余所致。中年发胖,虽属生理之常,但饮食减少、肤白无华、少气乏力、精神不振、大腹便便。形体偏胖易聚湿生痰,易患中风暴厥之证,故有"肥人多痰湿"之说。若形体消瘦,皮肤干燥不荣,兼见两颧发红、潮热盗汗、五心烦热等,多因阴血不足、内有虚火所致,故又有"瘦人多火"之说。形瘦食多,为中焦有火所致;形瘦食少,为中气虚弱所致。

(二)望姿态

姿态包括姿势与动态,即静态与动态。动静姿态与机体的阴阳盛衰和疾病的寒热、虚实密切相关。动属阳,反映机体功能亢进,多表现为躁动不安,提示阳证、热证、实证;静属阴,反映机体功能衰减,多表现为喜静懒动,提示阴证、寒证、虚证。正常的姿态是舒适自然,运动自如,反应灵敏,行住坐卧,各随所愿,皆得其中。疾病状态下,阴阳、气血的盛衰变化,使得姿态也随之出现异常改变,可以据此作为诊断的依据。望姿态,主要是观察患者的动静姿态、异常动作及与疾病有关的体位变化。

1. 坐姿 坐而喜俯,少气懒言,多为肺虚少气所致。坐而喜仰,挺胸抬头,多为肺气上壅所致。坐不得卧,卧则气逆,多为咳喘肺胀或为水饮停于胸腹所致。坐而难立,多为下肢痿痹、截瘫或重病正虚不支所致。

2. 卧姿　卧时常面向里,喜静懒动,身重不能转侧,多属阴证、寒证、虚证;卧时常面向外,躁动不安,身轻自能转侧,多属阳证、热证、实证。病重至不能自己翻身转侧时,多是气血衰败已极,预后不良。仰卧伸足,掀去衣被,多属实热证。蜷卧缩足,喜加衣被,多属虚寒证。卧不耐坐,坐则昏沉,常以手抱头,头倾不能昂,凝神熟视,多为血气双亏,精神衰败所致。蜷卧成团,多为阳虚恶寒或有剧痛所致。仰面伸足而卧,多属阳证热盛而恶热。卧而嗜睡者,多属脾虚;无睡,多为胃实所致。坐卧不安,多为烦躁之征或腹满胀痛所致。卧而翻滚不安,痛苦呻吟,多为阴寒邪盛、气机阻滞所致。

3. 动态　患者身体畏缩,添衣加被,恶寒喜暖,多为寒证;患者常欲揭衣被,恶热喜凉,多为热证。仰首喜光,多为热病;伏首畏光,多为头痛目疾。掷手扬足者,多为烦躁,属阳热之证;叉手冒心者,多为血亏,属虚证。行动小心翼翼,闻声则惕然而惊,多为惊悸。交手目瞀,多为肺病;手不欲动,多为脾虚;筋缓不行,多为肝劳。

4. 特殊姿态　痛证可见多种特殊姿态。以手护腹,行则前倾,弯腰屈背,多为腹痛。以手护腰,腰背直挺,转动困难,不得俯仰,多为腰腿痛。行走之际,突然停步,以手护心,不敢再动,多为真心痛。行则仰身突腹,多为腹有癥积、腰背强痛或为妊娠之形。蹙额捧头,多为头痛;皱其眉心,多有心忧。

衣被不敛,言语善恶,不避亲疏者,属神志错乱。四肢拘挛,口吐涎沫,伴有叫声,属痫证。骂詈笑歌,妄行不休,属狂证。卒倒而口开,手撒遗尿,属脱证;牙关紧闭,两手握固,属闭证。卒倒神昏,半身不遂,口眼㖞斜,属风中脏腑。卒倒神昏,四肢厥冷,呼吸自续,属厥证。睑、面、唇、指(趾)不时颤动,在外感热病多为发痉的预兆。四肢抽搐或拘挛,项背强直,角弓反张,属于痉病。手足软弱无力,行动不灵而无痛,属痿证。关节肿大或痛,以致肢体行动困难,属痹证。

四、望头面五官

头即头颅,五官即眼、耳、鼻、口、喉。望头面五官就是通过观察局部的形态色泽以诊断疾病的一种望诊方法。由于脏腑与头面五官相应,而头面五官又是人体与外界相通的中介,所以观察头面五官的色泽形态可以判断脏腑气血的盛衰与病变。

(一)望头面

头为精明之府,内藏脑髓,为元神所居之处;脑为髓之海,为肾所主,肾之华在发,发为血之余;头又为诸阳之会,脏腑精气皆上荣于头。望头部应观察头颅、囟门的形态变化,头发的形色变化。心之华在面,面部是脏腑精气上荣的部位,观察面部的色泽形态和神情表现,不仅可以了解神的衰旺,而且可以诊察脏腑精气的盛衰和有关的病变。

1. 头形　小儿头形过大或过小,伴有智力低下者,多因先天不足、肾精亏虚或大脑积水。小儿囟门凹陷,称为囟陷,是津液损伤、脑髓不足的虚证。两岁以下小儿,囟门闭合前,当哭闹之时,囟门暂时突起,不属病态。小儿囟门高突,称为囟填,多为邪热亢盛的实热证。小儿囟门迟迟不能闭合,而反见宽大,头缝开解,称为解颅,多为肾气不足、发育不良。

2. 面部　是脏腑精气上荣的部位,尤其是心功能活动的显现之处。望面部的色泽形态和神情表现,可了解神的盛衰,还可推测脏腑精气的盛衰和有关的病变。面部的神色望诊前面已有叙述,此处主要介绍面部的外形变化。面部水肿,不热、不红、不痛,兼见全身水肿,多属水肿病。面目水肿,不热、不痛,若皮薄光亮,发病较快,属阳水,为外感风邪、肺失宣降。面色㿠白,腰以下水肿明显,发病缓慢,属阴水,为脾肾阳衰、水湿泛溢所致。头面皮肤焮红肿胀,色如涂丹,压之褪色,伴有疼痛,称为抱头火丹,多为风热火毒上攻所致。头肿大如斗,面目肿盛,目不能开,称为大头瘟,多因天行时疫、毒火上攻所致。腮部一侧或两侧以耳为中心,突然肿起,逐渐胀大,边界不清,按之柔软或压痛,兼见咽喉肿痛或伴耳聋,属痄腮,现称腮腺炎,多因外感温毒之邪所致,小儿常见。面部单见口眼㖞斜,肌肤不仁,肌肉患侧偏缓,健侧紧急,患侧目不能合,口不能闭,不能皱眉鼓腮,称为"面瘫";患侧面肌弛缓,额纹消失,眼不能闭,不能皱眉鼓腮,鼻唇沟变浅,口角下垂,向健侧歪斜,饮食语言皆不利,属外周性面瘫,多为风邪中络或风痰痹阻所致。面呈惊怖貌,多见于小儿惊风或狂犬病患者。面呈苦笑貌,见于破伤风患者。

3. 头发 正常人发黑稠密润泽是肾气盛而精血充足的表现。发黄干枯,稀疏脱落,为精血不足,多见于虚损患者、重病之后或先天不足。小儿发结如穗,常见于疳积。青壮年头发稀疏易落,伴健忘、腰酸,为肾虚;伴头皮痒、多屑、多脂,为血热化燥。青年人白发,伴有耳鸣、腰酸等症,属肾虚;伴有失眠、健忘等症,为劳神伤血。中老年人头发斑白或全部白发,是肾气渐衰的征象,不属病态。头发过早变白或在短期内出现大量白发,多为血热或七情过度所致。突然出现片状脱发,显露圆形或椭圆形光亮头皮,不痛不痒,称为斑秃,多为血虚受风所致。头发干焦,成片脱落,皮红光亮,痒如虫行,称为油风,俗名"鬼剃头",多为风盛燥血不能荣养毛发所致。

(二)望目

中医的五轮学说将目划分为五大区域,分属于五脏。根据经络学说,足三阳经、手太阳经、手少阳经、手少阴经、足厥阴经、任脉、督脉、阴跷脉、阳跷脉皆与目有联系。因此,望目可以了解脏腑、经络的变化。正如《灵枢·邪客》中所说:"因视目之五色,以知五脏而决死生。"

1. 目神 望神必定望目。凡目睛黑白分明、精采内含、神光充沛、视物清楚者,为眼有神。凡白睛黯淡、黑睛晦滞、失去精采、浮光暴露、视物模糊者,为眼无神。若目外形无异,视力逐渐减退者,多因脾胃虚弱、肝血不足、肾经亏损所致。其中,夜间昏暗者,属阴虚;早上昏花者,属阳虚;日出则明,日入则暗者,属夜盲。

2. 目色 望目色沿用的是五色诊法。目内眦、目外眦赤色,属心火上炎。白睛赤色,属肺火或外感风热。眼胞皮红肿湿烂,属脾经湿热上攻。全目赤肿,属肝经风热。白睛变黄,属脾胃湿热或寒湿困脾。眼胞晦暗,属肾虚。目眶周围见青色,属纵欲劳伤或睡眠不足。

3. 目形 若目窠水肿,状如卧蚕,多属水肿。健康人低枕睡眠后一时性目胞微肿,不属病态。老年人下眼睑水肿,多属肾虚。若胞睑边缘肿起结节如麦粒,红肿较轻,属针眼,现称麦粒肿(眼睑炎),多因风热相搏或脾胃积热所致。若双侧眼球突出,兼咳喘上气,属肺胀;兼颈前肿块,属瘿瘤。若单侧眼球突出,多为外伤、眼部或颅内肿瘤所致。目窝凹陷,若微微下陷,多因阴液耗损所致;若下陷太甚,多因精气衰竭所致。若睫毛倒入目内,羞明流泪难睁,属倒睫,多因风热内积、肺脾气虚兼风所致。若有翳生于黑睛,瞳神色呈隐隐淡白,视物模糊或不能视物,属目翳,现称白内障,多因肝肾亏虚或脾胃虚弱所致。若昏睡露睛,多因脾胃虚衰或津液大伤所致。胞睑下垂,若见于双睑,多因先天不足、脾肾亏虚所致;若见于单睑,多因脾气虚衰或外伤所致,也可见于外周性面瘫。

4. 目态 单侧眼皮不由自主地跳动,属胞轮振跳,多因血虚生风、脾胃气虚所致。目睛上视,不能转动者,多因惊风、惊厥或精脱神衰所致。横目斜视,多因肝风内动所致。睛定不转者,为神亡之证。小儿瞻视偏斜,看东反西,属小儿通睛,多因先天不足或惊恐振击所致。

(三)望耳

肾开窍于耳,心寄窍于耳,耳为宗脉之所聚,所以耳与全身均有联系,尤其与肾、胆关系密切。望耳主要是观察耳郭的色、泽、形、态,也观察其分泌物的变化。

正常人耳肉厚而润泽,为肾精充足之征。若耳郭厚大,属形盛;耳郭薄小,属形亏。耳肿大为邪气实,耳瘦削是正气虚。耳薄而红或黑,多为肾精亏损所致。耳轮焦干多见于下消证。耳轮甲错多属久病血瘀。耳轮萎缩是肾气竭绝之危候。正常耳部色泽以红润为佳,如见黄、白、青、黑色,都属病象。全耳色青而黑多主痛证,色白多属寒证。耳轮焦黑干枯,是肾精亏极,精不上荣所致。耳背有红络,耳根发凉,多是麻疹先兆。耳内流脓者,为脓耳,多因肝胆湿热所致。耳内长出小肉,形如羊奶头者,属耳痔,多因肝经郁火、肾经虚火、胃部郁火所致。

(四)望鼻

肺开窍于鼻,鼻也为脾所主。根据经络学说,手足阳明经、手太阳经、足太阳经、足阳明经皆与鼻有直接联系。所以,观鼻可以了解整体的病变。望鼻主要观察鼻的色、形及其分泌物。

1. 鼻之色泽　鼻色明润,属胃气未伤或病后胃气来复。鼻头色青,多为腹中痛。鼻头色赤,多为酒渣鼻,常因邪热熏肺或血热入肺所致。鼻头色黄,多因湿郁化热或胸中有寒所致。鼻头色淡白,多因气虚血亏所致。鼻头色微黑者,多因脾虚湿生所致。鼻头枯槁,多因脾胃虚衰所致。鼻孔干燥,多因阴虚内热或燥邪犯肺所致。

2. 鼻之形态　鼻准贵乎丰隆,明堂广大者寿,小者殆;鼻之骨部起者主寿,骨部陷者主夭。鼻孔内赘生小肉,撑塞鼻孔,气息难通,称为鼻痔,多因肺经风热所致。鼻翼扇动频繁呼吸喘促者,称为鼻扇,如新病鼻扇,多为肺热;久病鼻扇,多因肺肾精亏所致。

3. 鼻之分泌物　鼻流清涕,为外感风寒;鼻流浊涕,为外感风热;鼻流浊涕而腥臭,为鼻渊,多因外感风热或胆经蕴热所致。鼻中流血即鼻衄,多因脏腑有热、肝不藏血、脾不统血所致。

(五)望口唇

脾开窍于口,其华在唇。口唇为饮食、声音出入的门户,为脏腑之要冲。根据经络学说,手足阳明胃经、足厥阴肝经、任脉、督脉、冲脉等均与口唇相连,望口唇可诊脾胃及其他脏腑的病变。望诊时要注意观察口唇的色泽、润燥、形态。

1. 望唇　常人唇色红润,提示胃气充足,气血调匀。唇色淡白,多为血虚或失血。唇色深红,多为热盛。唇红肿而干,多为热极。唇樱桃红,属煤气中毒。唇色青紫,多属血瘀。唇色青黑,多属寒盛、痛极。唇干裂,多为燥热伤津、阴虚液亏所致。唇糜烂,多为脾胃积热上蒸所致。唇内溃烂,其色淡红,多为虚火上炎所致。唇边生疮,红肿疼痛,多为心脾积热所致。小儿唇红、厚者,为脾胃健,易养;妇人唇红厚者,为冲脉盛,易产。

2. 望口　张口不闭主虚,噤口不开主实。口如鱼口,张口气直,但出不入,多为肺气将绝。口闭难开,牙关紧闭,多为肝风内动,筋脉拘急。上下口唇紧聚,属正邪交争,见于新生儿脐风、破伤风。口角向一侧歪斜,属风邪中络,见于中风。小儿口中流涎,多为脾胃虚寒、心胃火盛;成人口角流涎,多为风中于络、风痰上涌、脾虚湿盛、脾胃热蒸。

(六)望齿、龈

肾主骨,齿为骨之余,故齿的生长、更换、脱落,皆与肾气盛衰有关。龈能护齿,为手足阳明经贯络之处,可见齿、龈与肾、胃、大肠等脏腑密切相关。望齿、龈可以诊察肾、胃的病变及津液的盈亏。望诊时主要观察齿、龈的润枯、色泽和形态。

1. 望齿　牙齿洁白润泽者,为肾气充足,津液未伤。年幼者齿白,为身体健康之征。年长者,齿渐变黄,为生理之常。齿忽变黄,多属肾虚。牙齿干燥,为胃津受伤所致;齿燥如石,为胃肠热极所致。牙齿松动稀疏,齿根外露,多属肾虚或虚火上炎。小儿齿出偏斜稀疏者,多为胃气不足所致;齿落久不生者,多为肾与督脉俱虚所致。老人齿渐稀疏,或齿长而垢,逐渐脱落,为生理之常,属肾气渐衰。睡中啮齿,多胃热或虫积。病中咬牙啮齿,多为肝风内动所致。牙齿有洞腐臭,多为龋齿,俗称"虫牙"。齿滋润者,津液犹充;齿干燥者,津液已耗;形色枯槁者,精气内竭;形色明亮者,精气未衰。

2. 望龈　正常人牙龈淡红而润泽,是胃气充足、气血调匀之象。牙龈红肿疼痛,多为胃火亢盛。牙龈淡白,多为血虚。牙龈软而色淡,多为肾元虚乏或胃阴不足所致。牙龈微红,微肿不痛,或兼齿缝出血者,多为肾阴不足、虚火上炎所致。牙龈淡白,不肿不痛,齿缝出血者,多为脾不摄血所致。初起牙龈宣肿,日渐腐颓,久则削缩,牙根宣露,称为"牙宣",多为胃火上蒸、邪热熏灼牙龈所致。牙龈出血如涌,血色鲜红,龈肿赤而痛者,多为胃肠实热所致。牙龈渗流清血,龈烂不痛者,多为胃肾阴亏、虚火伤络所致。

(七)望咽喉

咽喉为水谷之通道,气息之门户,故与肺、胃密切相关。以脏腑而论,咽又与肝、肾相关;以经络而言,除足太阳经和手少阳经之外,十二经脉中的其余诸经皆与咽喉有关。因此,许多脏腑、经络的病变,可以通过咽喉的异常表现反映出来,尤其是对肺、胃、肝、肾的病变,诊断价值更大。在生理状态下,咽喉色泽淡红,光洁润滑,不痛不肿,呼吸通畅,发音正常,开合启闭灵活,食物下咽顺利无阻。

1. 色泽异常　咽部红肿,灼热疼痛,兼见风热表症,多为风热犯肺所致。咽部深红,肿痛明显,甚至溃烂,有黄白色脓点,多因肺胃热毒壅盛所致。咽部嫩红,不肿微痛,反复发作,或喉痒干咳,多因虚火上炎所致。咽喉漫肿,其色淡红,多因痰湿凝聚所致。

2. 形态异常　若咽喉红肿剧烈,一侧或两侧喉核红肿肥大,形如乳头,表面有黄白色脓点,范围固定,拭不出血,属乳蛾,多因肺胃热盛、虚火上炎、气血瘀滞所致。咽部溃烂处表面覆盖的一层黄白或灰白色膜,称为假膜。假膜松厚,容易拭去,去后不出血,则病情较轻,多因胃热所致;假膜坚韧,不易拭去,重剥出血,很快复生,则病情较重,多因疫毒内攻、肺胃热毒伤阴所致。咽部肿势高突,色深红,周围红晕紧束,伴发热不退,多已成脓;咽部肿势散漫,无明显界限,色浅淡,疼痛不甚,多未成脓。

五、望躯体

(一)望颈项部

颈项是连接头部和躯干的部分,前部称为颈,后部称为项。手足阳明经与任脉行于颈,太阳经与督脉行于项,少阳经行于两侧,是经气运行之路。颈项若有阻滞,可引起全身的病变;脏腑气血失调,也往往可在颈项部反映出来。望颈项部应注意外形和动态变化。

1. 外形变化　颈部结喉处有肿块突起,或大或小,或单侧或双侧,可随吞咽移动,皮色不变也不疼痛,缠绵难消,且不溃破,称为瘿瘤,俗称"大脖子",多因肝郁气滞痰凝所致。颈侧颔下有肿块,累累如串珠,皮色不变,初觉疼痛,称为瘰疬,多因肺肾阴虚、外感风火时毒夹痰所致。

2. 动态变化　颈项软弱无力称为项软,多因先天不足、肾阴亏虚所致。项部拘紧或强硬,前俯后仰及左右转动困难者称为项强,多因风寒侵袭太阳、风温火毒上攻、肝阳上亢所致。睡眠之后项强而痛,并无其他不适,称为落枕,多因项部经络阻滞所致。颈部脉管明显胀大,平卧时更甚,称为颈脉怒张,多因心血瘀阻、肺气壅滞、心肾阳虚、水气凌心所致。

(二)望胸部

胸廓较正常人扁平,前后径小于左右径的一半,颈部细长,锁骨突出,两肩向前,锁骨上、下窝凹陷,称为扁平胸,多因肺肾阴虚、气阴两虚所致,也可见于体弱、消瘦之人。胸廓膨隆,前后径与左右径约相等,颈短肩高,锁骨上、下窝平展,肋间加宽,胸廓呈圆桶状,称为桶状胸,多因久病咳喘耗伤肺肾、肺气壅滞不宣所致。小儿胸廓向前向外突起,变成畸形,称为鸡胸,多因先天不足、后天失调、骨骼失于充养所致。肋骨硬块突起,连如串珠,是佝偻病,多因肾精不足、骨质不坚、骨软变形所致。妇女哺乳期乳房红肿热痛,乳汁不畅,甚则破溃流脓,身发寒热,为乳痈,多因肝气不舒、胃热壅滞、外感邪毒所致。

(三)望腹部

仰卧时前腹壁明显低于胸耻连线,称为腹部凹陷。若伴形体消瘦,多因脾胃虚弱、气血不足所致;若见腹皮甲错,深凹着脊,多因精气耗竭所致,属病危。仰卧时前腹壁明显高于胸耻连线,称为腹部膨隆。若见腹部膨胀,四肢消瘦,多属臌胀,常因肝气郁滞、湿阻血瘀所致;腹部胀大,周身俱肿者,多属水肿,常因肺、脾、肾三脏功能失调,水湿泛溢肌肤所致;局部膨隆,多见于腹内有癥积。

(四)望背部

脊柱后突,背部凸起的称为驼背,多因失天不足、后天失养、骨失充、脊柱变形所致。患者病中头项强直,腰背向前弯曲,反折如弓状者,称为角弓反张,多见于破伤风或痉病。痈、疽、疮、毒,生于脊背部位的统称发背,多因火毒凝滞肌腠所致。

(五)望腰部

腰部疼痛,转侧不利者,称为腰部拘急,多因寒湿外侵、外伤闪挫。腰部皮肤生有水疮,如带状簇生,累累如珠,称为缠腰火丹,多因外感邪毒。

(六)望前阴

1. 阴茎　萎软,缩入小腹,称为阴缩,多因阳气亏虚、寒凝经脉所致。阴茎硬结,破溃流脓者,常见于疳证。

2. 阴囊　阴囊肿大,疼痛不硬者为㿉疝。阴囊肿大,不痒不痛,皮泽透明者为水疝。阴囊内有肿物,卧则入腹,起则下坠者为狐疝。

3. 女阴　妇女阴中突物如梨状,称阴挺,多因中气下陷、升提乏力所致。

(七)望后阴

肛门内外之周围有物突出,肛周疼痛,甚至便时出血者,称为痔疮,有内痔、外痔、混合痔之分。痔疮溃烂,日久不愈,在肛周发生瘘管,管道或长或短,或有分支或通入直肠,称为肛瘘。肛门上段直肠脱出肛外,称为脱肛。肛门有裂口,疼痛,便时流血,称为肛裂。

六、望 四 肢

四肢是两下肢和两上肢的总称,五脏均与四肢有关,而脾与四肢的关系尤为密切。就四肢与经脉的关系而言,上肢为手三阴、手三阳经脉循行之处,下肢为足三阴、足三阳经脉循行之处。望四肢主要是观察手足、掌腕、指趾等部位的形态色泽变化。

1. 望手足　手足拘急,屈伸不利者,多因寒凝经脉所致。手足振摇不定,多因肝筋失养、虚风内动所致。手足抽搐,多因邪热亢盛、肝风内动所致。扬手掷足,多因内热亢盛所致。四肢肌肉萎缩,多因脾气亏虚所致。半身不遂为痿证,胫肿或跗肿指压留痕为水肿,足膝肿大而股胫瘦削为鹤膝风。

2. 望掌腕　掌心皮肤燥裂、疼痛,迭起脱屑,称鹅掌风。

3. 望指趾　指趾关节肿大变形,屈伸不便,多因肝肾亏虚所致。足趾皮肤紫黑,溃败流水,肉色不鲜,味臭痛剧,为脱疽。

七、望 皮 毛

望皮毛是通过观察皮毛的色泽形态进行诊断的一种望诊方法。望皮毛可以了解气、血、津液的盛衰,测知内脏的病变和邪气的性质,也可判断疾病的吉凶顺逆等预后情况。

(一)色泽

1. 丹毒　是指皮肤突然鲜红成片,色如涂丹,边缘清楚,灼热肿胀的皮损。发于头面者称"抱头火丹",多因风热化火所致;发于小腿足部者称"流火",多因湿热化火所致;发于全身、游走不定者称"赤游丹"。丹毒总属心火偏旺,又遇风热恶毒所致。

2. 皮肤发黄　是指面目、皮肤、爪甲俱黄,属黄疸,分为阴黄、阳黄两类。"阳黄"色鲜明如橘子色,多因脾胃湿热或肝胆湿热所致;"阴黄"色晦暗如烟熏,多因脾胃为寒湿所困所致。此外,小儿"胎黄"也表现为遍体面目皆黄。

3. **皮肤黑斑** 是指面、手、乳晕、腋窝、外生殖器、口腔黏膜等处皮肤出现点状、网状、片状、地图状的棕黑色斑点,不高出皮肤。多因肝郁气滞、湿热内蕴、瘀血内停、脾虚不运、阴虚火旺所致。

4. **虫积白斑** 是指面部出现白或灰白色,大小不等的圆或椭圆形皮损。其表面干燥,边界不清,有少量灰白色鳞屑,时有瘙痒。虫积白斑多见于儿童,多因内生虫积,暗耗气血,肌肤失养所致。

5. **暑湿郁肤白斑** 是指白色或灰白色斑点状、表面微亮、微痒,搔后有细屑如糠的皮损。其好发于夏令,多见于颈、腋、胸、背、四肢伸侧。多因湿热交蒸,侵袭肌腠,郁而不泄所致。

6. **紫白癜风** 是指游走性、斑点状、可蔓延成片的皮损,俗名汗斑。其皮色变赤者为紫癜风,变白者为白癜风。常见于面项,初无痛痒,久之微痒。多因素体热盛,感受风邪湿气,气血凝滞所致。

(二)形态

1. **斑疹** 斑是指与皮肤平齐的深红色或青紫色皮损,呈点状、片状或网状,边缘清楚,抚之不碍手,压之不褪色。疹是指高出皮肤的红色或紫红色皮损,呈粟粒状疹,抚之碍手,压之褪色。斑、疹均为全身性疾病表现于皮肤的症状。斑多因外感温热邪毒、脾不摄血、寒凝气血及外伤所致。疹以风疹、瘾疹、麻疹常见,多因外感风热、热入营血及过敏所致。若斑疹色红,从胸腹蔓延至四肢,斑疹发后热退神清者,为邪去正安;若色深红或紫暗,稠密成团,从四肢扩散到胸腹,壮热不退,神志不清者,为邪气内陷。

2. **风团** 是指呈团块样隆起,大小、形状不一,堆累成块或融连成片的皮损。其发生突然或迅速消退而不留痕迹,俗称"风疙瘩"。多因风邪袭表、胃肠积热、血热瘀滞、血虚受风所致。

3. **痘证** 是指皮肤起疱,形似豆粒的皮损,通常伴有外感证候,常见于天花、水痘等。水痘的水疱呈椭圆形,大小不等,如绿豆或豌豆,由小扩大,陆续出现;位置表浅,容易破溃,浆薄如水,清澈如珠,晶莹明亮;逐渐演变为隐红色疱疹,边缘不整,周围红晕,不结厚痂,不留痘痕。多因风温时毒,经口鼻而入,郁于肺、脾二经,温热与湿邪相搏,透达皮肤所致。

4. **出疹** 是某些疾病发展过程中的一种皮损症状,有的疾病以出疹为主要特征。疹形为饱满实心的丘疹,小如粟粒,大如豆瓣,高出皮肤,抚之碍手,常见于风疹、瘾疹、麻疹、皮肤粟疹等病症。麻疹是儿童常见的传染病,前期表现为耳、尻俱冷,耳后起红筋,恶寒发热、鼻流清涕、咳嗽喷嚏;3~4天后,遍体出现红色疹点,形如麻粒,尖而稀疏,抚之触手,从头面逐渐扩散到胸腹,逐渐稠密,多因感受时毒邪气所致。瘾疹,现称荨麻疹,发病急骤,突然瘙痒,搔后发红,迅速融合成隆起的风团,数目、形状、部位皆不定,消退迅速,不留痕迹,时隐时现。多因禀赋不足、气血失调、营卫失和、偶感外邪所致。

5. **痱子** 是指表现为针头或粟粒大小的红色丘疹或水疱,好发于夏季,以头面、颈项、躯干、肘窝部位多见,小儿或肥胖者是高发人群,多因暑湿熏蒸肌肤所致。

6. **蛇串疮** 是指好发于胸腹腰部、呈带状分布的粟粒或绿豆状皮损,现称带状疱疹。发疹前,局部皮肤知觉过敏,灼热,刺痛,继之出现红斑、水疱,粟粒至绿豆大小,簇集成群,互不融合,呈带状分布,最后水疱干燥结痂,脱落后遗留暂时性褐斑。多因心肝火旺、肺脾湿热及气滞血瘀所致。

7. **湿疹** 急性者,可见于任何部位。初起皮肤潮红,之后形成水肿性红斑,上有针头大小的密集丘疹或水疱。风胜者瘙痒明显、泛发全身、渗液较少;热胜者红肿热痛明显;湿胜者糜烂渗液,浸淫成片。好转期红斑水肿消退,渗液停止,干燥结痂,脱落后留有痕迹,日久可自行消退。急性湿疹多因湿热蕴伏,复感外邪,风、湿、热邪搏于肌肤所致。急性者反复发作可迁延成慢性,表现为皮疹局限,皮肤增厚,边界清晰,有少量丘疹、抓痕、血痂或褐色斑,时轻时重,经年累月。慢性湿疹多因风湿热邪郁而化火,伤阴耗血,血虚生风化燥所致。

8. **皮肤皲裂** 是指皮肤呈现深浅不等的裂口,呈线状、纹状或沟状裂隙,多因气血不和、风寒外袭所致。

9. 痈疽疔疖　是疮疡一类外科疾病的总称,因发生部位和病因病机不同,又各有多种名称。痈是指红肿高大,根盘紧束,伴焮热疼痛者的皮损,多因湿热火毒内蕴、热盛肉腐所致,属热证、实证。疽是指漫肿无头,根脚平塌,肤色不变,不热少痛的皮损,多因寒痰凝滞或五脏风毒积热所致,属阴证、寒证。疔是指初起如粟如米,根脚坚硬较深,麻木或发痒,继则顶白而痛的皮损,多因火热毒气流窜经脉、气血凝结所致。疖是指位置浅表,形小而圆,红肿热痛不明显,容易化脓、脓溃即愈的皮损,多因暑湿阻于肌肤或脏腑蕴积湿热所致。

八、望 爪 甲

爪甲包括指甲与趾甲,望爪甲是通过观察爪甲形色进行诊断的一种方法。肝之华在爪,爪为筋之余,所以诊爪甲可以候肝胆。爪甲位居四肢末端,有末梢血循环布散;爪甲的生长,离不开气血的推动和濡润,故望爪甲可了解全身气血的盛衰,以及邪气的位置浅深和性质。

望爪甲时,手指置于自然光线下,自然伸直,掌心向下,指甲微微上翘。在距指甲一尺左右的距离观察,包括甲体、甲床、月痕、皱襞等。正常的指甲呈淡红色,表面光滑,纵横皆微曲呈弧形,厚薄适中而坚韧,月痕清晰,皱襞红润柔韧整齐。甲上无嵴棱沟裂,甲下无斑纹瘀点。轻压指甲,松后红润如故。

若指甲软薄,多为气血不足所致。若指甲粗厚,表面失去光泽,高低不平,枯槁变脆,多因气虚血燥或水湿浸渍所致。若指甲软萎苍白,压之白而无华,多为气虚或气血两虚所致。若指甲呈黑色,多为瘀血或肾气绝所致。若爪甲色青,多为寒证、瘀血或邪热亢盛。若指甲赤色,多为热盛或气滞血瘀所致。若指甲色黄,多为湿热熏蒸所致。若指甲脆裂,多因血瘀或血虚风燥所致。若指甲变薄发软,如匙形,多因气虚血亏、肝血不足或脾失健运所致。若由甲根向远端突起数条纵行的嵴棱,使表面凸凹不平,多因肝肾阴虚、气血亏虚或甲床损伤所致。若甲板出现数条凹陷之横沟,使表面凹凸不平,多因肝气郁结、邪热肺燥或气虚血瘀所致。若指甲下见条状斑纹,杂以稀疏斑点,多为小儿疳积、虫积。

九、望 舌

望舌属局部望诊的内容之一,是通过观察舌象进行诊断的一种望诊方法。舌象是由舌质和舌苔两部分的色泽形态构成的形象。望舌主要是观察舌色、舌形、舌态、苔色、苔质等。

(一)舌诊原理

舌的血管网络丰富,与心主血脉的功能相关;舌的运动灵活,能协助发音,形成语言,与心主神志的功能相关。因此,舌象首先反映心的功能状态。舌的味觉可影响食欲,舌下金津、玉液二穴能不断分泌津液,以濡润舌体,协助搅拌食物,以助消化。因此,舌象还能反映脾胃的功能状态。此外,舌与内脏的联系还通过经脉的循行来实现。根据《黄帝内经》的记载,心、肝、脾、肾等脏及膀胱、三焦、胃等腑均通过经脉、经别或经筋与舌直接联系;肺、小肠、大肠、胆等,虽与舌无直接联系,但根据经络的流注次序和表里相合关系,诸脏之经气,也可间接通于舌。由此看来,舌不仅是心之苗窍、脾之外候,而且也是五脏六腑之外候。生理上,脏腑的精气可通过经脉联系上达于舌,营养舌体并维持舌的正常功能活动。病理上,脏腑的病变也可以通过舌反映出来。

(二)舌的分部和形态

望舌的部位主要是舌体。舌体的前端称为舌尖,以候心肺;舌体的中部称为舌中,以候脾胃;舌体的后部、人字形界沟之前,称为舌根,以候肾;舌体的两侧称为舌边,以候肝胆(图7-1)。舌面上覆盖着一层半透明的黏膜,舌体黏膜粗糙,形成许多突起,称为舌乳头,其中丝状乳头与蕈状乳头与舌象的形成关系密切。丝状乳头脱落的上皮细胞与食物残渣、唾液等混合后,形成平铺于舌黏膜表面的舌苔。蕈状乳头的形态及色泽的变化,是舌质变化的主要因素。

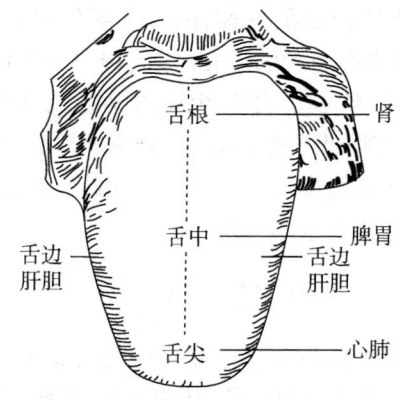

图 7-1 舌体的脏腑对应位置

(三)望舌的方法

望舌时,患者取坐位或仰卧位,面向自然光线,头略上扬,尽量张口,自然将舌伸出口外,舌体放松,舌面平展,舌尖自然垂向下唇。望舌可沿舌尖→舌中→舌边→舌根的顺序进行。由于舌质的颜色易变,而舌苔相对固定,因而望舌应当先看舌质再看舌苔。望舌质,主要观察舌质的色泽、荣枯、老嫩、胖瘦、点刺及动态;望舌苔,重点观察舌苔的有无、厚薄、腐腻、润燥、颜色等。在望舌过程中,即要迅速敏捷,又要全面准确,尽量减少患者伸舌的时间,以免口舌疲劳。若一次望舌判断不准,可让患者休息片刻后再重新望舌。

(四)望舌的注意事项

望舌时,最好选择充足、柔和的自然光线,面向光亮处,使光线直射口内。晚上或光线昏暗处,舌苔的黄、白二色不易分辨,因此望舌可以使用日光灯或强光手电筒照明,必要时,在白天复查一次。

饮食对舌象影响很大,会引起舌质和舌苔的变化。饮水后立即望舌,可见舌面湿润;反复咀嚼食物可使厚苔转薄;过冷、过热的饮食或辛辣刺激的食物可影响舌色。此外,某些食物或药物会使舌苔染色,出现假象,称为"染苔"。

(五)正常舌象

正常舌象的主要特征:舌体柔软灵活,舌色淡红明润,其胖瘦、老嫩、大小适中,无异常形态;舌苔薄白均匀,苔质干湿适中。正常舌象简称为"淡红舌,薄白苔"。

知识链接

季节和时间的变化会影响正常的舌象。例如,夏季暑湿较盛,舌苔多厚而淡黄;秋季燥气当令时,苔多薄而干;冬季严寒,舌常湿润。年龄的变化也会影响正常舌象。例如,小儿因形气未充,常见异常舌象,如易患舌疾,常见白膜或剥苔,舌多红点,或常因脾胃不和而生厚苔;老年人因气血不足、脾肾亏虚,舌会出现裂纹、少苔、无苔、苔浮白或舌胖嫩。男女因体质禀赋不同,往往也会影响正常舌象。例如,男性气壮,血不易瘀,故见瘀血舌黑多属危症;女性经期时来时断,与病相触最易停瘀,故瘀血舌黑常见。此外,习惯与嗜好对正常舌象也有很大影响。例如,没有刷牙习惯的人,多口臭而有黄腻苔;习惯张口呼吸者,舌质多干;嗜茶无度者,舌多湿润。

(六)望舌质

1. **舌色** 是指舌质的颜色,一般可分为淡白、淡红、红、绛、紫等。除淡红色为正常舌色外,其余都是主病之色。

(1)淡红舌:舌色白里透红,不深不浅,淡红适中。淡红色乃气血上荣的表现,为正常舌色。

(2)淡白舌:比淡红舌颜色浅淡,白多红少,甚至全无血色。淡白舌主虚寒证、气血两虚证或阳虚证。

(3)红舌:比较淡红舌颜色稍深,甚至呈鲜红色。红舌主热证;若红舌见于整个舌体,主实热证;只见于舌尖或舌的两边,主虚热证。

(4)绛舌:较红舌颜色更深或略带暗红色。绛舌主里热亢盛、阴虚火旺。

(5)紫舌:全舌紫色或局部现青紫斑点,分为淡紫舌、紫红舌、紫绛舌、青紫斑点舌。紫舌主血行不畅。

2. 舌形　是指舌体的形状,包括老嫩、胖瘦、胀瘪、裂纹、芒刺、齿痕等异常变化。

(1)苍老:舌质纹理粗糙或皱缩,形色坚敛而不柔软,舌色偏暗。苍老舌多属实证。

(2)娇嫩:舌质纹理细腻,浮胖娇嫩,舌色多浅淡。娇嫩舌多主虚证。

(3)胖大:舌体比正常人大而厚,伸舌满口或有齿痕。严重者舌体肿大满嘴,不能缩回闭口,成为肿胀舌。胖大舌主水湿内停、痰湿热毒上泛。

(4)瘦薄:舌体比正常舌瘦小而薄。瘦薄舌主气血两虚和阴虚火旺。

(5)点刺:点,指舌面鼓起的红色或紫红色星点;刺,指乳头突起如刺,摸之棘手。点、刺多见于舌尖部。点刺舌主血分热盛、脏腑热极。

(6)裂纹:舌面上有多少不等、深浅不一、形状各异的裂纹,沟裂中并无舌苔覆盖。裂纹舌主热盛伤阴、血虚不润、脾虚湿侵。

(7)齿痕:舌体边缘有牙齿压印的痕迹。齿痕舌主脾虚或水湿内盛。

3. 舌态　指舌体的动态,异常的舌态有强硬、痿软、舌纵、短缩、麻痹、颤动、歪斜、吐弄等。

(1)强硬:舌体失其柔和,板硬强直,运动不灵。强硬舌多因高热伤津、热入心包、风痰阻络所致。

(2)痿软:舌体软弱无力,不能随意伸缩回旋。痿软舌多因气血俱虚、阴液亏损所致。

(3)短缩:舌体卷短,紧缩而不能伸长。短缩舌多因热盛伤津、寒邪内侵、痰湿内阻、脾肾两虚所致。

(4)歪斜:伸舌时舌体偏向一侧,或左或右,舌体不正。歪斜舌多见于中风先兆或中风。

(5)颤动:舌体振颤抖动,不能自主。颤动舌多因热极生风、阴虚风动、血虚生风或阳亢风动所致。

(6)吐弄:吐舌为舌常伸出口外;弄舌为舌如蛇舐,上下左右伸缩动摇,或舌微出口外,立即收回。两者合称为吐弄舌,多因心、脾二经有热所致。临床上,吐舌多见于疫毒攻心或正气已绝,弄舌多见于动风先兆或小儿智力发育不全。

(七)望舌苔

正常的舌苔是胃气上蒸于舌面所生。胃气的盛衰可通过舌苔的变化反映出来。正常的舌苔一般是薄而均匀,干湿适中,舌面的中部和根部稍厚。病理性舌苔的形成,一是胃气夹饮食物积滞之浊气上升而生,一是邪气上升而形成。望舌苔主要是观察苔质和苔色两方面的变化。

1. 苔色　即舌苔的颜色,一般分白、黄、灰、黑四种。苔色与病邪性质有关,所以观察苔色可以了解疾病的性质。

(1)白苔:主表证、寒证、湿证,也见于正常舌象。

苔白而薄,透过舌苔可看到舌体,称为薄白苔,多因表证初起、外感寒湿、阳虚内寒、水湿内停所致。苔白而厚,不能透过舌苔见到舌体,称为厚白苔,多因湿浊内停、燥热伤津所致。

(2)黄苔:主里证、热证。

根据苔黄的程度又分淡黄苔、深黄苔和焦黄苔。黄苔多分布于舌中,也可布满全舌。苔色愈黄,说明热邪愈甚,淡黄苔为热轻,深黄苔为热甚,焦黄苔为热极。舌尖苔黄提示热在上焦;舌中苔黄提示热在胃肠;舌根苔黄提示热在下焦;舌边苔黄提示肝胆有热。舌苔由白转黄或呈黄白相兼,提示外感表证处于化热入里、表里相兼阶段。

(3)灰苔:主里证,有寒热之分。

灰苔即浅黑色苔,常由白苔晦暗转化而来或与黄苔同时并见,多为阴寒内盛、痰饮内停、热炽伤津、阴虚火旺等所致。

(4)黑苔:主里证,有寒热之分。

黑苔较灰苔色深,多由灰苔或焦黄苔发展而来,常见于疾病的严重阶段,多为热极津枯或寒盛阳衰所致。吸烟者舌见黑苔应另当别论。

2. 苔质 指舌苔的形质,包括厚薄、润燥、腐腻、剥落、有根无根等变化。

(1)厚薄:薄苔,又称见底苔,透过舌苔能隐隐见到舌质;厚苔,又称不见底苔,不能透过舌苔见到舌质。苔的厚薄以"见底"和"不见底"为标准,主要反映邪正的盛衰和邪气之浅深。薄苔是正常舌苔的表现之一;厚苔主痰湿、食积、里热等证。苔的厚薄能判断邪气的深浅。薄苔见于外感疾病初起;厚苔提示外感病邪气已入里、胃肠内有宿食或痰浊停滞,病情较重。

(2)润燥:舌面润泽有津,干湿适中,为润苔。舌面水分过多,伸舌欲滴,扪之湿滑,为滑苔。舌面望之干枯,扪之无津,苔质粗糙,为燥苔。舌苔干结粗糙,津液全无,为糙苔。舌苔的润燥能反映体内津液的盈亏和输布情况。润苔可见于正常舌苔。若病中见润苔,提示体内津液未伤,如风寒表证、湿证初起、食滞、瘀血等均可见润苔。滑苔是水湿之邪内聚的表现,多因痰饮或寒湿。燥苔提示体内津液已伤,多见于热盛伤津或津液输布障碍。糙苔为热盛伤津之重证。

(3)腐腻:苔质疏松,颗粒粗大,形如豆腐渣堆积舌面,边中皆厚,揩之可去,称为腐苔。苔质致密,颗粒细小,融合成片,中间厚边周薄,揩之不去,刮之不脱,表面有一层腻状黏液,称为腻苔。苔的腐腻可判断阳气与湿浊的消长变化。腐苔多见于痰浊、食积,且有胃肠郁热之证。腻苔多见于痰饮、湿浊内停等证。

(4)剥落苔:舌面本有舌苔,但疾病过程中舌苔部分或全部脱落,脱落处光滑无苔而可见舌质。剥落苔的范围大小,多与气阴或气血不足程度有关。剥脱的部位,多与舌面脏腑分布相应。观察舌苔的有无、消长及剥脱变化,不仅能测知胃气、胃阴的存亡,也可反映邪正盛衰,判断疾病的预后。舌苔从有到无是胃的气阴不足、正气渐衰的表现;但舌苔剥落之后,复生薄白之苔,为邪去正胜、胃气渐复的佳兆。

(5)有根苔与无根苔:无论苔之厚薄,若紧贴舌面,似从舌里生出者是为有根苔,又叫真苔;若苔不着实,似浮涂舌上,刮之即去,非如舌上生出者,称为无根苔,又称为假苔。有根苔表示病邪虽盛,但胃气未衰;无根苔表示胃气已衰。

(八)舌诊的临床意义

1. 辨别病位浅深

(1)外感病:苔薄白,疾病初起,病情轻浅;苔黄厚,舌质红,病邪入里,病情较重,主气分热盛;邪入营分,舌绛;邪入血分,舌质深绛或紫暗,苔少或无苔。

(2)内伤杂病:舌尖红起芒刺,属心火亢盛;舌边红,为肝胆有热所致;舌苔白而厚腻,为脾失健运、湿邪内阻所致;舌中苔黄厚腻,属脾胃湿热;舌体颤动,属肝风内动;舌体歪斜,为中风或中风先兆。

2. 区别病邪性质 外感风寒,苔多薄白;外感风热,苔多薄白而干;寒湿为病,舌淡苔白滑;湿浊、痰饮、食积或外感秽浊之气,舌苔厚腻;燥邪为患,舌红少津;实热证,舌红绛苔黄燥。

3. 判断邪正盛衰 舌体淡红,柔软灵活,苔薄白而润,提示正气充足,气血运行正常,津液未伤。舌色淡白,舌干苔燥,提示气血两虚,津液已伤。舌苔有根,提示胃气充足。舌苔无根或光剥无苔,提示胃气衰败。

4. 推断病势进退　苔色由白转黄、由黄转为灰黑,苔质由薄转厚、由润转燥,提示病邪由表入里,由轻变重,由寒化热,津液耗伤,为邪热内盛,病势发展。舌苔骤增骤退提示病情暴变所致。薄苔突然增厚提示邪气急骤入里;满舌厚苔突然消退提示邪盛正衰、胃气暴绝,两者皆为恶候。

5. 估计病情预后　舌荣有神,舌面有苔,舌态正常,提示邪气未盛、正气未伤、胃气未败,预后较好;舌质枯晦,舌苔无根,舌态异常,提示正气亏虚、胃气衰败,病情多凶险。

[要点:区别正常舌象和异常舌象,依据异常舌象协助诊断]

十、望排出物

排出物包括排泄物和分泌物。排泄物是指人体排出的代谢废物,如汗液、二便等。分泌物是指人体官窍所分泌的起濡润作用的液体,如泪、涎、痰、涕等。病理情况下,分泌物分泌量异常增加,也成为排出体外的废物。排出物是脏腑生理活动和病理变化的产物。因此,望排出物能判断脏气的盛衰及感受邪气的性质。望排出物主要是观察其形、色、质、量的变化。

1. 望痰涎　痰涎是机体水液代谢障碍的病理产物,其形成主要与脾、肺两脏功能失常有关。若痰白清稀,属寒痰,多因寒邪犯肺或脾阳亏虚所致。若痰黄稠成块,属热痰,多因痰热壅肺所致。若痰白滑量多,易咯出,属湿痰,多因脾虚湿盛所致。若痰少而黏,难于咳出,属燥痰,多因燥邪伤肺或肺阴亏虚所致。若痰中带血或咳吐鲜血者,为热伤肺络所致。若口流清涎、量多,多属脾胃阳虚。若口中时吐黏涎,多属脾胃湿热。若小儿口角流涎、涎渍颐下,称为滞颐,多因脾气虚不能摄津,或胃热、虫积所致。若睡中流涎,多因胃中有热、宿食内停、痰热内蕴所致。

2. 望呕吐物　胃中之物上逆自口而出为呕吐物。由于致呕的原因不同,呕吐物的性状及伴随症状也不相同。若呕吐物清稀无酸臭味或呕吐清水、痰涎,属寒呕,多因脾胃虚寒或寒邪犯胃所致。若呕吐物酸臭秽浊,属热呕,多因邪热犯胃所致。若呕吐未消化的食物,腐酸味臭,多因饮食积滞所致。若呕吐频发频止,呕吐不化食物而少有酸腐,多因肝气犯胃所致。若呕吐黄绿苦水,多因肝胆郁热或肝胆湿热所致。

3. 望大便　望大便主要是察大便的颜色及便质、便量。正常的大便色黄,呈软圆柱状或条状,干湿适中,便后有舒适感。若大便清稀如水样,属寒泻,多因外感寒湿或过食生冷所致。若大便色黄稀清如糜有恶臭者,属热泻,多属湿热内蕴或暑湿内犯所致。若大便臭秽如败卵,夹有不消化食物,属伤食泻。若大便燥结,干如羊粪,排出困难,属便秘,多因热盛伤津、阴血亏虚、气郁或寒凝所致。

4. 望小便　观察小便要注意颜色、尿质和尿量的变化。正常小便颜色淡黄,清净而不浑浊,尿后有舒适感。冬天汗少尿多,其色较清;夏天汗多尿少,其色较黄。若小便清长、量多,多属虚寒证。若小便短黄、量少,有灼热、疼痛感,多属实热证。若小便浑浊如米泔水或滑腻如脂膏,属膏淋,多因脾肾亏虚所致。若尿有砂石,小便困难而痛,属石淋,多因湿热蕴结下焦所致。若尿中带血,属尿血,多因热伤血络所致。

十一、望小儿指纹

望小儿指纹又称望小儿示指络脉,是指观察浮露于小儿两手示指掌侧前缘的脉络。指纹是手太阴肺经的一个分支,故本法与诊寸口脉意义相似。小儿指纹的形色变化可以协助诊断疾病。本法对三岁以下的幼儿有重要诊断价值。临床上根据脉络的隐露、淡滞、色泽、形态等,可诊察病邪的性质和浅深,判断气血之盛衰,推测疾病的轻重、吉凶等预后情况。

小儿指纹分"风""气""命"三关,即示指近掌部的第一节为"风关",第二节为"气关",第三节为"命关"(图7-2)。望诊时,将患儿抱到光线充足处,医生用左手的拇指、示指二指握住患儿示指末端,以右手大拇指在其示指桡侧,从命关向气关、风关直推若干次,用力要适当,使指纹更为明显,便于观察。正常的小儿指纹,络脉色泽浅红兼紫,隐隐于风关之内,大多不浮露,甚至不明显,多是斜形、单枝、粗细适中。长短也与年龄有关,一岁以内多长,随年龄增长而缩短。

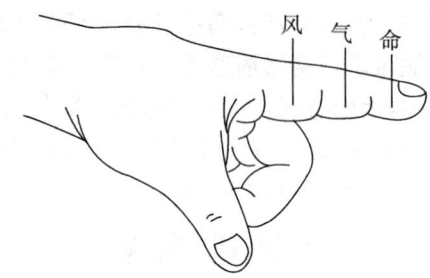

图 7-2　小儿指纹的望诊部位

望小儿指纹的要点:浮沉分表里,红紫辨寒热,淡滞定虚实,三关测轻重,纹形色相参,留神仔细看。

知识链接

色红浮露者,主外感表证,多属风寒;色紫者,主内热,多属邪热郁滞。络脉浮露者,主病在表,多见于外感表证;沉滞者,主病在里,多见于外感和内伤之里证。纹色深浓者病重;纹色浅淡者病轻。无论络脉何色,凡推之质淡流畅者,多属虚证;如滞涩不活,推之不流畅者,多属实证。络脉日渐增长者,为病进,日益加重;日渐缩短者,为病退,日益减轻。络脉增粗者,多属热证、实证;变细者,多属寒证、虚证。单枝、斜形,多属病轻;弯曲、环形、珠形、多枝,为病重,多属实证。

第二节　闻　　诊

闻诊包括听声音和嗅气味,是医生通过听觉和嗅觉了解由病体发出的各种异常声音和气味,以诊察病情的一种方法。闻诊是医生获得客观体征的一个重要途径,故有"闻而知之谓之圣"的说法。

一、听 声 音

正常的声音是脏腑调和、气血充盛的表现。声音的发出,不仅与各发声器官有直接联系,还与心、肺、肾等内脏的虚实盛衰有关。听声音是根据患者异常的语言、气息和声响,判断疾病所在脏腑、病性的寒热虚实和邪正盛衰的关系。听声音,包括发声、语言、呼吸、咳嗽、呕吐、呃逆、嗳气、肠鸣等。

(一)发声

健康人的声音,虽有个体差异,但发声自然、声音清晰洪亮、音调和畅,此为脏腑精气充盛、气血和调的表现。由于人们性别、年龄、身体等形质禀赋之不同,正常人的声音会因为性别、年龄、身体等形质禀赋的不同而呈现出差异,如男声低而浊、女声高而清、童声尖利清脆、老人声浑厚低沉。此外,语声能反映人的精神状态。例如,高兴时发声欣悦而散;悲哀时发声凄惨而断续;烦躁或愤怒时发声急促而忿厉。观察患者的语声,要注意其声音的强弱,音调的高低与清浊等方面的改变,以协助判断正气的盛衰、邪气的性质及病情的轻重。

1. **鼻鼾** 是指气道不利时发出的异常呼吸声,多见于慢性鼻病、睡姿不当、体胖、年老之人。鼾声不绝、嗜睡或昏迷者,多见于高热神昏或中风入脏之危证。

2. **呻吟** 是指因病痛难忍所发出的声音。新病呻吟高亢有力,多为实证、剧痛。久病呻吟低微无力,多为虚证。临床应结合呻吟时的姿态变化判断病痛部位。

3. **声音嘶哑** 包括声嘶和失音。声嘶是指语声低沉,浑浊不清。失音是指完全不能发音。声嘶和失音的病因、病机基本相同,应区分病性的虚实和寒热。新病声音嘶哑多属于实证,常见于外感痰寒、风热袭肺、痰湿壅肺等证;久病声音嘶哑多属于虚证,常见于阴虚火旺、肺肾精伤证。声音嘶哑也见于正常人用嗓过度。女性妊娠期失音称子喑,多为肾精不能上荣所致,分娩后即愈。

(二)语言异常

"言为心声",故语言异常多属心的病变。一般情况下,沉默寡言多属虚证、寒证;烦躁多言多属实证、热证;语声低微,时断时续多属虚证;语声高亢有力多属实证。

1. **狂言与癫语** 都是患者神志错乱、意识思维障碍所出现的语无伦次。狂言表现为患者情绪处于极度兴奋状态、精神错乱、语无伦次、狂躁妄言、烦躁不安等,主要见于狂证,俗称"武痴"。狂言多因情志不遂、气郁化火、痰火互结、内扰心神所致。癫语表现为患者情绪抑郁低沉、精神恍惚、语无伦次、自言自语或默默不语、哭笑无常、精不欲见人,主要见于癫证,俗称"文痴"。癫语多因痰浊郁闭或心脾两虚所致。

2. **独语与错语** 是患者在神志清醒,意识、思维迟钝时出现的语言异常,以老年人或久病之人多见。独语,是指患者自言自语、喃喃不休、见人语止、首尾不续,多因心气不足,神失所养,或气郁痰结,阻蔽心窍所致。错语,是指患者语言错乱、语后自知言错、不能自主,多因肝郁气滞,痰浊内阻,心脾两虚所致。

3. **谵语与郑声** 均是患者在神志昏迷或蒙眬时出现的语言异常,为病情垂危、失神状态的表现。谵语,是指神志昏迷时胡言乱语、声高有力,多因热扰心神所致。郑声,是指神志不清时,语言重复、低微模糊、时断时续、语不成句,多因久病脏气衰竭,心气大伤,精神散乱所致。

4. **语言謇涩** 若神志清楚、思维正常者,常因习惯或舌及舌系带先天异常而致,不属病态。若伴有舌体强硬或歪斜、口眼㖞斜、半身不遂,为中风或中风后遗症。

(三)呼吸异常

呼吸异常为肺病常见的症状。肺主呼吸,肺功能正常则呼吸均匀。当外邪侵袭或其他脏腑病变影响于肺,就会使肺失宣肃、肺气不利而出现呼吸异常。呼吸异常主要表现为喘、哮、上气、短气、气微、气粗等现象。

1. **喘** 是指呼吸困难、急迫,甚至出现张口抬肩、鼻翼扇动、端坐呼吸、不能平卧的现象,可见于多种急慢性肺脏疾病。喘在临床辨证时,要首先区分虚实。实喘特点是发病急骤、呼吸深长、气粗声高息涌、胸中胀满、以呼吸为快,多为风寒袭肺,痰热壅肺,肺失肃降所致。虚喘特点是病势缓慢、喘声低微、呼吸短促难续,得一长息为快,动则喘甚,多为肺肾亏虚,气失摄纳所致。

2. **哮** 是指呼吸急促似喘,喉间有哮鸣音的现象,多因宿疾内伏、复感外邪,或因季节转换、久居寒湿之地,或过食酸咸生冷所诱发。哮证要注意区别寒热。寒哮,多在冬春季节,遇冷而作,因阳虚痰饮内停或寒饮阻肺所致。热哮,常在夏秋季节,气候燥热时发作,因阴虚火旺或热痰阻肺所致。

3. **短气** 是指呼吸短促,气短不足以息,数而不能续接,其症似虚喘而不抬肩,似呻吟而无痛楚,多因肺气不足所致。

4. **少气** 是指呼吸短促微弱、虚怯声低、气少不足以息的现象。多为全身阳气不足之象。

(四)咳嗽

咳嗽是指肺气向上冲击喉间而发出的一种特殊的声音,是肺失肃降,肺气上逆的一种症状,也是肺病最常见的症状。古有"有声无痰谓之咳,有痰无声谓之嗽,有痰有声谓之咳嗽"之别。咳嗽的患者,应注意分辨咳声和痰的色、质、量的变化,以及时间、病史及兼症,以分辨病证的寒热虚实。

咳嗽的辨证,应当首辨外感或内伤。一般情况下,外感咳嗽,起病较急,病程较短,必兼表证,多属实证;内伤咳嗽,起病缓慢,病程较长或反复发作,以虚证居多。其次,要注意咳声的特点。若咳声紧闷,多属寒湿;咳声清脆,多属燥热等。再次,要注意发作时间的规律。若咳嗽昼重夜轻者,常为热、燥所致;昼轻夜重者,多为肺肾阴亏所致。

(五)喷嚏

喷嚏是指因鼻腔发痒而气流由鼻喷出产生的声响。正常人偶因异物或刺激性气体等引起喷嚏不属病态。若喷嚏频作,兼见风寒表证,多因风寒袭肺所致。若喷嚏兼见气虚表证,多因肺气虚弱所致。若久患重病之人突作喷嚏,为阳气恢复、病情好转之兆。

(六)呕吐、嗳气与呃逆

三者均为胃气上逆所致,因病变部位不同而见不同的临床表现。

1. 呕吐 又可分呕、吐、干呕。声物俱有称为呕;以物出而无声称为吐,如吐涎沫、吐浊唾、吐酸水、吐苦水等;干呕是指欲吐而无物有声或仅呕出少量涎沫,临床统称为呕吐。呕吐当首辨虚实。虚证呕吐多见于脾胃阳虚和胃阴不足等;实证呕吐多见于外邪犯胃、食滞胃脘、肝气犯胃、痰饮内阻等。

2. 嗳气 指胃中气体上出咽喉,发出的长而缓的声音的症状。正常人在饱食、饮啤酒或汽水之后偶有嗳气,嗳后脘腹舒适,而身体多无不适,不属病态。嗳气应分虚实。实证嗳气,多属饮食停滞、肝气犯胃、寒邪犯胃。虚证嗳气,多属胃阳亏虚、胃虚气逆。

3. 呃逆 是指从咽喉发出的一种不由自主的冲击声,声短而频、呃呃作响的症状。若突发呃逆,呃声不高不低,无其他病史及兼症,多属饮食刺激或偶感风寒,一时胃气上逆动膈所致,一般为时短暂,不治自愈。若呃声频作、高亢、短而有力,多为实证、热证;呃声低沉、声弱无力,多为虚证、寒证。若新病呃逆,其声有力,多为寒邪或热邪客胃;久病、重病呃逆不止,声低气怯无力,多为胃气衰败之象。

(七)啮齿

啮齿又称"咬牙",是指上下牙齿相互磨切,格格有声的表现。啮齿可分虚实两证,虚证多因肾精或肾阴不足所致,实证多因饮食停滞或蛔虫内停所致。

(八)叹息

叹息又称"太息",是指患者自觉胸中憋闷而长嘘气,嘘后胸中略舒的一种表现。多因肝气郁结和气虚。

二、嗅 气 味

人患病后,脏腑气血受病邪的熏蒸困扰而代谢发生紊乱,会产生各种异常的气味。通过诊察患者散发出的各种病气,可了解病情,判断疾病的寒热和虚实。

(一)病体气味

1. 汗臭 是指因汗液受湿热邪气熏蒸而产生的特殊气味。外感六淫邪气,汗出多无气味。气分实热壅盛或久病阴虚火旺之人,汗出量多而有酸腐之气。痹证若风湿之邪久羁肌表化热,也可汗出色黄而带有特殊的臭气。腋下汗出臭秽,如狐狸膻臊,令人不可接近,称狐臭,又称"腋臭"。腋下、手掌、阴下股内、足心等处常被汗液浸渍,臭秽难闻,称漏液。狐臭与漏液多因湿邪或湿热郁蒸所致,其臭气的大小往往与个人的卫生习惯有关。两足有恶臭的汗气,称脚臭,多为素体湿热较盛,湿热下注所致。

2. 口臭 是指张口时,口中发出臭秽之气,多见于口腔本身的病变或胃肠有热之人。口腔疾病致口臭,多见于牙疳、龋齿或口腔不洁等。胃肠有热致口臭,多见胃火上炎、宿食内停或脾胃湿热等。

3. 鼻臭 是指鼻腔呼气时有臭秽气味。若鼻流腥臭之涕、黄浊黏稠、缠绵难愈、反复发作,多为鼻渊。若鼻部溃烂,产生臭秽之气,多为梅毒、疠风或癌肿。若鼻呼出之气带有"烂苹果味",为消渴病之重症;带有"尿臊气",多见于阴水患者。

(二)排出物气味

排出物气味包括分泌物和排泄物的气味。排出物受邪气的熏扰会产生各种不良的气味,临床根据排出物的气味特点和所在部位,能分辨病因、病性和病变部位。一般而言,湿热或热邪致病,其排出物多浑浊而有臭秽、难闻的气味;寒邪或寒湿邪气致病,其排出物多清稀而无特殊气味。

若呕吐物气味臭秽,多因胃热炽盛所致;呕吐物气味酸腐,则为宿食内停所致;呕吐物无臭气或略带腥气,为寒邪困脾所致。若嗳气酸腐有食臭者,多因胃脘热盛或宿食停滞所致;嗳气无臭,多因肝气犯胃或寒邪客胃所致。若小便臊臭,其色黄浑浊,属实热证。若小便清长,微有腥臊或无特殊气味,属虚证、寒证。若大便恶臭,黄色稀便或赤白脓血,为大肠湿热。小儿大便酸臭,伴有不消化食物,为食积内停。若大便溏泄,其气腥者为脾胃虚寒所致。矢气败卵味,多因暴饮暴食、食滞中焦或宿屎内停所致。矢气连连,声响不臭,多为肝郁气滞所致。若月经或产后恶露臭秽,多为热邪侵袭胞宫所致。若带下气臭秽、色黄,为湿热下注所致。带下气腥、色白,为寒湿下注所致。

(三)病室气味

病室的臭气多由病体或其排出物散发于外所形成,根据其臭气的特点就能了解患者所感受的邪气性质和病情的轻重。一般外感病不产生臭气;当表邪入里化热,形成阳明腑实证时,病室常有酸腐之气;内伤杂病常出现酸臭和臊臭。酸臭多与汗气有关,常见于实热内盛或阴虚火旺。臊臭多与尿气有关,常见于水气病晚期的患者。室内有烂苹果气味,多见于消渴病。室内有腐臭气味,多见于浊腐疮疡。室内有血腥味,多见于失血证。室内有尸臭气味,多见于脏腑败坏。

第三节 问 诊

问诊是医生通过询问患者或陪诊者,了解疾病的发生、发展、治疗经过、现在症状和其他与疾病有关的情况以诊察疾病的方法。问诊的目的在于收集和完善与诊断有关的病情资料。通过问诊,有利于对疾病的原因、部位、性质等作出正确的判断。问诊不是医患之间的简单交流,而是医生根据患者的主诉,发挥主观能动性,有目的、有步骤地进行询问,搜集疾病的有关资料,以协助诊断。

问诊的内容主要包括一般情况、主诉、现病史、既往史、个人生活史、家族史等。询问时,应根据就诊对象当时的实际情况,有针对性地进行询问。

一、问一般项目

问一般项目的内容包括姓名、性别、年龄、民族、职业、家庭住址、联系方式等。询问和记录一般项目可以使医生认识患者,追踪联系患者,全程负责患者的诊治,也可了解到对疾病有关的资料,提供诊断与辨证的依据。

二、问 主 诉

主诉是患者就诊时陈述最感痛苦的症状、体征及其持续时间。主诉通常是患者求医问药的主要原因。医生根据明确的主诉可以初步判断疾病的大致类别、病情的轻重缓急,还可为调查、认识、分析、处理疾病提供依据。因此,主诉的作用贯穿疾病的诊断和治疗阶段。尽管患者陈述的病情杂乱且主次不分,医生却要善于从纷繁复杂的症状中抓住疾病的主要矛盾,并对获得的病位、病性、严重程度、持续时间等资料进行归纳整理,提炼出其中的主要症状作为主诉。主诉所包含的症状通常只能是一个或两三个,不能过多。记录主诉时,文字要准确、简洁、明了,不能繁琐、笼统、模糊;主诉内容不能出现正式的病名,不能记录疾病的发展过程。如患者的叙述不清楚或重点不突出,则需更深入细致地询问,认真全面地分析,直到明确其主要症状时再书写主诉。

三、问现病史

现病史是从发病之初到就诊时病变与诊治的全过程,包括发病情况、病情演变、诊治经过和现在症状。现病史是整个疾病史的主要组成部分。了解现病史可以帮助医生分析病情,推测疾病的规律,为明确诊断提供依据。问发病时间,可判断目前疾病的部位和性质。问发病原因或诱因,可合理推测致病的原因和性质。问疾病的演变过程,可了解目前的邪正关系,并对疾病的转归和预后等情况作出初步的判断。问疾病的诊治过程,可为目前疾病的诊断提供依据,为进一步检查提供线索,也能为接下来的治疗提供参考。

四、问既往史、生活史与家族病史

1. 既往史　包括既往健康状况和既往患病情况。既往史往往与目前所患疾病有联系,如既往健康,则发病多为实证;既往体弱,则发病多兼虚象等。

2. 生活史　包括患者的生活习惯、经历、精神情志、生活起居、饮食嗜好、婚姻生育等。

生活史中的社会因素对患者的疾病可能有一定的影响,分析这些情况可以为诊治提供一定的依据。如情绪的异常变化,可引起某些情志病;劳逸过度,则易使心、脾、肾等脏器受损;饮食不洁,则可导致脏气的偏胜或偏衰。

3. 家族病史　是指患者的直系亲属或者血缘关系较近的旁系亲属的患病情况,有无传染性疾病或遗传性疾病。某些遗传性疾病与血缘密切相关,如直肠癌。许多传染性疾病的发生与生活密切接触有关,如肺痨。

五、问现在症

问现在症是指对患者就诊时所感到的痛苦和不适,以及与其病情相关的全身情况进行详细询问。症状是疾病状态下患者主观形成的异常感觉,只有通过询问才能察知。症状是病理变化的反映,是临床辨证的主要根据。通过问现在症状,可以了解疾病目前的主要矛盾,进而合理辨证,揭示疾病的本质,对疾病作出明确的判断。因此,问现在症状是问诊的主要内容,对确诊病情有重要作用。

知识链接

问现在症状的内容涉及范围较为广泛。明代著名医家张景岳在总结前人问诊经验的基础上写成《十问歌》,后人又将其略作修改,具体内容为:"一问寒热二问汗,三问头身四问便,五问饮食六胸腹,七聋八渴俱当辨,九问旧病十问因,再兼服药参机变,妇女尤必问经期,迟速闭崩皆可见,再添片语告儿科,天花麻疹全占验。"《十问歌》的内容言简意赅,目前仍有指导意义。在实际运用问诊歌诀时,要根据患者的病情,灵活而有主次地进行询问,不能千篇一律地机械套问。

(一)问寒热

问寒热是询问患者有无怕冷和(或)发热的感觉。寒,即怕冷的感觉;热,即发热,包括自觉发热和他觉发热。寒热是疾病的常见症状之一,外感六淫、疫疠,内伤七情,饮食,劳倦等,都可以导致寒热症状的出现。寒热的产生,主要取决于病邪的性质和机体阴阳的盛衰两个方面。询问患者的寒热症状可判断疾病属于外感或内伤,病位属于表或里,病性属于寒或热,机体的状态是虚或实。问诊时,要问清患者有无寒与热的感觉,两者是单独存在还是同时并见,还要了解寒热症状的轻重程度、出现的时间、持续长短、临床表现及其兼症等。临床常见的寒热类型包括但寒不热、但热不寒、恶寒发热和寒热往来。

1. **但寒不热**　患者只感觉怕冷的而无发热的症状,可见于外感病初起尚未发热之时,或寒邪直接侵入脏腑、经络,阳气被郁,或内伤虚证等。根据患者怕冷感觉的不同特点,临床又分别称为恶风、恶寒、寒战、畏寒等。

(1)恶风:是患者遇风则怕风战抖,避风则缓。多为外感风邪所致。

(2)恶寒:是患者怕冷,虽添衣加被或近火取暖而冷感不减。多为外感病初起,寒邪较重,阳气被郁,肌表失其温煦所致。

(3)寒战:是患者在恶寒的基础上不时出现战栗。此症是恶寒之甚,其病机、病性与恶寒相同。

(4)畏寒:是患者经常自觉怕冷,但添衣加被或近火取暖可以缓解。多为阳气虚衰,不能温煦形体所致。

在外感病中,恶风、恶寒、寒战三者名称虽异,实质相同,皆属恶寒,只是轻重程度不同。在内伤病中,恶风与畏寒也仅有程度轻重的不同,无本质区别,恶风属畏寒之轻,畏寒属恶风之重。

2. **但热不寒**　为患者只感发热,不觉怕冷的症状,多属外邪入里及久病阴虚的里热证。根据发热的轻重、时间、特点等不同,可分为壮热、潮热、微热之分。

(1)壮热:患者高热持续不退,体温超过39℃,不恶寒反恶热。多因风寒入里化热或风热内传,邪盛正实,交争剧烈,阳热炽盛,蒸达于外所致。常伴有面赤、渴喜冷饮、多汗、舌红、苔黄、脉洪大等临床表现。

(2)潮热:患者发热如潮汐之有定时,即按时发热或按时热更甚。外感与内伤疾病中皆可见有潮热。临床上潮热可见以下三种情况。

1)阳明潮热:患者热势较高,热退不净,多在日晡时热势加剧,因此又称日晡潮热。是由邪热蕴结胃肠,燥屎内结而致,病在胃与大肠。

2)湿温潮热:患者虽自觉热甚,但初按肌肤多不甚热,扪之稍久才觉灼手,多在午后热势加剧,退后热不净,是湿热病特有的一种热型。为湿热内蕴,清阳不升,浊阴不降所致。

3)阴虚潮热:患者在午后或夜间发热加重,热势较低,往往是自觉发热,体温并不高,多见手心热足心热和胸中烦热,故又称"五心烦热"。严重者自觉有热从骨髓向外透发,则称"骨蒸潮热"。本症是由各种原因所致阴液亏少,虚阳偏亢而生内热所致。

(3)微热:患者发热时间较长,热势较轻微,体温一般不超过38℃,或仅自觉发热。多因气虚、血虚、阴虚、气郁所致,也可见于小儿夏季热等病证中。

3. **恶寒发热**　是指恶寒与发热同时出现。是因外感表证初起,外邪侵袭肌表,邪正相争,卫气宣发失常所致。感受外邪性质的不同,恶寒发热的症状又有轻重之分。例如,恶寒重、发热轻,多属风寒表证;发热重、恶寒轻,多属风热表证;发热轻、恶风,多属外感风邪。有时根据寒热的轻重程度,可推测邪正盛衰。一般情况下,恶寒与发热皆轻,提示邪轻正盛;恶寒与发热皆重,提示邪盛正实;恶寒重、发热轻,提示邪盛正虚。

4. **寒热往来**　患者自觉恶寒与发热交替发作,其寒时自觉寒而不热,其热时自觉热而不寒,界线分明,一天一发或一天数发。外感病邪停留于半表半里之间,既不能完全入里,又不能被祛除于外,此时邪气不太盛,正气也未衰,正邪相争处于相持阶段,正胜则发热,邪胜则恶寒,一胜一负,一进一退,故见寒热往来。寒热往来无定时,可见于少阳病或半表半里证。寒热往来有定时,多为疟疾。

(二)问汗

汗为津液所化,由阳气蒸化津液从玄府达于体表而成,具有调和营卫、滋润皮肤等作用。故《素问·阴阳别论》中说:"阳加于阴谓之汗。"出汗既是生理表现,又是临床的常见症状。问诊时,首先要明确有无出汗,并区分出汗为正常或异常。在此基础上,询问患者出汗的时间、部位、汗量的多少、出汗的特点、主要兼症及出汗后症状的变化等。

1. 无汗　外感或内伤、新病或久病都可见全身无汗。若患者无汗、发病急、病程短,临床表现为恶寒重、发热轻,为外感寒邪的表实证。若患者无汗,伴有高热不退、烦躁不眠、口不甚渴、舌绛而干,为热盛津亏证。若久病无汗、皮肤干燥、毛发焦枯、五心烦热,多为阴虚血少所致。若急性出血,血量较大,则汗源亏乏,也可无汗。

2. 有汗　病理性出汗可见于多种情况。若患者有汗,病程短,有发热、恶风的症状,多为外感风邪所致。若患者有汗、发热重、恶寒轻、咽痛,多为外感风热所致的表热证。若患者汗多,伴有发热、面赤、渴喜饮冷、舌红、脉大等症,属里实热证。若患者冷汗淋漓或汗出如油,伴有呼吸喘促、面色苍白、四肢厥冷、脉微欲绝,属亡阳或亡阴证。白天经常汗出不止,活动后加重,称为自汗,多见于气虚或阳虚证。睡时出汗,醒则汗止,称为盗汗,属阴虚证。患者先恶寒战栗,表情痛苦,辗转挣扎,继而汗出者,称为战汗。战汗常常是疾病好转与恶化的转折点。

3. 局部汗　局部汗出异常也是体内病变的反映。询问局部汗出的具体部位及兼见症状,可以确定病位的浅深、机体的虚实盛衰和气血的存亡等。

患者仅头部或头颈部出汗较多,称为头汗,多因上焦热盛或中焦湿郁热蒸,逼津上泄;或病危元气将脱,虚阳上越,津随阳上泄所致。在进食辛辣食物、热汤或饮酒时出现的头汗属于生理现象。若半侧身体有汗,另半侧身体经常无汗,或见于左侧,或见于右侧,或见于上半身,或见于下半身,称为半身汗,可见于中风病、痿证、截瘫等,多因患侧经络闭阻,气血运行不调所致。手心、足心出汗较多,称为手足心汗,多因热邪郁于内或阴虚阳亢,逼津外出而达于四肢所致。独见心胸部出汗过多,称心胸出汗,多见于心脾两虚或心肾不交等虚证。外生殖器及其周围汗出,称为阴汗,多因下焦湿热郁蒸所致。

(三)问疼痛

疼痛是临床常见的一种自觉症状,各科均可见到。问诊时,应问清疼痛产生的原因、部位、性质、特点及其他有关情况。

1. 问疼痛的原因　引起疼痛的原因很多,有外感有内伤,其病机有虚有实。其中,不通则痛者,属实证,不荣则痛者,属虚证。

2. 疼痛的性质　由于引起疼痛的病因、病机不同,其疼痛的性质也不同,临床可见以下十类。

(1)胀痛:疼痛且胀的感觉。时发时止或排气后暂时缓解,多因气机郁滞所致。

(2)刺痛:疼痛如针刺之状。疼痛范围较小,多固定不移,多因瘀血阻滞所致。

(3)绞痛:痛势剧烈如绞割。疼痛的范围较刺痛为大,多因有形实邪闭阻气机或寒邪内侵,气机郁闭,导致血流不畅所致。

(4)窜痛:疼痛的部位游走不定。痛处不固定或者感觉不到确切的疼痛部位,多因经络关节的气机受阻所致。

(5)掣痛:抽掣牵扯而痛,由一处而连及他处。疼痛多呈条状或放射状,或有起止点和牵扯感,多因经脉失养或阻滞不通所致。

(6)灼痛:疼痛有灼热之感,且喜冷恶热,多因虚实火热窜入经络,阻滞经气,气机不利所致。

(7)冷痛:疼痛有冷感而喜暖,多因寒凝筋脉,闭阻经络,气机不通而致。

(8)重痛:疼痛伴有沉重感。感觉肢体沉重,喜卧少动乏力,多因湿邪困阻气机所致。

(9)空痛:疼痛有空虚之感,一般多见于头部或小腹部。痛时喜温喜按,多由气血精髓亏虚,组织器官失养所致。

(10)隐痛:疼痛不甚剧烈,尚可忍耐,但绵绵不休,持续时间较长,多因精血亏损,或阳气不足,阴寒内盛,机体失却充养温煦所致。

3. 问疼痛部位

(1)头痛:是指整个头部或头的前后、两侧及头顶疼痛。外感或内伤皆可引起头痛。凡头痛明显,持续时间较长,兼见外感症状,属外感头痛。凡头痛较轻,时痛时止者,缠绵不愈,多属内伤头痛。根据头部部位可确定病变经络,如前额痛连眉棱骨属阳明经病,头痛连项属太阳经病,两侧头痛属少阳经病,头顶痛属厥阴经病,头痛连齿属少阴经病。

(2)胸痛:是指胸部正中或旁侧疼痛。胸痛多属心、肺的病变。不同部位的胸痛,提示病邪停滞之处。胸前虚里处疼痛,邪多在心;胸膺部疼痛,邪多在肺。不同原因的胸痛也会呈现出不同的疼痛性质。例如,胸部刺痛或掣痛,多为血瘀所致;胸闷而痛,多为痰湿所致;胸部胀痛,多为气滞所致;胸部灼痛,多为内热炽盛所致。

(3)胁痛:是指胁的一侧或两侧疼痛。胁痛多与肝胆及其经脉的病变有关。不同原因的胁痛会呈现出不同的疼痛性质。例如,胁下肋间饱满咳唾引痛,为饮停胸胁的悬饮病;胁部胀痛,多为肝郁气滞所致;胁部隐痛,绵绵不休,多为肝血不足所致;胁部刺痛,固定不移,多为血瘀所致;胁肋灼痛,多为肝胆火盛所致。

(4)胃脘痛:是指胃部疼痛。剑突下为上腹部,是胃脘所在的部位。不同原因的胃脘痛会呈现出不同的疼痛性质。例如,胃脘胀痛、嗳气,多为肝气犯胃所致;胃脘冷痛,遇寒加重,得温痛减,多为寒邪犯胃所致;胃脘灼痛,多食善饥,口臭便秘者,多为胃火炽盛所致;胃脘刺痛,固定不移,多为瘀阻胃络所致;胃脘隐痛,呕吐清水,多为胃阳虚所致;胃脘灼痛嘈杂,饥不欲食,多为胃阴虚所致。

(5)腹痛:腹部范围较广,可分为大腹、小腹、少腹。剑突下至脐上为大腹,为肝、胆、脾、胃的所在之处;脐下至耻骨毛际上为小腹,属肾、膀胱、大小肠及胞宫的所在之处;小腹两侧为少腹,是足厥阴肝经循行经过之处。询问疼痛发生的部位和疼痛的性质,可以推断病变脏腑及病因。例如,大腹隐痛、便溏、喜温喜按,多为脾胃虚寒所致;小腹胀痛,小便不利,多为膀胱癃闭所致;腹部持续性疼痛,阵发性加剧,伴腹胀、呕吐、便秘,多为肠痹或肠结所致;脐外侧及下腹部突然剧烈绞痛,向大腿内侧及阴部放射,尿血者,多为结石所致;妇女小腹及少腹部疼痛,常见于痛经、异位妊娠破裂等病。

(6)腰痛:是指腰脊正中或腰部两侧疼痛。不同部位的腰痛有不同的病因。例如,腰痛以两侧为主,多为肾虚所致;腰脊疼痛连及下肢,多为经脉阻滞所致;腰脊或腰骶部疼痛,多为寒湿痹病或瘀血阻络所致;腰痛连腹,绕如带状,多为带脉损伤所致。

(7)背痛:是指肩背、胸背及腰背部的疼痛。背部中间为脊骨,脊骨内有脊髓。督脉行于脊里,足太阳膀胱经沿脊背两侧经过,手三阳经散布于肩背部。背中有督脉循行,脊骨之两侧是足太阳膀胱经所过。寒邪外束,阳气虚弱,精气亏虚等因素常可引起背痛。不同部位的背痛会呈现出不同的病因。例如,背痛连及项部,多为风寒之邪客于太阳经所致;脊痛不可俯仰者,多为督脉损伤所致;肩背作痛,多为风湿阻滞,经气不利所致。

(8)四肢痛:是指四肢的肌肉、筋脉等部疼痛。四肢痛多由风寒湿邪侵犯经络、肌肉、关节,阻碍其气血运行所致。四肢痛的部位及性质可以协助判断致病的原因、部位。例如,四肢关节痛,呈走串痛,多为风痹;四肢关节痛,周身困重,多为湿痹;四肢关节痛,喜凉恶热,多为热痹;足跟或胫膝隐痛,多为肾气不足所致。

(9)周身痛:是指头身、腰背、四肢等部皆有疼痛的感觉。外感或内伤均可引起周身痛。新病周身疼痛,多属实证,以感受风寒湿邪居多;久病卧床不起而周身作痛,多属虚证,多因气血亏虚,失其荣养所致。

[要点:根据疼痛的部位、性质、程度协助诊断疾病]

(四)问周身其他不适

周身其他不适是指周身各部,如头、胸、胁、腹等处,除疼痛以外的其他症状。常见的周身其他不适症状有头晕、目眩、目涩、视力减退、耳鸣、耳聋、重听、胸闷、心悸、腹胀、麻木等。问诊时,要询问有无其他不适症状、症状产生有无明显诱因、持续时间长短、表现特点、主要兼症等。周身其他不适常可伴随疼痛出现,也可单独出现,对于疾病的诊断有重要价值。

1. **头晕** 是指患者自觉头脑有晕眩之感,轻者闭目可缓解,重者感觉自身或景物旋转,站立不稳。头晕兼见头胀而痛,烦躁易怒,多为肝火上炎或肝阳上亢所致。头晕兼见头重如裹,胸闷呕恶,多为清阳受痰湿所阻,脑府失养所致。头晕兼见耳鸣、健忘或失眠,多为肾气亏虚,髓海失充所致。头晕兼见头部刺痛,多为瘀血阻滞,脑络不通所致。

2. **胸闷** 是指胸部有满闷不舒之感。胸闷兼见气喘、畏寒肢冷者,多为寒邪客肺所致。胸闷兼见烦热、咳喘,多为热邪壅肺所致。胸闷兼见胁胀、善太息,多为肝气郁结所致。胸闷兼见气喘,少气不足以息者,多为肺气虚或肺肾气虚所致。

3. **心悸怔忡** 是指患者经常自觉心跳悸动不安,甚至不能自主,称为心悸;由于受惊而致的心悸,或心悸易惊,恐惧不安者,称为惊悸;心悸上至心胸,下达脐腹者,称为怔忡。心悸多为自发,惊悸多由外因所引起,而怔忡是心悸与惊悸的进一步发展的结果。心悸怔忡多是心神或心脏病变的反映。根据心悸的轻重特点及其兼症可以反映其形成的原因,如惊骇气乱,则心神不安;心血不足,则心神失养;心阴亏虚,则内扰心神;心阳虚弱,则脉动乏力;心脉瘀阻,则血脉失畅。

4. **腹胀** 是指患者自觉腹部饱胀,满闷,如物支撑,或有腹部增大的表现。腹胀的病因很多,病机却总以气机不畅为主。临床上,腹胀有虚实之分。喜按属虚,多因脾胃虚弱,失于健运所致;拒按属实,多因食积胃肠,或实热内结,阻塞气机所致。

5. **麻木** 是指肌肤感觉减退、减弱或消失。麻木多见于头面、四肢部。颜面麻木,多为风中经络所致;口舌麻木,多为肝胆郁热所致;四肢麻木,多为痹证;半身麻木,活动自如,多为中风先兆。

6. **身重** 是指身体有沉重酸困的感觉。身重多与肺、脾两脏病变有关。身重兼见嗜卧、乏力,多为脾失健运,水谷精微不能布达四肢、肌肉所致。身重兼见脘闷苔腻,多因湿困脾阳,阻滞经络所致。身重兼见水肿,多因风邪外袭,肺失宣降,水泛肌肤所致。

(五)问饮食与口味

饮食物为机体生理活动提供各种物质基础,口味是身体对摄纳的饮食物产生的反应。问饮食与口味可了解机体脏腑功能活动和体内津液的盈亏及输布是否正常,对临床诊断有重要意义。

1. **问口渴与饮水** 患者出现口渴,多为津液不足或输布障碍所致。口渴的程度可以通过饮水量反映出来。一般情况下,微渴少饮,渴甚多饮。询问患者口渴与饮水的情况,可以了解患者津液的盛衰和输布情况,以及病证的寒热虚实。若口不渴,为津液未伤,见于寒证或无明显热邪之证。若口渴多饮,则是津液大伤,多见于实热证、消渴病及汗吐下后。若渴不多饮,则是津液轻度损伤或津液输布障碍的表现,多见于阴虚、瘀血、痰饮、湿热等证。

2. **问食欲与食量** 食欲是指进食的要求和对进食的欣快感觉,食量是指实际的进食量。食欲与食量能直接反映脾胃的功能。询问患者的食欲与食量,能判断脾胃功能的强弱、疾病的轻重及预后转归。

(1)食欲减退:又称食欲不振、不欲食。患者食量减少或没有摄食欲望,多见于脾胃虚弱、湿邪困脾、饮食停滞等。若发病初起食欲减退,是正气御邪的保护性反应。

(2)厌食:又称恶食。患者厌恶食物或恶闻食味,多见于湿热蕴脾、肝胆湿热、饮食停滞等。若妇女妊娠初期厌食呕吐,多因妊娠后冲脉之气上逆,胃失和降所致,一般属正常生理现象。但严重者为妊娠恶阻,是妊娠期常见的疾病。

(3)饥不欲食:是指患者感觉饥饿却又不想进食或进食很少,也属食欲减退范畴,多见于胃阴亏虚证或肾阴虚证。

(4)消谷善饥：是指患者食欲亢盛，食量较大，食后不久即感饥饿，又称"多食易饥"。多见于胃火亢盛、胃强脾虚、消渴病等。

(5)偏嗜：是指偏好某种食物或某种异物。若嗜食生米、泥土等异物，称为嗜食异物，多为虫积。若偏食肥甘，易生痰湿；偏食生冷，易伤脾胃；偏食辛辣，易生内热。妇女妊娠期间偏嗜某类食物，一般不属病态。

3. 问口味　口味是指患者口中的异常味觉。五脏六腑有病可累及于口，引起口味的异常变化。询问口味有无变化及如何变化，可以判断所属病位、病性的寒热虚实及病势的轻重。

(1)口淡：是指口中无味，多见于脾胃虚弱或寒湿中阻及寒邪犯胃。正常人口中无异常味觉，也属口淡，但食后知味。

(2)口甜：是指自觉口中有甜味，多见于脾胃湿热或脾气亏虚。此症迁延日久可提示消渴病。

(3)口酸：是指自觉口中有酸味，多见于伤食、肝胃郁热等。

(4)口苦：是指自觉口中有苦味，多见于肝胆火盛、心火上炎等。

(5)口咸：是指自觉口中有咸味，多见于肾虚、寒水上泛等。

(6)口涩：是指自觉口中有涩味，如食生柿子的感觉，多与舌燥同时出现，多见于燥热伤津、脏腑热盛等。

(7)口黏腻：是指口中黏而不爽，多见于寒湿困脾、湿热中阻、痰热内盛等。

(六)问二便

问二便是询问患者大小便的有关情况。问二便可直接了解消化功能的强弱、津液代谢的情况，也是判断疾病的部位和性质的重要依据。问二便应询问大小便的性状、颜色、气味、时间、量的多少、排便次数、排便时的感觉及兼有症状。以下主要介绍二便的次数、便量、排便感等内容。

1. 问大便　健康人一般1天或2天大便1次，正常的大便为黄色成形软便，排便顺利通畅。大便的排泄由大肠所主，与肠道的气机与津液有直接关系，同时与脾、胃、肝、胆、肺、肾的关系密切。气血津液失调或脏腑功能紊乱等，皆可使排便次数和排便感觉等出现异常。

(1)便次异常：是排便次数增多或减少，超过正常的范围，有便秘与泄泻之分。便秘，是指大便秘结不通，排便时间延长，便次减少，排便时大便干硬，甚则如羊粪状，艰涩不畅，多见于气血津液亏虚、阴寒内盛、胃肠积热等。泄泻，是指大便稀软不成形，甚则呈水样，便次增多，间隔时间缩短，多因脾失健运、命门火衰、湿热蕴结大肠等所致。

(2)排便感觉异常：是指排便时有明显不适感觉。若排便时肛门有烧灼感，称肛门灼热，多因湿热蕴结大肠所致。若腹痛且排便不爽快，有滞涩难尽之感，称排便不爽，多因肝气犯脾、湿热蕴结、伤食泄泻等所致。若腹痛窘迫，时时欲便，肛门重坠，便出不爽，称里急后重，多因湿热之邪内阻肠道气滞所致，是痢疾病证中的一个主症。若患者大便不能控制，滑出不禁，甚则便出而不自知，称滑泻，多因久病体虚、脾肾阳虚所致。若肛门有下坠感，甚则脱肛，常于劳累或排便后加重，多因脾虚中气下陷所致。

2. 问小便　健康人一般日间排尿3~5次，夜间0~1次，每昼夜尿量1000~2000毫升。小便的排泄由膀胱所主，与肺、脾、肾、三焦的关系密切。体内津液的盈亏也可影响尿量。健康人的尿次、尿量受饮水、温度、出汗、年龄等因素的影响而略有不同。机体的津液亏虚、气化功能失常、水饮停留等，皆可使排尿次数、尿量及排尿时的感觉出现异常情况。

(1)尿量异常：是指昼夜尿量过多或过少，超出正常范围。若尿量增多，可见于虚寒证、肾阳虚证及消渴病。若尿量减少，可见于实热证、汗吐下证、水肿病、淋证等。

(2)排尿次数异常：是指小便频数，多因湿热下注膀胱、膀胱虚寒、肾气不固等所致。

(3)排尿异常：是指排尿的感觉和排尿过程发生的变化，出现异常情况。排尿不畅，且伴有急迫灼热疼痛感,称小便涩痛,多为湿热下注膀胱所致。小便不畅,点滴而出为"癃",小便不通,点滴不出为"闭",一般多统称为"癃闭",多为肾阳虚衰、湿热蕴结膀胱,或瘀血、结石阻塞尿道所致。小便后点滴不禁,称余沥不尽,多为肾气不固所致。小便不能随意识控制而自行遗出,称小便失禁,多为肾气不足、下焦虚寒所致。睡眠中小便排出称遗尿,俗称尿床,多为脾肺气虚、肾阳不足、膀胱虚寒所致。

(七)问睡眠

睡眠的形成与人体卫气循行和阴阳盛衰有关。正常情况下,卫气昼行于阳经,阳气盛,则人觉醒;夜行于阴经,阴气盛,则人入睡。睡眠情况与人体卫气循行、气血阴阳的盛衰及心肾功能关系密切。问睡眠应了解睡眠时间长短、入睡难易、有梦无梦等。临床常见的睡眠异常有失眠、嗜睡。

1. **失眠** 又称"不寐",是指患者夜间经常不易入睡或睡而易醒而不易再睡,甚至彻夜不眠,常伴有多梦。多因心脾两虚、阴虚火旺、心肾不交、肝阳上亢、痰火扰心、食滞胃脘等所致。

2. **嗜睡** 又称多眠,是指患者不论昼夜,睡意很浓,经常不自主地入睡。多因痰湿内盛、脾气虚弱、心肾阳衰、邪闭心神所致。饭后嗜睡,是中气不足,脾失健运所致。大病之后,精神疲惫而嗜睡,是正气未复的表现。如患者神清,呼之可醒而应,精神极度疲乏,困倦易睡或似睡而非睡的状态,称为"但欲寐"。如日夜沉睡,呼应可醒,神志蒙眬,偶可对答,称为"昏睡"。

(八)问妇女

妇女有月经、带下、妊娠、产育等生理特点,对青春期开始之后的女性患者,除一般的问诊内容外,还应注意问月经、带下、妊娠、产育等情况。妇女月经、带下的异常,不仅是妇科常见疾病,也是全身病理变化的反映。因此,即使一般的病也应询问月经带下情况,作为诊断妇科或其他疾病的依据。

1. **问月经** 月经是指正常性成熟女性有规律的周期性子宫出血的生理现象,一般每月1次,信而有期,故又称月信。正常月经周期约28天,行经期一般3~5天,经量平均为50毫升左右。健康女性,一般到14岁左右月经便开始来潮,称为初潮,到49岁左右月经便停止,称为绝经。月经的形成与肝、脾、肾、胞宫、冲脉、任脉等有关,根据月经的周期、量、色、质等的情况,可以判断机体脏腑功能的强弱,气、血、精、津的盈亏,也可推断疾病的寒热虚实性质。问诊时,要着重了解月经的周期,行经的天数,月经的量、色、质,有无闭经或行经腹痛等表现。

(1)经期:异常表现常见月经先期、月经后期和月经先后不定期。连续2个月经周期出现月经提前7天以上,称月经先期,多因气不摄血、血热妄行等所致。连续2个月经周期出现月经延后7天以上,称月经后期,多因血虚、血寒、血瘀等所致。月经周期时而提前,时而延后达7天以上,称月经先后不定期,多因肝气郁结、脾肾虚衰、冲任失调、瘀血内阻等所致。

(2)经量:异常表现常见月经过多和月经过少。每次月经量超过100毫升,周期基本正常者,称为月经过多,多因血热妄行、冲任不固、瘀阻胞络等所致。每次月经量少于30毫升,月经周期基本正常,称为月经过少,多因营血衰少、肾气亏虚、寒凝、血瘀或痰湿阻滞等所致。

(3)经行不止:是指不在行经期间,阴道内大量出血,或持续下血,淋漓不止者,又称崩漏。来势急,出血量多的称崩或崩中;来势缓,出血量少的称漏或漏下;多因热伤冲任、瘀阻胞络、脾气亏虚、肾阳虚弱和肾阴亏虚等所致。

(4)经闭:是指在行经年龄,若停经超过3个月而又未受孕,或不在哺乳期月经不来潮的症状,多因肝肾不足、血海空虚、肝气郁结、气滞血瘀、寒凝痰阻等所致。闭经应注意与妊娠期、哺乳期、绝经期等生理性闭经,或者青春期、更年期,因情绪、环境改变而致一时性闭经及暗经区别。

(5)经行腹痛:是指正值经期或行经前后,出现周期性小腹疼痛或痛引腰骶,甚至剧痛不能忍受的症状。一般说来,经前或经期小腹胀痛或刺痛,多因气滞血瘀所致;经期或经后小腹隐痛多因气血亏虚所致。疼痛拒按者为实,疼痛喜按者为虚,得凉痛减者为热,得温痛减者为寒。胀甚于痛以气滞为主,痛甚于胀以瘀血为主。

2. 问带下　带下是指妇女阴道内流出的一种黏性液体,连绵不断,其状如带,俗称白带。正常情况下,妇女自青春期开始,阴道内常有少量乳白色、无臭的滑液性分泌物,有润养阴户的作用,称之为生理性白带。询问带下,应注意量的多少,色、质和气味等。一般说来,若带下色白、清稀、无臭,多属虚证、寒证;带下色黄或赤、黏稠臭秽,多属实证、热证。若带下色白量多、淋漓不绝、清稀如涕,多属寒湿下注;若带下色黄、黏稠臭秽,多属湿热下注;若白带中混有少量血液,为赤白带,多属肝经郁热。

(九)问小儿

儿科古称"哑科",不仅问诊困难,且获得的资料不一定准确,故有"宁治十男性,不治一妇人;宁治十妇人,不治一小儿"之说。中医认为,小儿乃稚阴稚阳之体,形气未充。小儿在生理上具有脏腑娇嫩、生机蓬勃、发育迅速的特点;同时,小儿对寒温不能自调,乳食不能自节,发病较快,变化较多,易虚易实。问诊时,应询问小儿的初生与发育情况和容易导致小儿发病因素,结合其他望诊、闻诊、脉纹诊法等收集的资料,全面加以分析。询问小儿时,除了一般的问诊内容外,下列四项内容要重点了解。

1. 出生前后情况　小儿的某些疾病,多与先天因素或分娩情况有关,故要着重询问妊娠期、产褥期及哺乳期母亲营养状况,有何疾病,曾服何药,分娩时是否难产、早产,以了解小儿的先天情况。

2. 喂养情况　小儿发育较快,需要的营养较多,而脾胃功能尚未完善。例如,喂养不当,可出现消化不良、吐泻、疳积、血虚等病。因此,要重点询问小儿的喂养方式,是母乳还是人工喂养,辅食的添加时间及种类等,食量多少,以及消化吸收情况,以判断小儿后天的营养状况。

3. 生长发育情况　小儿生长的不同阶段常有不同的发育标志。囟门闭合、出牙、换牙、身长、体重等,皆可作为判断发育的标志。发育过早,如体重过重、身体过高,但无其他异常,不属病态;若伴有智力低下,动作迟钝,属发育异常。发育过迟,一般与先天不足和后天失养有关,可表现为五软、五迟等症。

4. 预防接种史及传染病接触史　小儿6个月至6周岁之间,从母体获得的先天免疫力逐渐消失,后天的免疫机能尚未健全,易患麻疹、水痘等传染病。预防接种能帮助小儿建立后天免疫机能,以减少感染发病。因此,询问预防接种史及传染病接触史常可为确定诊断提供依据。

第四节　切　　诊

切诊包括脉诊和按诊,是在患者体表一定部位进行触、摸、按、压,以探知体内的病理变化或体表反应,从而获得病情资料的一种诊断方法。

一、脉　　诊

(一)脉象形成的原理

脉象是脉动应指的形象。脉象的产生离不开心脏的搏动、脉管的通畅和气血的充盈。脉象能反映全身脏腑功能、气血、阴阳的综合信息。与脉象形成有关的因素有心是脉象形成的主要脏器,气血是脉象形成的物质基础,其他脏腑的功能活动是脉象形成的重要补充。

(二)脉诊的临床意义

脉象的形成与脏腑气血密切相关,故脏腑气血发生病变时,血液的运行会受到影响,脉象呈现出相应的变化。通过诊察脉象的变化,可以协助判断疾病的部位浅深、性质、邪正关系,并推断疾病的预后和转归。

(三)诊脉的部位

临床上普遍使用寸口诊脉法。寸口又称气口,位于前臂远端,桡骨茎突正前方的一段动脉搏动处。寸口乃手太阴肺经循行经过之处,气血会聚之所。十二经脉的气血运行皆起于肺,终于肝,而复起于肺,故脏腑气血之病变可反映于寸口,寸口诊脉可以体察全身的病变。

寸口诊脉部位可分寸、关、尺三部。每一侧桡骨茎突内侧的正前方脉动之处为关部,紧邻关部左右的是寸部和尺部。两手有六部脉(图7-3),每部脉可分浮、中、沉三候,即三部九候。寸、关、尺三部分候五脏:左寸候心,左关候肝,左尺候肾,右寸候肺,右关候脾,右尺候肾。

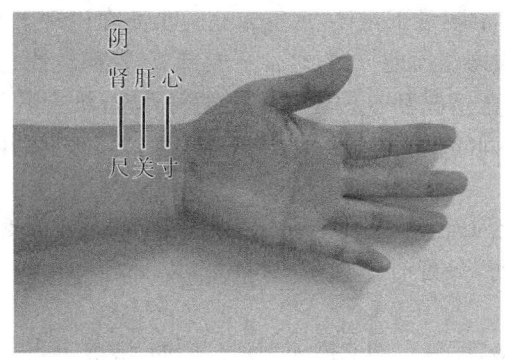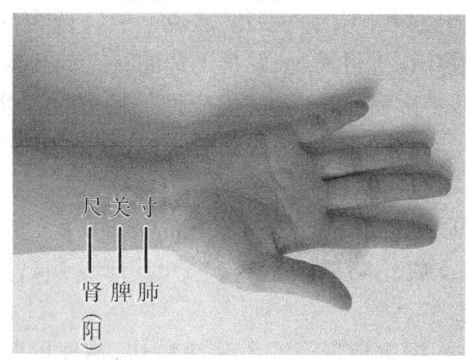

图7-3 脉诊部位及与脏腑的对应关系

(四)诊脉的方法

清晨是诊脉的最佳时间,其他时间也可诊脉。诊脉之前,室内要保持安静,并让患者休息片刻,以平复气血。患者取坐位或仰卧位,前臂自然平放,与心脏同一水平,伸腕仰掌,放置于脉垫上。医患双方相向而坐,医生以左手切按患者右手,以右手切按患者左手。医生以示指、中指、环指三指的指目接触脉诊部位,首先以中指确定关部,再以示指、环指自然置于中指左右。位置取准之后,三指应呈弓形,指端平齐。布指的疏密要和患者的身长相适应。诊脉时,运用不同的指力实现举、按、寻。用手指轻按在皮肤上为举;用手指重按在筋骨间为按;指力不轻不重,还可亦轻亦重,以探求脉象为寻。

(五)正常脉象

正常的脉象古称平脉,是正常人在生理条件下出现的脉象。正常脉象的形态是三部有脉,一息四至或五至(60~90次/分),不浮不沉,不大不小,从容和缓,柔和有力,节律一致,尺部沉取有一定力量。

知识链接

正常脉象受人体内外因素的影响,会发生相应的生理性变化。自然界四时气候的变化,使平脉呈现出春弦、夏洪、秋浮、冬沉的特点。所处的地理环境不同,平脉也会有一定差别。南方地势偏低、温暖潮湿,人体肌腠疏松,故脉多细软或略数;北方地势较高、寒冷干燥,人体肌腠致密,故脉多沉实。身材高挑的人,脉动部位较长;身材矮小的人,脉动部位较短;瘦人脉常浮;肥人脉常沉。年龄越小,脉搏越快,随着年龄的增长,脉象趋于和缓。青年人脉搏有力;老年人脉搏较弱。女性脉象较男性濡弱而略快,女性婚后妊娠,脉常见滑数而冲和。短暂的精神刺激也会影响脉象,当情绪平复后,脉象恢复正常。脑力劳动者脉多弱于体力劳动者。饭后、酒后脉多数而有力;饥饿时稍缓而无力。此外,由于桡动脉解剖位置变异,少数人会呈现出异常的脉动部位,如斜飞脉、反关脉、都是生理特异的脉位,不属病脉。

(六)病理性脉象

疾病反映于脉象的变化,叫作病脉。一般来说,除正常生理变化范围及个体生理特异之外的脉象,均属病脉。

1. 浮脉

【脉象】 轻按即得,重按稍减而不空。

切脉时,用手指轻按皮肤即能感觉到明显的脉搏,手指重按则脉搏强度减弱,但没有空虚的感觉。

【主病】 表证、虚证。

【脉理】 浮脉主表,反映病邪在身体浅层部位。外邪袭表,阳气奋起御邪,邪盛正不衰,邪正交争,气血趋于表,脉气鼓动于外,则脉应指而浮。若抗邪有力,则脉浮而有力;抗邪无力,则脉浮而无力。内伤久病体虚,阳气虚衰,不能潜藏而浮越于外,也有见浮脉者,但必定脉浮无根。

2. 沉脉

【脉象】 轻取不应,重按始得。

切脉时,用手指轻按皮肤时,脉动不明显,重按到筋骨间才能感觉到明显的脉搏。

【主病】 里证。

【脉理】 邪郁于里,正邪交争于体内深层,气血内困,故脉沉而有力,为里实证;若脏腑虚弱,正气不足,阳虚气陷不能升举鼓动,则脉沉而无力,为里虚证。

3. 迟脉

【脉象】 脉来迟慢,一息不足四至。

切脉时,脉率迟慢、至数不及。迟脉不为脉位所拘,浮沉皆可得。在一息的时间内,脉来不足四至,相当于每分钟60次以下。

【主病】 寒证。

【脉理】 阳气不足,血行乏力,故脉来一息不足四至。若寒邪凝滞,困遏阳气,血行不畅,则脉迟而有力,为寒痛冷积。若阳气虚弱,失于温运,脉动迟缓,则脉迟而无力,为虚寒证。邪热结聚,阻滞气血运行,也见迟脉,但必迟而有力,按之必实。久经锻炼的运动员,脉迟有力则不属病脉。

4. 数脉

【脉象】 脉来急数,一息五至以上。

切脉时,脉率急数,至数太过。在一息的时间内,脉来 5 次以上,相当于每分钟 90 次以上。

【主病】 热证。

【脉理】 邪热内盛,气血运行加速,故脉来一息五至以上。若邪热亢盛,正气不虚,正邪交争剧烈,则脉数而有力,主实热证。若久病阴虚,虚热内生,则脉数而无力,主虚热证。若危重病脉浮大虚数而无力,按之空豁,属于虚阳外浮。

5. 洪脉

【脉象】 脉形宽大,滔滔满指,状若波涛汹涌,来盛去衰。

切脉时,脉位偏浮,脉形宽大,脉势强,应指充实有力。来势具有浮、大、强的特点,去时较来时势缓力弱。

【主病】 多见于里热证。

【脉理】 邪热亢盛,内热充斥,正邪交争激烈,气盛血涌,导致脉管扩张,故脉洪。若久病久泻、失血,导致阴血亏损阴不敛阳、孤阳外越而出现洪脉,则脉洪大而无根。

多见于阳明气分热盛。若邪热亢盛,内热充斥,正邪交争激烈,气盛血涌,脉道扩张。脉洪大而无根见于内伤久病久泻、失血,阴血亏损阴不敛阳、孤阳外越之象。夏季阳气偏亢,腠理开泄,气血鼓浮于表,故正常人夏季脉象偏洪。

6. 微脉

【脉象】 极细极软,按之欲绝,似有若无。

切脉时,体象模糊,浮候、沉候没有明显区别,若有若无,欲绝非绝。

【主病】 阴阳气血诸虚,阳气衰微。

【脉理】 阳气衰微,鼓动无力,脉管失充,故见微脉。浮以候阳,轻取之似无为阳气衰。沉以候阴,重取之似无为阴气竭。久病气血耗竭,正气殆尽,故脉微;新病阳气暴脱或阳虚邪微者,也可见微脉。

7. 细脉

【脉象】 脉细如线,应指明显。

切脉时,脉体细小,脉势疲软,其脉气来去连续无间断,故应指起落仍然明显,按之不绝。

【主病】 气血两虚,湿邪为病。

【脉理】 营血亏虚不能充盈脉道,气虚无力鼓动血行,故脉细。湿邪阻遏脉道,伤人阳气,也可见细脉。

8. 虚脉

【脉象】 三部脉举之无力,按之空虚。

切脉时,寸、关、尺三部脉浮中沉取皆软弱无力,应指势软而形大,故按之有豁然空虚的感觉。

【主病】 虚证。

【脉理】 气虚鼓动无力,血虚不能充盈脉道,故脉软弱无力。气虚不敛,血虚气无所附而外浮,脉道松弛,故脉形大而势软,按之空豁。血虚则脉细无力;阳虚则脉迟无力;阴虚则脉细数无力。

9. 实脉

【脉象】 三部脉举按均有力,来去俱盛,脉体应指幅宽。

切脉时,寸、关、尺三部脉浮、中、沉取均充实有力,脉体宽大。

【主病】 实证。

【脉理】 邪气亢盛而正气不虚,邪正相搏,气血壅盛,脉道充盛,故脉应指充实有力。实热证则脉实而数,偏浮;实寒证则脉实而迟,偏沉。若久病之人突见实脉,提示正不胜邪,孤阳外脱,预后不良。

10. 滑脉

【脉象】 往来流利,如盘走珠,应指圆滑。

切脉时,应指圆滑如珠,搏动流利,往来之间有一种回旋前进的感觉。

【主病】 痰饮,食积,实热。

【脉理】 邪气壅盛于内,正气不衰,气实血涌,故脉滑。痰饮、食滞皆为阴邪内盛,充斥脉道,鼓动脉气,则出现滑脉。实热之邪入于阴分,导致经血沸腾,也可出现滑脉。

11. 涩脉

【脉象】 形细而行迟,往来艰涩,极不流利。应指如轻刀刮竹,脉势不均。

切脉时,脉形较细,脉势滞涩不畅,脉力强弱不等,至数缓而不均,三五不调,强弱不等,快慢不均。形细体短,往来艰涩不畅。

【主病】 精亏血少,气滞血瘀,痰食停滞。

【脉理】 精亏血少,不能充盈濡养经脉,血行不畅,脉气往来艰涩,故脉涩而无力;气滞血瘀、痰食胶固,正邪相搏,血脉痹阻,则脉涩而有力。

12. 弦脉

【脉象】 端直以长,如按琴弦。

切脉时,脉道挺直而硬、脉势强劲,直起直落。不受脉位、至数限制,既可兼浮兼沉,又可兼迟兼数。

【主病】 肝胆病,痰饮,痛证,疟疾。

【脉理】 寒热诸邪、痰饮内蓄、七情、疼痛等,均可致肝失疏泄,血气敛束不伸,脉道拘急紧张而出现弦脉。疟邪为病,伏于半表半里,少阳枢机不利也可见弦脉。

13. 缓脉

【脉象】 一息四至,来去怠缓。

切脉时,一息四至,稍快于迟脉,来去怠缓无力或有兼脉。

【主病】 湿证,脾胃虚弱。

【脉理】 气机为湿邪所困,或脾胃虚弱,气血生化乏源,皆可导致气血不足以充盈、鼓动脉道而见脉缓。若病中脉转缓和,是正气恢复之象。

14. 弱脉

【脉象】 极软而沉细。

切脉时,脉位沉,脉数稍迟,脉形细,脉势柔软无力,需用重按才能诊得,若浮取则无脉搏跳动。

【主病】 气血不足,阳衰气弱。

【脉理】 阴血不足,不能充盈脉管,或阳气衰少,无力鼓动血行,则脉弱。

15. 濡脉

【脉象】 浮而细软。

切脉时,脉位浮,脉数稍迟,脉形细,脉势柔软无力。搏动力弱,不任重按,按之则无。

【主病】 诸虚,湿困。

【脉理】 若精血亏虚,阴虚不能维阳,故脉浮软;精血不充,则脉细;若气虚阳衰,虚阳不敛,脉也浮软,浮而细软,则为濡脉。湿邪阻压脉道也可见濡脉。

16. 促脉

【脉象】 脉来数,时而一止,止无定数。

切脉时,脉率较快,节律不齐,有不规则的歇止,止后复搏动。

【主病】 多见于阳盛实热,气血痰食郁滞,也可见于脏气衰微。

【脉理】 阳邪亢盛,或气血痰食郁滞化热,正邪相搏,血行急速,故脉来急数。邪气阻滞,阴不和阳,脉气不续,故时一止,止后复来,指下有力,止无定数。若元阴亏损,则数中一止,止无定数,必促而无力,为虚脱之象。

17. 结脉

【脉象】 脉来缓慢,时有中止,止无定数。

切脉时,脉率缓慢,节律不齐,在搏动迟缓中时而有一次歇止,止后又再搏动,歇止无一定的规律性。

【主病】 阴盛气结,寒痰血瘀,癥瘕积聚,也可见于气血虚衰。

【脉理】 阴寒凝滞,气结、痰阻、瘀血停滞,心阳被抑,脉气阻滞,故脉来缓怠,脉气不相顺接,时一止,止后复来,止无定数。久病虚劳,气血衰,脉气不继,断而时一止,气血续则脉复来,止无定数。

18. 代脉

【脉象】 脉来时见一止,止有定数,良久方来。

切脉时,脉力较弱,节律不齐,呈有规则的歇止,歇止时间较长。

【主病】 脏气衰微,风证,痛证。

【脉理】 脏气衰微,气血亏损,以致脉气不能衔接而歇止,不能自还,良久复动。风证、痛证见代脉,因邪气所犯,阻于经脉,致脉气阻滞,不相衔接为实证。

(七)诊妇人脉

妇人左关尺脉,忽洪大于右手,口不苦,身不热,腹不胀,是月经将至或正值经期。寸脉、关脉调和,而尺脉绝而不至,多为月经不利。已婚女性停经2~3个月,兼有嗜酸作呕等异常表现,而脉来滑数有力,尺脉沉取不绝,可考虑为妊娠。此外,孕已足月,尺脉急转如切绳、转珠,或脉见离经(指脉象浮数散乱),或沉细而滑,为临产。

(八)诊小儿脉

诊小儿脉,临床多以一指定三部。医生用左手握小儿手,再用右手大拇指按小儿掌后高骨脉上,分三部以定息数。

小儿脉象特点是年龄越小,脉搏越快。婴儿脉搏最快,每分钟脉搏120~140次,5~6岁的幼儿每分钟脉搏90~110次。小儿脉象主病,以浮、沉、迟、数,定表、里、寒、热,又以有力无力定虚实。

[要点:正确识别病理性脉象]

二、按　　诊

按诊,就是用手直接触摸、按压患者某些局部,以了解异常变化,从而推断疾病的部位、性质和轻重程度等情况。

(一)按诊的方法和意义

按诊的手法大致可分触、摸、按三类。触是以手指或手掌轻触患者局部,以了解寒热温凉等情况。摸是以手抚摸局部,以了解局部润燥、体表有无突起或凹陷。按是以手深压局部,以了解深部有无压痛,肿块的形态、质地,肿胀的程度、性质等。临床上,三种手法是综合运用的,先触摸,后按压,由轻到重,由浅入深,逐层了解病变的情况。按诊时,手法要轻巧,避免突然施力。同时,嘱咐患者主动配合,及时反馈自己的感觉,边检查边观察患者的表情变化,以了解其痛苦所在。

按诊是切诊的一部分,在望、闻、问的基础上,进一步体察疾病的部位和性质等情况。对胸腹部的疼痛、肿胀、痰饮、癥块等病变,通过按诊能为诊断和辨证提供更直观和详实的资料。按诊具备操作简便、无创、无痛的特点,具有很高的临床推广价值。

(二)按诊的内容

按诊的应用范围较广。临床上以按肌肤、按手足、按胸腹等为常用。

1. 按肌肤　能了解全身肌表的寒热、润燥及肿胀等情况。按肌肤既能从凉温探知寒热,也能从热的程度区分病位的表里和病性的虚实。若轻按即痛,则病位表浅;若重按方痛,则病位较深。身热,若初按明显,久按热减,则热在表;若久按热增,则热在里。若局部肌肤硬痛拒按,为实证;若濡软喜按,为虚证。若皮肤干瘪,多为津液不足;若皮肤甲错,多伤阴或内有瘀血。按压肿胀,可以辨别水肿和气肿。按之凹陷,放手即留手印,不能即起,为水肿;按之凹陷,举手即起,为气肿。在外科疮疡方面,可辨别病证属阴、属阳和是否成脓。触按病变局部,肿而硬木不热者,属寒证;肿处烙手、压痛者,为热证。根盘平塌漫肿属虚,根盘收束而高起属实。患处坚硬,多属无脓,边硬顶软,内必成脓。

2. 按手足　主要是通过探明寒热以判断病证的浅深位置、虚实性质及预后。凡疾病初起,手足俱冷者,多因阳虚寒盛;手足俱热者,多因阳盛热炽。诊手足寒热,还可以辨别外感或内伤。手足背部较热者,为外感发热;手心、足心较热者,为内伤发热。此外,还有以手心热与额上热的互诊来分别表热或里热的方法。额上热甚于手心热者,为表热;手心热甚于额上热者,为里热。这一诊法有参考意义。手足的寒温可以判断阳气的存亡,以此预测某些阳衰病证的预后。阳虚之证,四肢犹温,是阳气尚存,尚可治疗;若四肢厥冷,其病多凶,预后不良。

3. 按胸腹　胸腹各部位的划分如下:膈上为胸,膈下为腹。侧胸部从腋下至第十一、第十二肋骨的区域为胁,腹部剑突下方位置称为心下,胃脘相当于上腹部,大腹为脐上部位,小腹在脐下,少腹即小腹之两侧。按胸腹就是根据病情的需要,有目的地对胸前区、胁肋部和腹部进行触摸、按压,必要时进行叩击,以了解其局部的病变情况。胸腹按诊的内容又可分为按虚里、按胸胁和按腹部三部分。

(1) 按虚里:虚里位于左乳下心尖搏动处,为诸脉所宗。探索虚里搏动的情况,可以了解宗气的强弱、病证虚实、预后吉凶。虚里按之应手,动而不紧,缓而不急,为健康之征。其动微弱无力,为不及,是宗气内虚。若动而应衣,为太过,是宗气外泄。若按之弹手,洪大而搏,属于危重的证候。惊恐、大怒或剧烈运动后,虚里脉动虽高,但静息片刻即平复如常者,属正常生理现象。

(2) 按胸胁:胸为心、肺所居,右胁为肝所处,两胁均有肝经分布。按胸胁主要探知心、肺与肝的病变。前胸高起,按之气喘,多为肺脏证。胸胁按之胀痛者,多为痰热气结或水饮内停。若右胁下扪及肝大,或软或硬,多为气滞血瘀;肝表面凹凸不平则要警惕肝癌;右胁胀痛,摸之热感,手不可按者,为肝痈。

(3) 按腹部:主要了解凉热、软硬度、胀满、肿块、压痛等情况,以协助疾病的诊断与辨证。

1) 辨凉热:通过探测腹部的凉热,可以了解病性的寒热虚实。腹壁凉,喜暖喜按抚,多为虚寒证;腹壁灼热,喜冷物按放,多为实热证。

2) 辨疼痛:凡腹痛,喜按者属虚,拒按者属实;按之局部灼热,痛不可忍者,为内痈。

3) 辨腹胀:腹部胀满,按之有充实感,有压痛,叩之声音重浊者,为实满;腹部膨满,但按之不实,无压痛,叩之作空声者,为气胀,多属虚满。

4. 按腧穴　是按压体表某些特殊的反应点,通过这些部位的变化与反应来推断内脏的某些疾病。腧穴的变化主要表现为结节或条索状物,或出现压痛及敏感反应。此外,还可以通过指压腧穴做试验性治疗,从而协助鉴别诊断。

经典诵读

1. 黄帝曰:厚薄美恶皆有形,愿闻其所病。

岐伯答曰:视其外应,以知其内脏,则知所病矣。

——《灵枢·本脏》

2. 明堂者,鼻也;阙者,眉间也;庭者,颜也;蕃者,颊侧也;蔽者,耳门也。其间欲方大,去之十步,皆见于外,如是者寿,必中百岁。

——《灵枢·五色》

思 考 与 练 习

一、单选题

1. 目眦红赤多属于(　　)
   A. 肝火　　　　　B. 心火　　　　　C. 脾火　　　　　D. 肺火

2. 面色黧黑而肌肤甲错属于(　　)
   A. 肾虚　　　　　B. 水饮　　　　　C. 脾虚　　　　　D. 瘀血

3. 小儿昏睡露睛为(　　)

A. 肝虚　　　　　B. 心虚　　　　　C. 脾虚　　　　　D. 肾虚
4. 辨病邪深浅与性质及胃气存亡重在察(　　)
　　A. 舌色　　　　　B. 舌态　　　　　C. 舌苔　　　　　D. 舌质
5. 恶寒发热多见于(　　)
　　A. 外感病表证阶段　B. 半表半里证　　C. 阳明病　　　　D. 疟疾
6. 战汗向愈的表现是(　　)
　　A. 脉静身凉　　　B. 脉疾数　　　　C. 身热不减　　　D. 烦躁不安
7. 血瘀所致头痛的特点为(　　)
　　A. 胀痛　　　　　B. 绞痛　　　　　C. 掣痛　　　　　D. 刺痛
8. 患者口淡乏味常提示(　　)
　　A. 肝胃不和　　　B. 脾胃湿热　　　C. 食滞胃脘　　　D. 脾胃气虚
9. 饭后神疲思困,食少纳呆多见于(　　)
　　A. 寒邪直中太阴　B. 痰湿困脾　　　C. 中气不足　　　D. 心肾阳虚

二、多选题

1. 有神的患者可表现为(　　)
　　A. 神志清楚　　　B. 目光精彩　　　C. 肌肉不削　　　D. 语言清亮
2. 过度肥胖的人易致(　　)
　　A. 暴厥　　　　　B. 血虚生风　　　C. 痨嗽　　　　　D. 聚湿生痰
3. 口气臭秽是由于(　　)
　　A. 胃中有热　　　B. 口腔不洁　　　C. 食积停滞　　　D. 龋齿
4. 嗳气的病因是(　　)
　　A. 胃虚气逆　　　B. 饮食积滞　　　C. 肝气上逆　　　D. 肝气犯胃
5. 引起自汗的原因有(　　)
　　A. 阴虚　　　　　B. 阳虚　　　　　C. 气虚　　　　　D. 实热

真题链接

单选题

数脉主病是(　　)
　A. 虚证　　　　　　　　　B. 热证　　　　　　　　　C. 阴证
　D. 寒证　　　　　　　　　E. 表证

(2016年国家执业药师资格考试《中药学综合知识与技能》真题)

(王　轶)

第八章 辨 证

学习导航
1. 掌握八纲及脏腑辨证要领。
2. 熟悉气血津液辨证、脏腑及脏腑兼病辨证的要点。
3. 了解六经辨证、卫气营血辨证的方法。
4. 能根据"四诊"所获资料选取适当的辨证方法分析临床案例。

导学情景

张某,男性,20岁。8年前上呼吸道感染后出现轻度眼睑、下肢水肿、腰酸痛等症状,曾查尿常规发现蛋白(十),因无其他不适而未进一步诊断治疗,其后水肿偶有反复。近2～3个月来,张某因感觉劳累后双下肢水肿加重,持续不退,并感疲劳乏力、腹胀、心悸而来就诊。症见双下肢水肿,按之凹陷不起,面色㿠白,形寒肢冷,疲乏无力,胸闷心悸,腹部胀满,腰膝酸冷,小便短少,舌淡胖,苔白滑,脉沉迟无力。医生该如何为这位患者进行诊治呢?中医诊断和治疗疾病的基本原则就是辨证论治,其中辨证是前提,需要对疾病的发生发展状况进行分析,抓住当前的证候特点,归纳总结,分清疾病的病理性质,总结出相应病机,判断出证候,在此基础上进一步确定治疗法则,选择合理方剂和药物。由此可见,辨证至关重要。

下面就让我们一起来学习常用的辨证方法。

辨证,是在中医整体观念等理论的指导下,将望、闻、问、切四诊所收集的病情资料,通过分析、综合,认清疾病现阶段病理本质,然后加以概括,判断为某种证的诊断思维过程,为论治提供了可靠的依据。

在中医数千年的发展过程中,历代医家创立了多种辨证方法。这些辨证方法分别从不同方面认识、总结病证的规律,既有各自的特点和适用范围,又彼此联系和补充。本章主要介绍八纲辨证、气血津液辨证、脏腑辨证、六经辨证和卫气营血辨证等。其中,八纲辨证是辨证的总纲,气血津液辨证、脏腑辨证主要应用于内伤杂病,六经辨证、卫气营血辨证主要用于外感病。

第一节 八纲辨证

八纲,即表、里、寒、热、虚、实、阴、阳八个辨证的纲领。疾病的证候尽管极其复杂,但同时具有普遍规律的共性内容。例如,疾病部位的浅深,非表即里;病证的性质,非寒即热;邪正的盛衰,非虚即实;证候的类别,可以阴阳两大类来区分。八纲辨证就是通过执简驭繁、提纲挈领的作用,从这八个方面来指导临床各科辨证。其中,阴阳是八纲的总纲,可以概括其他六纲,即表证、热证、实证为阳,里证、虚证、寒证为阴。

八纲之间并不是孤立的,它们相互联系而不可分割,其间可以相兼、错杂、转化,还可出现与疾病本质相反的假象。因此,运用八纲辨证时,要熟练掌握八纲各自的证候特点,以及彼此之间的关系,才能全面认识病证,为论治提供可靠依据。

一、表里辨证

表里,是辨别病位浅深和病势趋向的一对纲领。表与里是相对的概念,如皮肤相对于筋骨而言,皮肤为表,筋骨为里;体表相对于脏腑而言,体表为表,脏腑为里;脏相对于腑而言,腑属表,脏属里;经络相对于脏腑而言,经络属表,脏腑属里;经络中三阳经相对于三阴经而言,三阳经属表,三阴经属里等。因此,对于病位的内外浅深,都不可作绝对地理解。一般而言,从病位上看,皮毛、肌腠、经络为表,脏腑、气血、骨髓为里。从病势上看,外感病病邪由表入里,是病渐增重为势进;病邪由里出表,是病渐减轻为势退。故前人有"病邪入里一层,病深一层,出表一层,病轻一层"的认识。

表里辨证对于外感病来说,意义尤为重要。内伤杂病的证候多属里证范畴,分辨病位的表里并非必须,主要应辨别"里"的具体脏腑等病位。外感病往往具有由表及里、由轻而重、由浅入深的传变发展过程。所以,表里辨证是对外感病发展阶段性的最基本认识,说明病情的轻重、浅深及病机变化的趋势,从而掌握疾病的演变规律,取得诊疗的主动权。

(一)表证

表证,是指六淫等外感外邪侵入皮毛、口鼻及较浅表的经络所产生的证候。表证常见于外感病的初期,具有起病急、病位浅、病情轻和病程短的特点。

【临床表现】 以发热恶寒(或恶风),舌苔薄,脉浮为主;可兼见头身疼痛,骨节酸痛,鼻塞流涕,喷嚏,咽喉痒痛,咳嗽。

【证候分析】 外感病邪束于肌表,阻遏卫气的正常宣发,故郁而发热;卫阳被遏,不能温煦肌表,故恶风寒;病邪轻浅,尚未入里,呈薄苔,表寒证舌淡红苔薄白,表热证可见舌边尖稍红苔薄黄,但总体舌象变化不明显;邪正相争于表,脉气鼓动于外,故脉浮。邪气郁滞经络,气血运行不畅,以致头身疼痛或骨节酸痛;肺主皮毛,开窍于鼻,喉为肺之门户,外邪从皮毛、口鼻而入,内应于肺,使肺失宣降,故见鼻塞流涕,喷嚏,咽喉痒痛,咳嗽等症状。

【辨证要点】 以新病恶寒发热,头身疼痛,苔薄,脉浮为辨证要点。

(二)里证

里证,是病位深入于内(脏腑、气血、骨髓等)所产生的证候。里证多见于外感病的中期、后期或内伤病,具有病因复杂、病位较深、病情较重、病程较长的特点。

里证的成因大致有三种:① 外邪袭表,表证不解,病邪传里,形成里证;② 外邪直接入里,侵犯脏腑等部位,即所谓"直中";③ 内伤七情、饮食劳倦等因素,直接伤及脏腑,使气血逆乱而出现的证候。

【临床表现】 里证病因复杂,范围广泛,临床表现繁多,具体可参见寒热辨证、虚实辨证及脏腑辨证等章节。仅与表证相对而言,里证表现为壮热,烦躁甚或神昏,口渴,腹痛,大便燥结或稀溏,呕吐,小便短赤,舌苔黄或白厚腻,脉沉等。

【证候分析】 里热炽盛,故见壮热;热扰心神,则烦躁,甚至神昏;热盛伤津,则口渴,小便短赤,大便秘结;寒湿等邪凝滞中焦脾胃,可见腹痛;脾失健运,则腹泻腹溏;胃失和降,则呕吐;舌苔黄或白、厚、腻,脉沉均为病邪在里之征。

【辨证要点】 以脏腑、气血、阴阳等失调表现为辨证要点。

[附]

半表半里证

半表半里证,是指外感病邪由表入里,尚未至于里,或里邪透表而尚未达于表,邪正相搏于表里之间的证候。在六经辨证中称为少阳证。

【临床表现】 寒热往来,胸胁苦满,心烦喜呕,默默不欲饮食,口苦,咽干,目眩,脉眩等。

(三)表证与里证的鉴别

辨别表证和里证,主要观察寒热表现、舌象、脉象等变化。此外,还需结合起病缓急、病情轻重、病程长短等情况(表8-1)。

表8-1 表证与里证鉴别表

证候	寒热表现	舌象	脉象	病程
表证	恶(风)寒发热	少有变化	浮	短
里证	但热不寒、但寒不热、无寒热	常有明显变化	沉	长

(四)表证与里证的关系

1. 表里同病 是指表证和里证在同一时期内出现。

表里同病可见于初病既见表证,又见里证;表证未罢,又及于里;原有里证,又新感外邪等。

表里同病常与寒热虚实相关,常见表寒里热、表热里寒、表实里虚、表虚里实等。

2. 表里出入 实质是指病邪的表里出入。

(1)表邪入里:即患者表邪不解,内传于里。多见于外感病的初期、中期,因正气不足,或邪气过盛,或护理不当,或失治、误治等原因所致。

(2)里邪出表:是指某些里证,其病邪可以从里透达向外。多因护理得当,机体抗邪能力增强所致。

例如,麻疹患儿由于体质虚弱、受风寒或早投凉药,卫气被遏,以至于疹出即没,转见发热、喘咳、烦躁,说明疹毒内陷,为病邪由表入里。此时,若加强护理,用清热透疹、托邪外出之法,使疹毒外透,则疹出而烦热喘咳亦除,为病邪由里出表。

由此可见,表里出入趋势,主要取决于邪正双方斗争的情况。正不胜邪,则表邪入里,病势加重;正盛祛邪,则里邪出表,病势减轻。掌握病势的表里出入变化,对于预测疾病的发展与转归,采取正确的治疗方法,或因势利导,及时截断、扭转病势,均具有重要意义。

二、寒热辨证

寒热,是辨别疾病性质的一对纲领。寒证与热证反映了疾病中机体阴阳的偏盛、偏衰。一般而言,阴盛或阳虚表现为寒证,阳盛或阴虚表现为热证,即"阳胜则热,阴胜则寒""阳虚则寒,阴虚则热"。张景岳认为"寒热乃阴阳之化也"。

寒证和热证不能仅凭个别症状作判断。寒证是指一组寒象的症状和体征;热证是指一组热象的症状和体征。必须注意,寒证、热证与恶寒、发热不同,恶寒、发热是疾病的现象,而寒证、热证则是通过对四诊所得的一组症状、体征进行综合分析、归纳后,对疾病本质作出的判断。

寒热辨证在治疗上也有重要意义。《素问·至真要大论》中说:"寒者热之,热者寒之",就是在辨别寒证、热证后确立的治疗大法,即寒证要用热药,热证要用寒药。

(一)寒证

寒证,是感受阴寒之邪或人体功能活动衰减,阳虚阴盛所产生的以寒象表现为主的一类证候。寒证多因外感寒邪、过食生冷,或内伤久病,阳气虚衰所致,包括表寒、里寒、虚寒、实寒等证。

【临床表现】 各类寒证的临床表现不尽一致,常见有恶寒或畏寒喜暖,四肢不温,面色苍白,口淡不渴,痰、涎、涕清稀,小便清长,大便稀溏,舌质淡,苔白而润滑,脉迟或紧等。

【证候分析】 阳气亏虚或寒邪伤阳,使形体失于温煦,故见恶寒或畏寒喜暖,四肢不温;阴寒凝滞,血行不畅,不能上荣于面,故面色苍白;寒不消水,津液未伤,故口不渴;阳虚不能温化水液,则痰、涎、涕、尿等分泌物、排泄物澄澈清冷;寒邪伤脾或脾阳久虚,运化失职而见大便稀溏;阳虚不化,寒湿内盛,故舌质淡、苔白而润滑;阳虚无力鼓动血行,故脉迟;寒性收引,脉道收缩挛急,则脉紧。

【辨证要点】 以形寒肢冷,喜暖,面白,口不渴,分泌物和排泄物清稀,舌淡苔白润,脉迟或紧为辨证要点。

(二)热证

热证,是感受阳热之邪或机体功能活动亢进,阴虚阳亢所产生的以热象表现为主的一类证候。热证多由外感火热之邪侵袭,或寒湿郁而化热;或过服辛辣温热之品;或七情过极,五志化火;或房事劳伤,劫夺阴精,阴虚阳亢所致,包括表热、里热、虚热、实热等证。

【临床表现】 各类热证的表现也不尽一致,常见发热,恶热喜冷,面红目赤,烦躁不宁,口渴饮冷,痰、涕黄稠,吐血,衄血,大便干结,小便短赤,舌质红,苔黄燥,脉数等。

【证候分析】 阳热偏盛,则发热,恶热喜凉;火性炎上,故面红目赤;热扰心神,故烦躁不宁;热盛伤津,需饮水自救,故渴喜冷饮;津液被阳热煎熬,故痰、涕黄稠,小便短赤,大便干结;火邪灼伤血络,迫血妄行,故吐血、衄血;舌红苔黄燥,脉数,为阳热亢盛之象。

【辨证要点】 以身热恶热,面赤,口渴,分泌物和排泄物稠浊,舌红苔黄燥,脉数为辨证要点。

(三)寒证与热证的鉴别

辨别寒证与热证,应对疾病的表现进行全面观察,尤其是观察寒热的喜恶,面色的赤白,口渴与否,四肢冷热,以及二便、舌象、脉象等(表8-2)。

表8-2 寒证与热证鉴别表

证候	寒热喜恶	面色	口渴	四肢	二便	舌象	脉象
寒证	恶寒喜热	白	口淡不渴	冷	小便清长,大便稀溏	舌质淡,苔白润	迟或紧
热证	恶热喜冷	赤	口渴饮冷	热	小便短赤,大便干结	舌质红,苔黄燥	数

(四)寒证与热证的关系

1. 寒热错杂 是指在患者身上同时出现寒证与热证。常见以下四种情况。

(1)表寒里热:多由于表寒未解,邪已入里化热;或本有里热,复又外感寒邪所致。症状既有恶寒发热、头身疼痛的表寒证,同时可见里热证的口渴引饮、心烦等里热证表现。

(2)表热里寒:多由于素体阳气不足、伤于饮食生冷,复又感受温热之邪;或表热证未解,过用寒凉药以致损伤脾胃阳气所致。症状可见表热证的发热、头痛、咽喉肿痛,同时有饮食难化、便溏溲清、舌体胖等里寒证表现。

(3)上热下寒:患者在同一时间内,上部表现为热,下部表现为寒的证候。例如,既见胸中烦热、频欲呕吐的上热证,同时又见腹痛喜暖、大便稀薄的下寒证,即属此类。

(4)上寒下热:患者在同一时间内,上部表现为寒,下部表现为热的证候。《景岳全书·传忠录》中说:"寒在上者,为吞酸,为膈噎,为饮食不化,为嗳腐胀秽""热在下者为腰足肿痛,为二便秘涩,或热痛遗精,或溲混便赤",即为寒在胃而热在膀胱的上寒下热证候。

2. 寒热转化 寒证与热证有着本质的区别,但在一定条件下,两者可以相互转化。

(1)寒证转化为热证:多因治疗不当、过服温燥药物或失治,寒邪未能及时散除,而机体阳气较为旺盛,寒邪从阳化热所致。例如,哮喘患者不发热,仅见咳喘,咯吐稀白痰,苔白滑腻,为寒证;若因寒邪郁久化热或过服温燥之品,则病情可出现变化,见发热,咳喘加剧,咯痰黄稠,苔黄,脉数,此即寒证转热证。

(2) 热证转化为寒证:多因失治、误治,损伤阳气;或因邪气过盛,耗伤正气,正不胜邪,功能衰败所致。此种转化有突变者,如高热患者,大汗不止,阳随汗泄,出现体温骤降,四肢厥冷,面色苍白,脉微欲绝的亡阳证;也有病情迁延,日久不愈而渐发者,如热痢不愈,转化为虚寒痢。

由此可见,寒证与热证的相互转化,反映的也是邪正盛衰的情况。

3. 寒热真假　是指当病情发展到寒极或热极的时候,会出现一些与其病理本质相反的"假象"。"真"是指疾病本质属性,"假"是指疾病的某些表面现象。这种情况常见于患者生死存亡的严重关头,故诊断疾病时一定要细心观察,辨清真伪,才能抓住本质,作正确的判断和处理。

(1) 真寒假热:指内有真寒而外见某些假热的证候。真寒假热证实际是虚阳浮越证,古代又称阴盛格阳证、戴阳证。其产生机理是由于久病而阳气虚衰,阴寒盛极,逼迫虚阳浮游于上、格越于外,即"阴盛格阳"。其外虽可有自觉发热,面色浮红如妆,神志躁扰不宁,口渴咽痛,脉浮大或数等颇似阳热证的表现;但因其本质为阳气虚衰,故必有胸腹无灼热,下肢厥冷,小便清长(或尿少水肿),或下利清谷,舌淡等里虚寒证的表现。仔细辨别,身虽热却欲盖衣被,口虽渴但饮水不多,甚至到口渴而不欲咽,咽虽痛但不红肿,虽躁扰不宁却疲乏无力,脉虽浮大或数但按之必无力,也可知其"热"为假象。

(2) 真热假寒:指内有真热而外见某些假寒的证候。真热假寒证常有热深厥亦深的特点,故又可称为热极肢厥证,古代又称阳盛格阴证。其产生机理是由于邪热内盛,阳气郁闭于内而不能布达于外。其外在表现可有四肢凉甚至厥冷,恶寒甚或寒战,神识昏沉,面色紫暗,脉沉迟等似为阴寒证的表现。但其本质为热,故必有高热,胸腹灼热,口鼻气灼,息粗口臭,口渴引饮,小便短黄,舌红苔黄燥,脉数有力等里实热证的表现。

辨别寒热真假,① 要以里证、舌象、脉象为依据,假象多表现在皮肤、四肢、面色等浅表位置;② 其寒热表现与真象不同。

三、虚 实 辨 证

虚实,是辨别邪正盛衰的一对纲领。《素问·通评虚实论》中说:"邪气盛则实,精气夺则虚",即虚指正气虚,实指邪气盛。通过辨别虚证与实证,可以掌握疾病发展过程中正气和邪气的力量对比及盛衰变化,是临床治疗采用扶正或攻邪的依据。虚证宜补虚扶正,实证宜泻实祛邪,所谓"虚则补之,实则泻之"。

(一)虚证

虚证,是人体正气不足所表现的一类证候。虚证的产生可由先天禀赋不足所致,但主要是后天失调所致,如饮食失宜,气血生化之源不足;七情劳倦,耗伤脏腑气血;房事不节,耗损肾精元气;久病失治、误治,损伤正气;或大汗、大吐、大泻、出血等致气血、津液耗损等。

【临床表现】 虚证包括阴、阳、气、血、津、精及脏腑各种虚损。各种虚证的表现极不一致,此处仅介绍虚证中最常见的两类表现:一类是精神萎靡,身疲乏力,面色淡白或萎黄,声低懒言,气短,自汗,纳少,小便清长,下利清谷,形寒肢冷,舌淡胖,脉沉迟无力;一类是形体消瘦,头晕目眩,潮热或五心烦热,颧红,盗汗,口干咽燥,舌红少苔,脉虚细数。

【证候分析】 上列虚证,第一类为阳气不足。由于阳气虚,推动、温养、固摄、气化等功能不足,故见精神萎靡,身疲乏力,面色无华,自汗,气短,小便清长,下利清谷等;阳虚阴寒内盛,故形寒肢冷,舌淡胖,脉沉迟无力。第二类为阴血亏虚。由于阴血不足,机体失养,故见消瘦,晕眩;阴虚则阳偏亢,则见潮热或五心烦热,颧红,盗汗,舌红少津,脉虚细数等。

【辨证要点】 以久病,势缓,耗损过多,体质素弱者,症状平缓,舌娇嫩,脉虚为辨证要点。

(二)实证

实证,是邪气亢盛所表现的一类证候。实证多因外邪侵袭,而患者体质素壮,邪正相争激烈而暴病;或是因脏腑气血机能障碍致体内产生某些病理性产物,如气滞、血瘀、水湿痰饮凝聚、虫积、食滞等。

【临床表现】 由于病邪性质及其侵犯部位的不同,实证的临床表现也不一致。常见症状有身热面赤,烦躁不安,甚至神昏谵语,声高气粗,痰涎壅盛,脘腹疼痛拒按,大便秘结,小便短赤或淋漓涩痛,舌质苍老,苔厚腻,脉实有力等。

【证候分析】 邪气过盛,正气与之抗争,阳热炽盛,则身热面赤;邪热扰心,则烦躁不安,甚至神昏谵语;邪阻于肺,肺失宣降,则呼吸气粗,痰多者闻漉漉痰声;实邪积于胃肠,腑气不通,则腹胀痛拒按,大便秘结;热盛伤津,则小便短赤;湿热下注膀胱,则小便淋漓涩痛;舌苔厚腻,脉实有力为实邪内结之征。

【辨证要点】 以新病、暴病,体质壮实者,症状剧烈,舌苍老,脉实为辨证要点。

(三)虚证与实证的鉴别

辨别虚证与实证,主要看病程长短、精神好坏、声息强弱、痛处喜按拒按,以及舌象、脉象等方面。必须注意,同样的症状也有虚实之分,如腹痛、腹胀、便秘等,既可见于实证,也可见于虚证,故须全面诊查(表8-3)。

表8-3 虚证与实证鉴别表

证候	病程	形体	精神	声息	疼痛	舌象	脉象
虚证	长	多虚弱	萎靡	声低息微	喜按	舌质娇嫩	虚脉类
实证	短	多壮实	亢奋	声高息粗	拒按	舌质苍老	实脉类

(四)虚证与实证的关系

1. **虚实夹杂** 是指患者同时出现正虚和邪实两方面的病变。

虚证和实证虽有本质区别,但不是孤立不变的,而是彼此联系、相互可变的。

(1)实证夹虚:特点是邪实为主,正虚为次。多见于本是实证,逐渐损伤正气者;或原本体虚,新感外邪较盛者。例如,外感温热病,热盛伤津之证。

(2)虚证夹实:特点是正虚为主,邪实为次。多见于有虚证,复感邪气;或正气不足,兼有瘀血、痰饮、食积等;或实证日久,正气大伤,余邪未尽者。例如,脾胃虚弱,纳运无力,食滞不化者。

(3)虚实并重:特点是正虚与邪实均十分明显。多见于原有邪实较盛,日久损伤正气严重,而实邪未减者;也有因原来正气甚弱,又感受较重邪气者。

2. **虚实转化** 是指在疾病发展过程中,由于正邪力量对比的变化,实证可以转变为虚证,虚证也可转化为实证。

实证转虚临床常见,基本上是病情转变的一般规律;虚证转实较少见,实际上常因虚而致实,形成虚实夹杂证,如心气虚证,见心悸气短,久治未愈,突见心痛不止,此为气虚血滞,心脉瘀阻所致。

3. **虚实真假** 是指虚证与实证都有真假疑似的情况,所谓"至虚有盛候""大实有羸状"。

(1)真虚假实:本质为虚证,反见某些实盛现象。例如,脏腑虚衰,气血不足,运化无力,出现腹部胀满、呼吸喘促、二便闭涩等症。但仔细观察,即可发现腹部虽胀满但时有缓解,或内无肿块而喜按,虽喘促而气短息弱,大便虽闭但腹部不甚硬满,且脉必无力,舌体淡胖,并有疲乏、面色萎黄或苍白等症,故其本质属虚,实为假象。

(2)真实假虚:本质为实证,反见某些虚羸现象。例如,热结肠胃,痰食壅积,湿热内蕴,瘀血停蓄等,由于大积大聚,以致经脉阻滞,气血不能畅达,因而表现出一些类似虚证的假象,如神情默默、倦怠懒言、身体羸瘦、脉象沉细等。但仔细观察,即可发现虽默默不语却语时声高气粗;虽倦怠却动之觉舒;虽羸瘦而胸腹满硬拒按;脉虽沉细但按之有力,故知病变的本质属实,虚为假象。

四、阴阳辨证

阴阳,是概括证候类型的一对纲领。《类经·阴阳类》中说:"人之疾病,……必有所本,或本于阴,或本于阳,病变虽多,其本则一",《素问·阴阳应象大论》中说:"善诊者,察色按脉,先别阴阳",指出了证候虽然复杂多变,但总不外乎阴阳两大类,而诊病之要必须首先辨明其阴阳。因此,阴阳是八纲的总纲,表、实、热证属于阳证,里、虚、寒证属于阴证,故人称八纲为"二纲六要"。

(一)阴证与阳证

1. 阴证　凡符合"阴"的一般属性的证候,称为阴证,以虚寒证为代表。

【临床表现】　面色暗淡,精神萎靡,倦怠乏力,声低息弱,纳少,形寒肢冷,口淡不渴,痰、涎、涕清稀,小便清长,大便稀溏,舌淡胖嫩,苔白滑,脉沉迟、脉细涩或脉弱。

【证候分析】　面色暗淡,精神萎靡,倦怠乏力,声低息弱,纳少,为虚证表现;形寒肢冷,口淡不渴,痰、涎、涕清稀,小便清长,大便稀溏,舌淡胖嫩,苔白滑,脉沉迟、脉细涩或脉弱等,为虚寒征象。

【辨证要点】　以抑制、沉静、功能衰退等表现为辨证要点。

2. 阳证　凡符合"阳"的一般属性的证候,称为阳证,以实热证为代表。

【临床表现】　声高息粗,喘促痰鸣,发热,面色发红,躁动不安,口干渴饮,痰、涎、涕黄稠,小便短赤,大便干结,舌红绛,苔黄干,脉浮、数、有力。

【证候分析】　恶寒发热,脉浮为表证特征;声高息粗,喘促痰鸣为实证表现;壮热,面赤,躁动不安,口干渴饮,痰、涎、涕黄稠,小便短赤,大便干结,舌红绛,苔黄干,脉数、有力为实热之征。

【辨证要点】　以兴奋、躁动、功能亢进等表现为辨证要点。

(二)亡阴证与亡阳证

亡阴证,是指阴液大量耗损,严重亏乏而欲竭所表现出的危重证候。可以是在久病阴液亏虚基础上的进一步发展,也可因壮热不退、大吐大泻、大汗不止、严重烧伤致阴液暴失所致。

亡阳证,是指体内阳气极度衰微而欲脱所表现出的危重证候。一般是阳气由虚而衰的进一步发展,也可因阴寒之邪极盛而致阳气暴伤,还可因大汗、失精、大失血等阴血消亡而阳随阴脱,或因剧毒刺激、严重外伤、瘀痰阻塞心窍等而使阳气暴脱所致。

亡阴者,因阴亏而阳亢,表现出一系列热象,属严重虚热证;亡阳者,因阳虚则寒,表现出一系列寒象,属严重虚寒证。亡阴证与亡阳证具体表现鉴别如表8-4所示。

表8-4　亡阴证与亡阳证鉴别表

证候	汗	四肢	面色	神志	呼吸	口渴	舌象	脉象
亡阴	汗热,味咸,黏稠	温暖	潮红	烦躁不安	气粗	口渴	舌红干	细数无力
亡阳	汗冷,味淡,清稀	厥冷	苍白	神昏	气微	口不渴	舌淡润	微细欲绝

由于阴阳互根的关系,阴竭则阳气无所依附,阳亡则阴液无以化生。所以,亡阴可以导致亡阳,亡阳也可以导致亡阴,两者总是相继出现。亡阴、亡阳病情危重,变化急剧,须密切观察,准确辨证,积极抢救,才可使病情转危为安。

五、八纲之间的关系

八纲各自反映疾病某一方面的病理本质,彼此之间密切关联,不可分割。因此,临床辨证时,不仅要注意八纲基本证候的识别,更要把握八纲之间的相互关系,联合起来进行综合分析,才能对病证作出全面、正确的诊断。

八纲之间的关系主要在两方面,① 同对纲领之间转化、兼夹、真假的关系(前面已有叙述,不再重复);② 不同对纲领之间的相互兼夹。

表里、寒热、虚实各自从不同角度反映病证某一方面的本质,故不能相互替代。在辨证时,不会只涉及其中某一方面,必然同时既要论病位的表里,又要区分病性的寒热,还要辨清病证的虚实。因此,八纲辨证常见的相兼证候有表实寒证、表实热证、里实寒证、里实热证、里虚寒证、里虚热证等,具体内容如表8-5所示。

表8-5 相兼证候鉴别表

证别	表实寒证	表实热证	里实寒证	里实热证	里虚寒证	里虚热证
病机	风寒袭表	温热袭表	寒邪直中	里热炽盛	阳气不足	阴虚阳亢
主要症状	恶寒重,发热轻,头身疼痛,无汗	发热,微恶风寒,头痛,咽痛,口微渴,或有汗	形寒喜暖,面色苍白,口淡不渴,腹冷痛拒按,尿清便溏	身热恶热,面红目赤,渴喜冷饮,烦躁不安,腹胀痛拒按,尿黄便干	精神萎靡,少气懒言,畏寒肢冷,面色㿠白,口淡不渴,大便稀溏,小便清长或尿少水肿	形体消瘦,口干咽燥,午后潮热,五心烦热,颧红,盗汗
舌象	舌淡红,苔薄白而润	舌红,苔薄白而干或微黄	舌淡,苔白润	舌红绛,苔黄燥	舌淡胖,苔白滑	舌红,少苔或无苔
脉象	脉浮紧	脉浮数	脉迟而有力或紧	脉洪或滑数	脉沉迟无力	脉细数无力

理论上一般还有表虚寒、表虚热,但对于表证而言,外邪初袭,病位在肌表,一般不存在气血、阴阳的亏虚,所以区分表虚寒、表虚热无实际意义。

[要点:八纲辨证的概念、基本证候、临床表现]

第二节 气血津液辨证

气、血、津液是构成人体和维持人体生命活动的基本物质。气血津液辨证即是运用气、血、津液理论,根据病体不同表现,分析、判断疾病中有无气、血、津液的亏损或运行、代谢障碍的一种辨证方法,是八纲辨证在气、血、津液层面的具体和深化。

气、血、津液与脏腑是不可分割的。生理上,气、血、津液是脏腑功能活动的物质基础,而其生成代谢又有赖于脏腑功能活动;病理上,脏腑病变可影响气、血、津液的变化,而气、血、津液病变也必然导致脏腑功能活动的异常。所以,气、血、津液病变是不能离开脏腑病变而独立存在的,反之亦然。掌握气血津液辨证,可以为脏腑辨证打下基础。

一、气 病 辨 证

《素问·举痛论》说:"百病生于气也",即气病常先于血病、津液病出现。气病的病证很多,主要有气不足(气虚证)和气机失调(气陷证、气滞证、气逆证、气闭证、气脱证)两大类情况。

(一)气虚证

气虚证,是气不足或气的某一方面功能减退所表现的虚弱证候。常由久病体虚,或劳累过度,耗伤元气；或先天不足，元气匮乏；或年老体弱，元气自衰；或后天饮食失调，生气不足所致。

【临床表现】 神疲乏力，声低息弱，少气懒言，面白少华，头晕，舌质淡，脉虚，自汗，活动后诸症加重。

【证候分析】 气不足，推动无力，脏腑机能减退，故神疲乏力，声低息弱，少气懒言；气少无力推动血行，血不上荣，则面白少华，头晕，舌质淡，脉虚；气虚，卫外不固，则自汗；劳则气耗，故活动后诸症加重。

【辨证要点】 以神疲乏力，少气懒言，声低息弱等为辨证要点。

(二)气陷证

气陷证，指气虚无力升举，清阳之气不升反而下陷所表现的虚弱证候，临床又称中气下陷证或脾虚气陷证。多因久病失养、劳累用力过度或先天禀赋不足所致。

【临床表现】 少气，倦怠，头晕，面色淡白无华，腹部有坠胀感，便意频频，久痢久泻，脱肛，子宫脱垂或其他内脏下垂等，舌淡苔白，脉弱。

【证候分析】 本证常由气虚发展而来，故常见少气，倦怠，头晕，面色淡白无华，舌淡苔白，脉弱；气虚，清阳不升，气陷于下，故腹部有坠胀感，便意频频，久痢久泻，脱肛，子宫脱垂或其他内脏下垂等。

【辨证要点】 以气虚证伴有腹部有坠胀感，内脏下垂等为辨证要点。

(三)气滞证

气滞证，是指局部气机阻滞、运行不畅所表现的证候。多因情志不舒、病邪内阻、饮食劳倦、正虚不运等所致。

【临床表现】 局部痞闷、胀痛，时轻时重或部位移动，多由情志变化而诱发或加重，可随太息、嗳气、矢气等减轻，脉弦，可无明显舌象变化。

【证候分析】 气机阻滞，不通则痛，故轻则胀闷，重则疼痛；气机以通行为顺，故痛多走窜不定；情志抑郁，肝失疏泄，气滞加重，故致发病或病情加剧；当太息、嗳气、矢气时，气机暂通，故症状缓解；气机不利，脉气不舒，故脉弦。

由于引起气滞的原因较多，发生气滞的脏腑、经络部位不同，其证候表现也各有特点。例如，脘腹胀痛为脾胃气滞，胁肋胀痛多为肝气郁滞，胸部闷痛多为心肺病变，四肢关节窜痛多为经络病。临床只有辨清部位，辨明原因，才能审证论治。

【辨证要点】 以局部痞闷、胀痛或窜痛为辨证要点。

(四)气逆证

气逆证，是指气机升降失常，逆而向上所引起的证候，临床以肺胃之气上逆和肝气升发太过的病变多见。多因外邪侵袭、痰饮内阻、饮食不节或情志不遂所致。

【临床表现】 咳嗽喘息，呃逆，嗳气，恶心，呕吐，头目胀痛，眩晕，面红目赤，呕血，晕厥等。

【证候分析】 肺失宣降，肺气上逆，故咳嗽喘息；胃失和降，胃气上逆，故呃逆，嗳气，恶心，呕吐；肝失疏泄，升发太多，气逆上冲，血随气升，故头目胀痛，眩晕，面红目赤，呕血，晕厥。

【辨证要点】 以肺、胃、肝等脏腑气机上逆症状为辨证要点。

(五)气闭证

气闭证，是人体气不外达，郁闭于内所引起的危重证候。多因强烈的情志刺激，或瘀血、痰浊、结石、蛔虫等有形实邪阻滞脉络、官窍等所致。

【临床表现】 突然昏仆或神昏，呼吸急促，甚则喘急窒息，局部剧痛或绞痛，二便闭塞，舌质黯，苔厚，脉沉实。

【证候分析】 脉络、官窍阻塞，神明蒙蔽，故突然昏仆或神昏；肺气壅阻，气道不通，故呼吸急促,甚则喘急窒息;气机闭阻,血滞不通,不通则痛,故局部剧痛或绞痛;脏腑气闭,传化不行,故二便闭塞;舌质黯,苔厚,脉沉实为实邪内阻之象。

【辨证要点】 以突发、骤急、重症,或晕厥,或局部剧烈绞痛,或二便闭塞不通,喘急窒息为辨证要点。

(六)气脱证

气脱证,是指元气衰极,气不内守而外脱的危重证候。多由气虚证进一步发展,或因大汗、大吐、大泻、大失血,或急性中毒,或严重外伤等所致。

【临床表现】 突然面色苍白,口唇青紫,大汗不止,四肢逆冷,神情淡漠甚至昏聩,呼吸微弱或不规则,目合口开,手撒身软,二便失禁,舌淡,脉微欲绝。

【证候分析】 元气衰竭,则五脏之气皆欲衰竭。心气衰竭,则面色苍白,口唇青紫,大汗不止,四肢逆冷,神情淡漠甚至昏聩;肺气衰竭,则呼吸微弱或不规则;脾肝之气衰竭,则目合口开,手撒身软;肾气衰竭,则二便失禁。

【辨证要点】 以突然汗出,肢冷,呼吸、脉象极度衰弱等为辨证要点。

二、血病辨证

血病主要有血不足(血虚证)和血行异常(血瘀证、血热证、血寒证)两类情况。

(一)血虚证

血虚证,指血液亏虚,脏腑、经络、组织、器官失养所表现出的虚弱证候。常因禀赋不足、脾胃虚弱或瘀血内阻致生血不足;或因急慢性出血、情志抑郁、寄生虫感染等耗血过多所致。

【临床表现】 面色淡白无华或萎黄,唇、爪、眼睑色淡白,头晕眼花,心悸,健忘,失眠多梦,手足发麻,妇女经血量少色淡,延期甚或闭经,舌淡苔白,脉细无力。

【证候分析】 血虚,肌肤失养,故面白无华或萎黄,唇、爪、眼睑色淡白,舌淡苔白;头目失养,故头晕眼花;心肝失养,则心悸,健忘,失眠多梦,手足发麻,脉细无力;冲任不调,经血乏源,故妇女经血量少色淡,延期甚或闭经。

【辨证要点】 以皮肤、黏膜组织呈淡白色及头晕、心悸、脉细为辨证要点。

知识链接

血虚与阴虚的区别:两证均有消瘦、眩晕、心悸、失眠、脉细等机体失养的表现;血虚一般无热象,面色、舌色淡白;阴虚则阳亢,常兼虚热之象,有五心烦热,潮热,颧红,舌红等表现。气虚与阳虚的区别:两证均有神疲乏力、少气懒言,声低息弱等脏腑机能衰减的表现;气虚一般无寒象;阳虚则常兼虚寒之象,有形寒肢冷,小便清长,大便稀溏,脉沉迟等表现。

(二)血瘀证

血瘀证,是血行不畅,瘀血内阻而产生的证候,形成原因主要有气虚、气滞、寒凝、血热、外伤等。

【临床表现】 有疼痛、肿块、出血、瘀血色脉征等方面的表现。疼痛,以刺痛为主,拒按,痛处固定不移,夜间加重。肿块,在体表者常呈青紫色包块;在腹内者质地较坚硬,推之不移(称为癥积)。出血,反复不止,色紫暗或夹有血块,妇女可见经闭或崩漏。望诊,面色黧黑,或唇甲青紫,或皮下紫斑,或肌肤甲错,或皮肤出现丝状红缕(皮肤显露红色脉络),或腹部青筋显露,或下肢筋青胀痛,舌质紫暗或见瘀斑瘀点,舌下脉络曲张、青紫。脉象细涩、沉弦或结代。

【证候分析】 瘀血为有形实邪,阻滞于局部,气机不畅,不通则痛,故见刺痛,拒按,痛处固定不移;夜间阳气入脏,阴气用事,阴血凝滞更甚,故夜间疼痛加剧;瘀血凝聚局部,日久不散,故生肿块,在外者见青紫肿胀,在内者触坚硬肿块,推之不移;瘀血阻络,血涌破络而外溢,故见反复出血及各种瘀斑瘀点;所出之血为停聚未行之血,故色紫暗或夹有血块;瘀血不去,新血不生,故妇女可见经闭;肌肤失养,故面色黧黑,肌肤甲错;瘀血初由红色转暗红色、紫红色,日久变青紫色、紫黑色,故病变局部或全身出现不同程度的红色、青色、紫色、黑色,舌质紫暗或见瘀斑瘀点,舌下脉络曲张、青紫;脉细涩、沉弦或结代皆为瘀血之象。

瘀血阻滞部位不同,症状也有差异:瘀阻皮下,见皮下紫斑;瘀阻肌表络脉,则见丝状红缕或下肢筋青胀痛;瘀阻肝脉,则腹部青筋显露;瘀阻胞宫,则妇女经行腹痛,甚或经闭、崩漏。

【辨证要点】 以固定刺痛,青紫肿块,出血,面唇舌紫暗,皮肤紫斑,脉涩等为辨证要点。

(三)血热证

血热证,是血分有热,血流薄疾所引起的证候。多因感受火热病邪,或情志不遂,气郁化火,或过食辛辣,火热内生,侵扰血分所致。

【临床表现】 咳血、吐血、衄血、尿血、便血,月经先期、量多或崩漏,血色一般鲜红或深红,质稠,伴有发热、烦渴,局部疮疡红肿热痛,舌红绛,脉滑数、有力。

【证候分析】 热入血分,迫血妄行,血溢脉外,故见各种出血。根据出血脏腑不同,症状各异:肺络伤,则咳血(咯血);胃络伤,则吐血(呕血);膀胱络伤,则尿血;大肠络伤,则便血;胞宫络伤,则月经先期、量多或崩漏。邪热炽盛,耗伤津液,故发热、口渴;热扰心神,故烦躁不安;热邪壅积局部,腐蚀血肉,故局部疮疡红肿热痛;舌红绛,脉滑数有力为内热壅盛之象。

【辨证要点】 以各种出血,量多、势急、色红,加热象为辨证要点。

(四)血寒证

血寒证,指局部脉络寒凝气滞,血行不畅所表现的证候。常因感受寒邪或阳虚生寒,不能温运血液引起。

【临床表现】 形寒肢冷,喜暖恶寒,手足或少腹冷痛,得温痛减,妇女痛经或月经延期,经色紫暗,夹有血块,肤色紫暗,舌淡紫、苔白,脉沉迟或涩。

【证候分析】 阴寒内阻,阳气不能畅达,故形寒肢冷,喜暖恶寒,手足发凉;寒性凝滞,不通则痛,故手足或少腹冷痛;血得温则行,故疼痛得温减轻;寒凝胞宫,经血运行不畅,故妇人痛经或月经延期,经色紫暗,夹有血块;阴寒内盛,阳气受损,血行不畅,故肤色紫暗,舌淡紫、苔白,脉沉迟或涩。

【辨证要点】 以手足或少腹的冷痛,以及肤色、血色的紫暗为辨证要点。

气与血相互依存,相互滋生,相互为用,因此当气病或血病发展到一定阶段时,往往相互影响,此时既见气病又见血病,称气血同病。气血同病的证候包括气滞血瘀证、气虚血瘀证、气血两虚证、气不摄血证、气随血脱证等,临床表现往往相关气病征象与相关血病征象并见。

知识链接

出血证候鉴别:内伤出血,常由血热、血瘀、气虚等原因引起,可从出血量、色、质及全身症状予以辨别。血热出血,以出血势急、量多、质稠、色红,加热象为特征;血瘀出血,以反复出血,夹有血块,血色紫暗,加刺痛、青紫皮色包块、脉涩等为特征;气虚出血,以长期慢性出血,量少、质稀、色淡,加气虚表现为特征。

三、津液病辨证

津液病变,主要因肺、脾、肾功能失常所致,一般可概括为津液不足和水液停聚两个方面。

(一)津液不足证

津液不足证,是指由于津液亏少,全身或某些脏腑、组织、器官失其濡润、滋养而出现的证候,属内燥证。其中,轻者一般称津亏、津伤;重者一般称液耗、脱液。其形成,① 脾胃虚弱或过限饮食及某些疾病(噎膈、反胃等),致津液生成减少所致;② 热盛伤津耗液,或大汗、大吐、大泻等,致津液大量丧失所致。

【临床表现】 口燥咽干,渴欲饮水,唇焦或裂,皮肤干燥甚或枯瘪,目眶深陷,小便短少,大便干结,舌红少津,脉细数。

【证候分析】 津液亏少,全身脏腑、组织、器官失其濡润、滋养,故口燥咽干,渴欲饮水,唇焦或裂,皮肤干燥甚或枯瘪,目眶深陷;津液不足,尿无化源,故小便短少;大肠失于濡润,故大便干结;阴津不足,虚热内生,故舌红少津,脉细数。

【辨证要点】 以唇、舌、咽、皮肤干燥,尿少,便干为辨证要点。

(二)水液停聚证

水液停聚证,指水液输布和排泄障碍,水液积于体内,形成水湿、痰饮等病理性产物所表现的多种证候。临床常见水肿证与痰饮证两类证候。

1. 水肿证 体内水液停聚,泛滥肌肤引起面目、四肢、胸腹,甚至全身浮肿,称为水肿。临床分阳水、阴水两类。

(1)阳水:水肿性质属实者,称为阳水。多因外感风邪或水湿浸注等引起。

【临床表现】 头面水肿,先从眼睑开始,继而遍及全身,来势迅速,皮肤薄而光亮,小便短少;常伴恶风寒发热,头身疼痛或咽痛,肢节酸重,舌苔薄,脉浮。

【证候分析】 外感风邪侵袭,肺卫受病。肺为水之上源,宣降失调,通调失职,则水津失布,风水相搏,泛溢肌肤,故又称"风水"。肺居于上焦,加之风性轻扬上浮,故水肿从头面开始;继而肃降失常,水津不布,水肿迅速遍及全身;上焦不宣,气化失司,故小便短少;恶风寒发热,头身疼痛,咽痛,肢节酸重,舌苔薄,脉浮为风邪袭表之征。

【辨证要点】 以水肿骤起,眼睑、头面先肿,兼卫表症状为辨证要点。

(2)阴水:水肿性质属虚者,为阴水。多由病久正虚、劳倦内伤,或阳水失治、误治转化所致。

【临床表现】 水肿,按之凹陷不起,先从足部开始,逐渐发展至全身,腰以下为甚,小便短少,伴脘腹胀闷,纳呆便溏,面色白,神倦肢困,舌淡,苔白滑,脉沉,水肿日益加剧,小便不利,腰膝酸冷,四肢不温,畏寒神倦,面色白或灰滞,舌淡胖,苔白滑,脉沉迟、无力。

【证候分析】 劳倦内伤或久病正虚,导致脾肾阳虚,不能气化,津液停聚而泛溢肌肤,故水肿,按之凹陷不起;水性趋下,故肿先从足部开始,逐渐发展至全身,腰以下为甚;脾阳受损,运化失职,故脘腹胀闷,纳呆便溏;脾主肌肉四肢,脾虚水湿内停,则面色白,神倦肢困;脾虚水肿日久不愈,肾阳亦虚,则肿势加剧;肾阳不足,膀胱气化失司,则小便不利;肾阳虚,不能温养机体,故腰膝酸冷,四肢不温,畏寒神倦;面色灰滞,舌淡胖,苔白滑,脉沉迟、无力为肾虚水寒之征。

【辨证要点】 以渐病足部先肿,腰以下肿甚,伴脾肾阳虚表现为辨证要点。

2. 痰饮证 指水液停聚于脏腑、组织、经络之间的证候。

(1)痰证:指水液凝聚而质稠,停于身体各部所引起的病证。多因外感六淫,内伤七情,饮食,劳逸等原因,影响脾、肺、肾的气化功能,使水液停聚所致。

【临床表现】 咳喘胸闷,喉中痰鸣,咯痰,呕吐痰涎,脘痞纳呆,恶心,眩晕,神昏癫狂,肢体麻木,半身不遂;瘰疬瘿瘤,痰核乳癖,喉中有异物感,舌苔腻,脉滑。

【证候分析】 "肺为贮痰之器",痰聚于肺,宣降失常,故咳喘胸闷,喉中痰鸣,咯痰;痰浊中阻,胃失和降,故脘痞纳呆,恶心,呕吐痰涎;痰浊阻遏,清阳不升,故头晕;痰浊蒙闭心窍,故神昏癫狂;痰停经络,气血运行不畅,则肢体麻木,半身不遂;痰凝局部,在颈部见瘰疬瘿瘤,在肢体见痰核,在乳房见乳癖,在咽喉则喉有异物感;舌苔腻,脉滑为痰湿之征。

【辨证要点】 以咳吐痰、喉中痰鸣或局部痰结包块,舌苔腻,脉滑为辨证要点。

(2)饮证:指水液凝聚而质稀,停于胃肠、心肺、胸胁等处所引起的病证。多由中阳素虚或胸阳不振,复因外邪侵袭;或饮食,劳倦等原因所致。

【临床表现】 脘腹痞胀,水声漉漉,呕吐清水痰涎;或胸闷心悸,咳嗽气喘,咯痰清稀量多,甚或倚息不得平卧;或胸胁胀满,咳喘引痛;或肢体水肿,沉重酸痛,小便不利,舌苔白滑,脉弦。

【证候分析】 根据《金匮要略》,一般以饮邪停留的部位不同,将饮证分为四种。一谓"痰饮":饮留胃肠,中焦气机不畅,故脘腹痞胀;水在胃肠,故脘腹有漉漉水声;水饮上逆,故呕吐清水痰涎。二谓"支饮":饮停心肺,肺气上逆,则喘咳;饮为阴邪且质稀,故咯痰清稀量多;水饮凌心迫肺,故胸闷心悸,甚或倚息不得平卧。三谓"悬饮":饮停胸胁,胸胁气道受阻,脉络不利,故胸胁胀闷疼痛;饮邪内阻胸中之肺,肺气上逆,则咳唾引痛。四谓"溢饮":饮溢肌肤,则肢体水肿,沉重酸楚,小便不利。舌苔白滑,脉弦为水饮之象。

【辨证要点】 以脘腹痞满,胸胁胀满,吐痰清稀,呕吐清水,苔白滑,脉弦等为辨证要点。

[要点:气血津液辨证的常见证候、临床表现、辨证要点]

第三节 脏腑辨证

脏腑辨证,是在认识脏腑生理功能和病理变化的基础上,对错综复杂的疾病证候进行分析、归纳,判断病变所在脏腑,推究疾病机理的一种辨证方法,是临床各科(特别是内伤病)的诊断基础,是辨证体系的重要组成部分。

《黄帝内经》中已提出按脏腑进行辨证的观点,《灵枢·本神》中提到"必审五脏之病形,以知其气之虚实,谨而调之"。张仲景在《伤寒论》中将其证和治密切结合,具备了脏腑辨证的初级形态;《金匮要略》则是以脏腑为纲,进行疾病辨证的典范。后世刘完素、钱仲阳等对脏腑辨证进行了进一步的充实和发展,最终形成了今天系统的脏腑辨证理论。

脏象学说是脏腑辨证的理论基础,因此熟悉各脏腑的生理功能、整体联系及病变规律,是掌握脏腑辨证的基本方法。在脏腑辨证的同时,必须与八纲辨证、气血津液辨证等其他辨证方法有机结合,才能完成疾病辨证的全过程。

脏腑辨证包括脏病辨证、腑病辨证、脏腑兼病辨证,其中脏病辨证是主要内容。

一、心与小肠病辨证

心为"君主之官",居胸中,外有心包络裹护。心与小肠相为表里,开窍于舌,在体合脉,其华在面。心的主要生理功能是主血脉和主藏神。小肠为"受盛之官",主受盛化物,泌别清浊。

心病主要表现为血液运行失常和神志活动异常,常见症状有心悸,怔忡,心痛,心烦,失眠多梦,健忘,神昏谵语,神识错乱,脉结代,舌疮舌痛等。小肠病主要表现为清浊不分,运输障碍,常见症状有小便赤涩灼痛,尿血等。

心病的证候有虚有实,虚证多由先天不足,久病伤正,思虑劳神过度等原因,导致心气、心阳受损,心血、心阴亏耗;实证多由火扰、痰阻、瘀滞等原因引起心的生理活动异常。

(一)心气虚证、心阳虚证与心阳暴脱证

心气虚,是心气不足,心的功能活动衰弱所表现的证候;心阳虚,是心阳虚衰,虚寒内生所表现的证候;心阳暴脱,是心阳虚衰至极,阳气暴脱所表现的危重证候。此三证是心脏功能损伤,由轻到重,逐渐衰微的三个发展阶段,多由素体虚弱、久病失养、高年脏器虚衰等引起,也有因痰瘀闭阻心窍或寒邪暴伤阳气而致心阳暴脱证。

【临床表现】 心气虚、心阳虚的共同证候表现为心悸怔忡，胸闷气短，活动或劳累后加重，自汗，脉虚细或结代。兼见面色淡白，神疲乏力，少气懒言，舌淡苔白等则为心气虚。兼见畏寒肢冷，面色㿠白或暗滞，心痛，舌淡胖或紫暗，苔白滑，脉微细则为心阳虚。在心阳虚表现的基础上，突然大汗淋漓，四肢厥冷，呼吸微弱，面色苍白，或心痛剧烈，面唇青灰，甚或神昏不醒，舌质淡紫，脉微欲绝，则是心阳暴脱的危象。

【证候分析】 心的阳气不足，鼓动无力，轻者心悸，重者怔忡；心气不足，胸中宗气运转无力，故胸闷气短；"劳则气耗"，故活动或劳累后诸症加重；阳气不足，不能固护肌表，故自汗；行血无力，脉气不相续接，故脉虚细或结代。心气虚，无力推动血行，机体失去充养，故身疲乏力，面色淡白，少气懒言，舌淡苔白。心阳虚，机体失去温煦，血不利，水不行，则畏寒肢冷，面色㿠白或暗滞，舌淡胖，苔白滑，脉微细；心脉痹阻不通，则心痛，舌质或见紫暗。若进一步发展为心阳暴脱，阳不系阴，阴液外泄，则大汗淋漓；阳亡不能温煦机体，故四肢厥冷；心阳衰，宗气泄，不能助肺行气，故呼吸微弱；阳亡无力推动血行，故脉微欲绝；血液不能外荣肌肤，则面色苍白；血行无力而致瘀阻心脉，故心痛剧烈，面唇青灰，舌质淡紫；心神失养，涣散不收，故见神志昏糊，甚至昏迷不醒。

【辨证要点】 心气虚以心悸，怔忡，胸闷气短与气虚症状并见为辨证要点；心阳虚以心悸怔忡，胸闷或心痛与阳虚症状并见为辨证要点；心阳暴脱则以心痛剧烈与亡阳症状并见为辨证要点。

(二)心血虚证与心阴虚证

心血虚，是指心血不足，心失濡养所表现的证候；心阴虚，是指心阴亏损，虚热内扰所表现的证候。两证常因阴血生成不足，或久病、热病、失血、情志不遂等原因耗伤阴血而致。

【临床表现】 心血虚和心阴虚的共同症状是心悸怔忡，失眠多梦。兼见眩晕，健忘，面色淡白，唇舌色淡，脉细无力者为心血虚。兼见五心烦热，潮热，盗汗，颧红，舌红少津，脉细数者为心阴虚。

【证候分析】 血属阴，心之阴血不足，心失濡养，则心动不安，心神不宁，故见心悸，怔忡，失眠，多梦。但血与阴毕竟有所不同，故两证临床表现也有区别。心血虚，不能上荣，髓海失养，脉道失充，故见眩晕，健忘，面色淡白，唇舌色淡，脉细无力。心阴虚，则虚热内生，故见五心烦热，午后潮热；寐则阳气入阴，逼阴于外而见盗汗；虚火上炎，故颧红，舌红少津；脉细数为阴虚内热之象。

【辨证要点】 心血虚以心悸怔忡，失眠多梦，健忘与血虚症状并见为辨证要点；心阴虚以心悸，心烦，失眠多梦与阴虚症状并见为辨证要点。

(三)心火上炎证

心火上炎证，是心火内炽所表现的证候。多因七情郁结，气郁化火，或火热之邪入侵，或过食辛热厚腻之品蕴而化热所致。

【临床表现】 心中烦热，失眠多梦，或见狂躁谵语，面赤口渴，舌尖红绛或舌体生疮，吐血、衄血，尿黄便结，肌肤疮疡红肿热痛，苔黄，脉数有力。

【证候分析】 心居胸中，心火炽盛，心神被扰，故见心中烦热，失眠多梦，甚或狂躁谵语；心开窍于舌，其华在面，心火上炎，故见面赤，舌尖红绛或舌体生疮；心主血脉，心火炽盛，迫血妄行，故见吐血、衄血；心火耗伤津液，故口渴，尿黄便结；火毒壅滞脉络，局部气血不畅，血腐肉败，故见疮疡红肿热痛；苔黄，脉数为里热之征。

【辨证要点】 以心、舌、脉等组织的实热证为辨证要点。

(四)心脉痹阻证

心脉痹阻证，是指心脉气血运行不畅，甚则痹阻不通所表现的证候。多因年高体弱或病久正虚，心阳不振，加之过食肥甘或情志不畅，以致瘀、痰、寒、气等实邪阻滞心脉所致。常由劳倦、感寒、情志刺激等因素诱发或加重。

【临床表现】 心悸怔忡，心胸憋闷作痛，时作时止，痛引肩背内臂；或痛如针刺，舌紫暗，有瘀斑瘀点，脉细涩或结代；或心胸闷痛，体胖痰多，身重困倦，舌苔白腻，脉沉滑；或疼痛而胀，胸胁胀痛,喜太息,遇情志因素加重,舌淡红或暗红,苔薄白,脉弦;或剧痛暴作,遇寒加重,得温痛减,畏寒肢冷,舌淡苔白,脉沉迟或沉紧。

【证候分析】 本证常继发于心气虚、心阳虚证,多属本虚标实。心中阳气不足,心动异常,故心悸怔忡;继而因瘀血、痰浊、气滞、寒凝等因素使心脉痹阻不通,不通则痛,故心胸憋闷作痛,时作时止;手少阴心经从肩背到腋窝循臂内而行,故见痛引肩背内臂,此为心脉痹阻证的特征。

其次,根据瘀、痰、气、寒等实邪的特性辨其疼痛特点及兼症:以刺痛为特点,伴见舌紫暗,有瘀斑瘀点,脉细涩或结代,为瘀阻心脉证;以闷痛为特点,伴见体胖痰多,身重困倦,舌苔白腻,脉沉滑,为痰滞心脉证;以胀痛为特点,发作与情志因素有关,伴见胸胁胀痛,喜太息,舌淡红或暗红,苔薄白,脉弦,为气滞心脉证;以剧痛暴作,遇寒加重,得温痛减为特点,伴见畏寒肢冷,舌淡苔白,脉沉迟或沉紧,为寒凝心脉证。

【辨证要点】 以心悸怔忡,心胸憋闷作痛,痛引肩背内臂,时作时止为辨证要点。

(五)痰迷心窍证

痰迷心窍证,是指痰浊上扰,蒙闭心神所表现的证候。多因外感湿邪,酿生痰浊,或内伤七情,气郁生痰,痰浊蒙蔽心神所致。

【临床表现】 意识模糊,语言不清,甚至昏不知人,喉有痰声;或精神抑郁,表情淡漠,神识痴呆,喃喃独语,举止失常;或突然昏仆,不省人事,口吐涎沫,喉中痰鸣,两目上视,手足抽搐,口中如做猪牛羊叫;伴面色晦滞,胸闷作呕,舌苔白腻,脉滑。

【证候分析】 本证可见于外感湿浊、癫证、痫证或其他慢性病的危重阶段。外感湿浊酿痰,上迷心窍,神明被蒙,故意识模糊,语言不清,甚至昏不知人;痰随气升,故喉有痰声。癫证多由肝气郁结,气郁生痰,上蒙心窍所致,故精神抑郁,表情淡漠,神识痴呆,喃喃独语,举止失常。痫证多因精神、饮食或先天因素造成,脏腑功能失调,一旦肝风夹痰上迷心窍,则突见昏仆,不省人事,口吐涎沫,喉中痰鸣;肝主筋,开窍于目,肝风动,目系急,筋膜紧,则两目上视,手足抽搐;喉中痰涌,痰为气激,故口中发出如猪牛羊叫声。痰阻胸阳,故胸闷;湿浊中阻,清阳不升,故面色晦滞;胃失和降,则作呕;苔白腻,脉滑为痰浊内盛之征。

【辨证要点】 本证以神识异常和痰浊内盛征象为辨证要点。

(六)痰火扰神证

痰火扰神证,是痰火内扰心神所表现的证候。多因思虑动怒,气郁化火,炼液为痰,或外感热邪,灼津为痰,痰火扰乱心神所致。

【临床表现】 发热,面赤,口渴,胸闷,呼吸气粗,喉中痰鸣,咯痰黄稠,烦躁;或见心烦失眠,甚则狂躁妄动,语言错乱,打人毁物,不避亲疏,哭笑无常;舌质红,苔黄腻,脉滑数。

【证候分析】 本证常见于外感热病后期,及狂证痰火炽盛,扰乱心神之证。外感热病,里热亢盛,则发热,面赤;热伤津液,故口渴;邪热灼津为痰,壅阻气道,故胸闷,呼吸气粗,喉中痰鸣,咯痰黄稠;痰火扰心,则烦躁。内伤病中,若心烦与失眠共见,并伴其他痰热表现者,即为痰火扰神证。若出现神志狂乱,称为狂证,多因精神刺激,导致气机逆乱,心火鸱张,灼液为痰,上扰心窍所致,多见狂躁妄动,语言错乱,打人毁物,不避亲疏,哭笑无常。舌质红,苔黄腻,脉滑数为痰火内盛之征。

【辨证要点】 以精神狂躁妄动与痰热征象共见为辨证要点。

(七)小肠实热证(心热移于小肠)

小肠实热证,是小肠里热炽盛所表现的证候。多因外感热邪,或内伤七情,或过食温燥之品,使心火炽盛,因心与小肠相为表里,心火遂下移小肠所致。

【临床表现】 心烦,口渴,口舌生疮,小便赤涩,尿道灼痛或尿血,舌尖红,苔黄,脉数。

【证候分析】 心火炽盛,故见心烦,口渴,口舌生疮,舌尖红,苔黄,脉数;心火随经络下移小肠,影响小肠分清别浊,故而出现小便赤涩,尿道灼痛,或热甚灼伤阴络而见尿血。

【辨证要点】 以心火炽盛表现和小便赤涩灼痛为辨证要点。

二、肺与大肠病辨证

肺居于胸中,上连气道、喉咙,开窍于鼻,合称肺系。肺与大肠相为表里,在体合皮,其华在毛,在液为涕。肺的主要生理功能为主气、司呼吸,主宣发肃降,主通调水道,朝百脉,主治节,为"相傅之官"。大肠为"传导之官",主传化糟粕,吸收水液。

肺病主要表现为肺失宣降,导致主气呼吸功能障碍及通调水道失职等,常见症状有咳嗽,气喘,咯痰,胸闷,胸痛,咯血,咽喉痒痛,鼻塞流涕及声音变异或水肿等。大肠病变常见传导失常的便秘或泄泻等。

肺病的证候有虚实之分,虚证多为气虚及阴虚;实证多因风、寒、燥、热等外邪侵袭或痰饮阻肺所致。大肠病证主要有津亏便秘和湿热泻痢等。

(一)肺气虚证

肺气虚证,是指肺气不足和卫表不固所表现的证候。多因久病咳喘耗伤肺气,或脾虚气的生成不足所致。

【临床表现】 咳喘无力,少气不足以息,声低懒言,动则益甚,咳痰清稀,有自汗,畏风,易患感冒,面色淡白,神疲体倦,舌淡苔白,脉虚弱。

【证候分析】 肺气虚弱,宣降无权,气逆于上,故咳喘无力;宗气生成不足,故少气不足以息,声低懒言;劳则气耗,故动则喘息益甚;肺气不足,水津不布,聚而成痰,痰贮于肺,故咳痰清稀;肺气虚,不能宣发卫气固护肌表,致腠理不密,见自汗,畏风,易患感冒;面色淡白,神疲体倦,舌淡苔白,脉虚弱为气虚的常见表现。

【辨证要点】 以咳喘无力,咳痰清稀,伴见气虚见症为辨证要点。

(二)肺阴虚证

肺阴虚证,是指肺阴不足,虚热内生所表现的证候。多因久咳伤肺,或痨虫袭肺,或热病后期,肺津受损所致。

【临床表现】 干嗽无痰,或痰少而黏,不易咳出,或痰中带血,声音嘶哑,口干咽燥,形体消瘦,五心烦热,潮热,颧红,盗汗,舌红少津,苔少,脉细数。

【证候分析】 肺主清肃,喜柔润,肺阴不足,虚热内生,肺为热蒸,失于清肃,气机上逆,则咳嗽;津为热灼,炼液为痰,量少而黏,难咳;肺阴亏虚,上不能滋润咽喉,故声音嘶哑,口干咽燥,外不能濡养肌肉则形体消瘦;虚火内生,灼伤肺络,则痰中带血;五心烦热,潮热,颧红,盗汗,舌红少津,苔少,脉细数均为阴虚内热常见之象。

【辨证要点】 以干咳痰少伴阴虚内热表现为辨证要点。

(三)风寒袭肺证

风寒袭肺证,是风寒侵袭,肺卫失宣所表现的证候。

【临床表现】 咳嗽,痰稀薄、色白,鼻塞流清涕,咽痒,恶寒,微发热,头身疼痛,无汗,苔薄白,脉浮紧。

【证候分析】 风寒侵袭,肺气被束,失于宣降而上逆,故咳嗽;寒属阴,其痰多稀白;鼻咽同为肺之门户,肺气失宣,鼻咽不利,故鼻塞流清涕,咽痒;风寒客表,卫气郁遏,不能温煦肌表,故恶寒;卫阳抗争,邪正相争,郁于肌表,故微发热;风寒凝滞经络,经气不舒,故头身疼痛;寒性收引,腠理闭塞,故无汗;苔薄白,脉浮紧为风寒在表之征。

【辨证要点】 以咳嗽,痰液稀白和风寒表证并见为辨证要点。

(四)风热犯肺证

风热犯肺证,是风热之邪侵袭,肺卫失宣所表现的证候。

【临床表现】 咳嗽,痰稠色黄,鼻塞流黄浊涕,发热微恶风寒,口干,咽喉肿痛,舌尖红,苔薄黄,脉浮数。

【证候分析】 风热袭表犯肺,肺失清肃,肺气上逆,故咳嗽;风热为阳邪,灼液为痰,故痰黄稠;肺气不宣,鼻窍不利,津液被灼,故鼻塞流黄浊涕;风热上扰,故咽喉肿痛;热伤津液,则口渴;发热,微恶风寒,舌尖红,苔薄黄,脉浮数为风热在表之征。

【辨证要点】 以咳嗽,痰稠色黄和风热表证并见为辨证要点。

(五)燥邪伤肺证

燥邪伤肺证,是燥邪侵犯,肺卫失润所表现的证候。多因秋令感受燥邪或风温之邪化燥伤津所致。

【临床表现】 干咳无痰,或痰少而黏,难以咳出,口、唇、鼻、咽、皮肤干燥,舌苔薄而少津,鼻衄,甚或胸痛咯血,身热恶寒,头身疼痛,脉浮数或浮紧。

【证候分析】 燥伤肺津,肺失滋润,清肃失职,故干咳无痰,或痰少而黏,难以咳出;燥伤津液,官窍皮肤失去滋润,故口、唇、舌、鼻、咽、皮肤干燥,舌苔薄而少津;燥邪化火,灼伤血络,故胸痛咯血或见鼻衄;燥邪袭表,卫表失和,故可见身热恶寒,头身疼痛。夏末秋初,燥与热合,为温燥,则脉浮数;秋末冬初,燥与寒并,为凉燥,则脉浮紧。

【辨证要点】 多见于秋季,以咳嗽痰少,口鼻干燥,伴见轻微表证为辨证要点。

(六)痰热壅肺证

痰热壅肺证,是痰热互结,壅闭于肺,致使肺失宣降而表现的证候。多因外邪犯肺,郁而化热,炼液成痰;或素有宿痰,内蕴日久化热,痰热互结,壅阻于肺所致。

【临床表现】 咳嗽气喘,气粗息促,甚则鼻翼扇动,咳痰黄稠、量多,喉中痰鸣,胸闷、胸痛,咳吐脓血臭痰,发热,烦躁,口渴,便秘尿赤,舌质红,苔黄腻,脉滑数。

【证候分析】 痰热壅阻于肺,肺失清肃,而肺气上逆,故咳嗽气喘,气粗息促,甚则鼻翼扇动;痰热互结,随肺气上逆,故咯痰黄稠、量多,喉中痰鸣;痰热壅肺,息道不利,故胸闷、胸痛;痰热壅阻肺络,气滞血壅,血腐肉败,故咳吐脓血臭痰;里热炽盛,故发热;热扰心神,则烦躁;热盛伤津,故口渴,便秘尿赤;舌质红,苔黄腻,脉滑数为痰热内盛之征。

【辨证要点】 以咳喘,咯痰黄稠、量多及里实热证并见为辨证要点。

(七)痰湿阻肺证

痰湿阻肺证,是痰浊阻滞于肺,肺失宣降所表现的证候。多因脾失健运,聚湿成痰,上渍于肺,或感受寒湿,或久咳伤肺,津液不布,聚而为痰,阻滞于肺所致。

【临床表现】 咳嗽,痰多、色白、黏稠或清稀、易咳,胸闷,甚则气喘,痰鸣,舌质淡,苔白腻,脉滑。

【证候分析】 痰浊阻肺,肺气不利而上逆,则咳嗽,痰多、色白、黏稠或清稀、易咳;痰浊内阻,肺气壅滞,故胸闷,甚则气喘;痰气搏结,上涌气道,故见痰鸣;舌质淡,苔白腻,脉滑为痰浊内盛之征。

【辨证要点】 以咳喘,痰多、色白、易咳,苔白腻,脉滑为辨证要点。

(八)大肠湿热证

大肠湿热证,是湿热侵袭大肠所表现的证候。多因夏秋之季感受湿热之邪,或饮食不节、不洁,湿热秽浊之邪蕴结肠道所致。

【临床表现】 腹痛,下痢脓血,里急后重,或暴泻如注,色黄而臭,肛门灼热,小便短赤,身热烦渴,舌质红,苔黄腻,脉滑数。

【证候分析】 湿热之邪蕴结大肠,壅阻气机,故腹痛;熏灼肠道,脉络受损,血腐为脓,故下痢脓血;肠腑气滞,又兼热迫于内,故里急后重;热迫肠道,水液下注,可见暴泻如注,色黄而臭,肛门灼热;热盛于内,扰神,伤津,故见身热烦渴,小便短赤;舌质红,苔黄腻,脉滑数为湿热内蕴的表现。

【辨证要点】 以下痢脓血或泄泻，腹痛，里急后重及湿热征象为辨证要点。

(九)大肠津亏证

大肠津亏证，指津液亏耗，大肠失于濡润所表现的证候。多因素体阴亏，或年老阴血不足，或汗、吐、下太过，久病，热病，津液耗损，或妇女产后出血过多等原因所致。

【临床表现】 大便秘结干燥，难以排出，常数天一行，或伴有口干咽燥，口臭，头晕，舌红少津，脉细涩。

【证候分析】 体内津亏，肠失濡润，传导不行，故大便秘结干燥，难以排出，常数天一行；津亏，不能上承，则口干咽燥；大便日久不解，浊气不降反而上逆，故口臭，头晕；阴虚阳亢，故舌红少津，脉细涩。

【辨证要点】 以大便干燥难以排出及津亏症状为辨证要点。

三、脾与胃病辨证

脾胃同居中焦，相为表里。脾主运化，主统血，脾气主升，喜燥恶湿。脾主肌肉、四肢，开窍于口，其华在唇。胃主受纳腐熟水谷，称为"水谷之海"，主顺通和降，喜润恶燥。脾胃纳运协调，升降相因，燥湿相济，共同完成对饮食物的消化、吸收及营养物质的输布，故同称为"后天之本""气血生化之源"。

脾病主要在于运化失健，脾不升清，甚至中气下陷，以及统血无权等方面，常见症状有腹胀或痛，纳少，便溏，水肿，出血，内脏下垂等。胃病主要在于受纳腐熟异常，胃失和降，胃气上逆等方面，常见症状有胃脘疼痛或胀闷，纳呆，嗳气，呃逆，呕恶等。

脾病证候有虚实之分，虚证以脾的阳气虚衰，运化无力，清阳不升，不能统血常见；实证多见寒湿或湿热困阻中焦。胃病也有虚实之分，虚证多见胃的阳气或阴津不足；实证多由食积、寒热之邪困扰所致。

(一)脾气虚证

脾气虚证，是指脾气虚弱而致运化失常所表现的证候。多因饮食失调，劳倦过度或久病耗伤脾气所致。

【临床表现】 纳少，口淡乏味，腹胀，食后尤甚，大便溏薄，或水肿，伴见肢体倦怠，少气懒言，面色萎黄或淡白无华，或消瘦，舌淡苔白，脉缓弱。

【证候分析】 脾气虚弱，运化水谷功能减退，故纳少，口淡乏味，腹胀；食后脾气益困，故腹胀，食后尤甚；脾运化水液功能失常，水湿流注肠中，则大便稀溏；水湿泛溢肌肤则水肿；脾失健运，气血生化乏源，机体失养，则肢体倦怠，少气懒言，形体消瘦，面色萎黄或淡白无华，舌淡苔白，脉缓弱。

【辨证要点】 以纳少，腹胀，便溏和气虚证表现为辨证要点。

(二)脾气下陷证

脾气下陷证，是指脾气亏虚，升举无力所表现的证候，又称"中气下陷证"。多由脾气虚进一步发展而来，或因久泻久痢，劳倦过度，孕育过多，产后失养等所致。

【临床表现】 脘腹坠胀，食后益甚，便意频频，肛门重坠，或久泻不止，甚则脱肛，或子宫下垂，小便浑浊如米泔，伴见食少便溏，肢倦乏力，少气懒言，头目眩晕，面色无华，舌淡苔白，脉缓弱。

【证候分析】 脾气虚，升举无力，内脏无托而下垂，以胃下垂为多见，故脘腹坠胀；食后气陷更甚，故脘腹更觉不舒；气陷于下，故便意频频，肛门重坠，或久泻脱肛，妇女可见子宫下垂；脾虚气陷，清阳不升，故头晕目眩；精微下流膀胱，则小便浑浊如米泔；脾气虚，运化失健，故同时兼有食少便溏，肢倦乏力，少气懒言，头目眩晕，面色无华，舌淡苔白，脉缓弱等表现。

【辨证要点】 以脘腹坠胀，内脏下垂与脾气虚表现为辨证要点。

(三)脾不统血证

脾不统血证,是脾气亏虚不能统摄血液,而致血溢脉外的证候。多因久病脾虚或思虑劳倦伤脾等所致。

【临床表现】 便血,尿血,肌衄,齿衄;或妇女月经过多,崩漏等;伴见食少便溏,神疲乏力,少气懒言,面色无华,舌淡苔白,脉细弱。

【证候分析】 脾气亏虚,统血无权,血溢脉外,故见各种慢性出血。血溢胃肠则便血,呕血;血溢膀胱则尿血;血溢肌肤则肌衄;冲任不固则妇女月经过多,甚或崩漏;脾气亏虚,运化无力,气血生化不足,加之出血,气血更亏,故见食少便溏,神疲乏力,少气懒言,面色无华,舌淡苔白,脉细弱等表现。

【辨证要点】 以各种出血征象伴见脾气虚表现为辨证要点。

(四)脾阳虚证

脾阳虚证,指脾阳虚衰,阴寒内生所表现的证候。多由脾气虚进一步发展而来;或是饮食失调,过食生冷,损伤脾胃之阳气;或肾阳不足,火不暖土所致。

【临床表现】 纳少,腹胀,泻下清稀或完谷不化,腹部隐隐冷痛,喜温喜按,伴四肢不温,或尿少,水肿,或妇女白带清稀、量多,舌淡胖、边有齿痕,苔白滑,脉沉迟无力。

【证候分析】 脾阳虚,运化失健,故纳少,腹胀,泻下清稀或完谷不化;阳虚阴寒内生,寒凝气滞,故腹痛隐隐,喜温喜按;脾阳虚衰,不能温煦四肢,故四肢不温;水湿不化,泛溢肌肤,故尿少,水肿;水湿下注,故妇女带下清稀、量多;舌淡胖,苔白滑,脉沉迟无力均为阳虚,水寒不化之象。

【辨证要点】 以腹部隐痛,喜温喜按,泻下清稀与虚寒之象并见为辨证要点。

(五)寒湿困脾证

寒湿困脾证,指寒湿内盛,中阳受困所表现的证候。多因外感寒湿内侵,或过食生冷,或嗜食肥甘,寒湿浊内生所致。

【临床表现】 脘腹胀闷疼痛,食少口腻,便溏,恶心欲吐,口淡不渴,或肌肤、面目发黄,色泽晦暗如烟熏,或肢体水肿,小便短少,头身困重,或妇女白带量多,舌淡胖,苔白腻,脉濡缓。

【证候分析】 寒湿内盛,中焦阳气受困,运化失司,气机升降失常,故脘腹痞闷,甚或胀痛,食少口腻,便溏;胃失和降,故恶心欲吐;寒湿为阴邪,不伤津液,故口淡不渴;寒湿所困,脾运受阻,影响胆汁正常排泄,外溢肌肤,故见肌肤、面目发黄,色晦暗如烟熏,此为阴黄;脾阳受困,不能温运水湿,泛溢肌肤,故见水肿,小便短少;湿性重浊,故头身困重;湿邪下注,妇女可见白带量多;舌淡胖,苔白腻,脉濡缓为寒湿内盛之征。

【辨证要点】 以腹胀,纳呆,呕恶,便溏及寒湿表现为辨证要点。

(六)湿热蕴脾证

湿热蕴脾证,指湿热内蕴中焦,脾胃纳运失常所表现的证候。多因外感湿热之邪,或因过食辛热肥甘,或嗜酒无度,酿成湿热,内蕴脾胃所致。

【临床表现】 脘腹胀闷,纳呆厌食,恶心欲呕,口中甜腻,渴不多饮,身重肢倦,大便不调,小便短赤不利,或肌肤面目发黄,色鲜明如橘,或皮肤瘙痒,或身热不扬,汗出热不解,舌质红,苔黄腻,脉濡数或滑数。

【证候分析】 湿热蕴结脾胃,纳运失司,升降失常,故脘腹痞闷,厌食呕恶;湿热上蒸于口,故口中甜腻,渴不多饮;湿性重浊,故身重肢倦;湿热交阻迫下,故小便短赤不利,大便不调,若湿偏盛则大便溏而不爽,若热偏盛则便干;湿热熏蒸肝胆,胆汁外溢,则身目发黄,色鲜明如橘,为阳黄;湿热蕴于皮肤,故皮肤瘙痒;湿遏热伏,散热不畅,故身热不扬,汗出热不解;舌质红,苔黄腻,脉濡数或滑数为湿热内盛之征。

【辨证要点】 以腹胀,厌食呕恶,便溏不爽和湿热症状共见为辨证要点。

(七) 胃阴虚证

胃阴虚证,指胃之阴液不足,胃失濡润、和降所表现的证候。多因久病胃阴耗伤;或情志郁结,气郁化火,灼伤胃阴;或热病后期,或吐泻太过,或过食辛热之品,耗伤胃阴所致。

【临床表现】 胃脘隐隐灼痛,嘈杂不舒,饥不欲食,干呕呃逆,口燥咽干,大便干结,小便短少,舌红少津,脉细数。

【证候分析】 胃阴不足,虚热内生,热郁于胃,胃气失和,故胃脘隐隐灼痛,嘈杂不适;胃失濡润,受纳失常,故饥不欲食;胃失和降,胃气上逆,故干呕呃逆;阴津亏虚,不能上承,故口燥咽干;肠失濡润,故大便干结;津少,故小便短少;舌红少津,脉细数为阴虚内热之征。

【辨证要点】 以胃脘隐隐灼痛,饥不欲食与阴虚表现为辨证要点。

(八) 胃气虚证

胃气虚证,指胃气不足,胃的功能减退所表现的证候。多因饮食不节,或劳倦过度,或久病失养,损伤胃气所致。

【临床表现】 胃脘痞胀,食后尤甚,或胃脘隐痛喜按,不思饮食,嗳气,恶心欲呕,面色萎黄,神疲乏力,少气懒言,舌质淡,苔薄白,脉弱。

【证候分析】 胃气虚弱,受纳腐熟功能减退,胃失和降,故胃脘痞胀,食后尤甚,或隐痛喜按,不思饮食;胃气不降而反上逆,故嗳气,恶心欲呕;胃不能受纳,生化之源不足,故面色萎黄,神疲乏力,少气懒言;舌淡苔白,脉弱为气虚表现。

【辨证要点】 以胃脘痞胀,隐痛喜按,食少及气虚表现为辨证要点。

(九) 胃寒证

胃寒证,是阴寒凝滞胃府所表现的证候。多因外感寒邪,或过食生冷,或脾胃阳气素虚,复感寒邪所致。

【临床表现】 胃脘冷痛,痛势较剧,遇寒加重,得温痛减,口淡不渴,恶心,泛吐清水,吐后痛缓,舌苔白滑,脉沉紧。

【证候分析】 寒邪犯胃,寒凝气滞,寒性收引,络脉拘急,故胃脘冷痛,痛势较剧,遇寒加重,得温痛减;寒为阴邪,不伤津液,则口淡不渴;寒伤胃阳,胃失和降,其气上逆,故恶心,泛吐清水,吐后邪去痛缓;阴寒内盛,故舌苔白滑,脉沉紧。

【辨证要点】 以胃脘冷痛,兼见寒象为辨证要点。

(十) 胃热证

胃热证,指胃中火热炽盛所表现的证候。多因邪热犯胃,或情志不遂,气郁化火犯胃,或过食辛燥温热之品等,以致胃火亢盛所致。

【临床表现】 胃脘灼痛,拒按,嘈杂吞酸,渴喜冷饮,消谷善饥,口臭,牙龈肿痛、溃烂,齿衄,大便秘结,小便短黄,舌红苔黄,脉滑数。

【证候分析】 胃火炽盛,胃腑络脉气血壅滞,故胃脘灼痛而拒按;若为肝郁化火犯胃,则嘈杂吞酸;胃热津伤,故渴喜冷饮;火能消谷,纳化亢进,故消谷善饥;胃失和降,浊气上犯,故口臭;胃络于龈,胃火循经上炎,气血壅滞,故牙龈红肿、疼痛,甚则化脓、溃烂;血热妄行,可见齿衄;大便秘结,小便短赤,舌红苔黄,脉滑数为火热内盛,耗伤津液的表现。

【辨证要点】 以胃脘灼痛及实热表现为辨证要点。

(十一) 食滞胃脘证

食滞胃脘证,指饮食停滞于胃脘所表现的证候。多由暴饮暴食,或脾胃虚弱,饮食难化所致。

【临床表现】 胃脘胀满疼痛,拒按,厌食,嗳腐吞酸或呕吐酸腐食物,吐后胀痛得减,或腹痛,肠鸣矢气,泻下酸腐臭秽,舌苔厚腻,脉滑或沉实。

【证候分析】 饮食停滞胃脘,气机不畅,故胃脘胀满疼痛而拒按;阻碍胃之受纳,故厌食;积食腐败,胃失和降,浊气上逆,故嗳腐吞酸或呕吐酸腐食物;吐后实邪得消,胃气暂时舒通,故吐后胀痛得减;积食下移肠腑,阻滞气机,故肠鸣腹痛,泻下臭秽;胃中积食,浊气上蒸,故舌苔厚腻;正盛邪实,正气抗邪,气血充盛,故脉滑或沉实。

【辨证要点】 以胃脘胀闷疼痛,呕吐酸腐食物为辨证要点。

四、肝与胆病辨证

肝居于右胁,为"将军之官",其气主升主动,喜条达而恶抑郁,主要功能为主疏泄,主藏血。肝与胆相为表里,在体合筋,其华在爪,开窍于目。胆为"中清之腑",主贮藏和排泄胆汁,主决断、勇怯。

肝的病变主要表现在疏泄失常、肝不藏血两个方面,常见症状有精神抑郁,急躁易怒,胸胁少腹胀痛,眩晕,肢体震颤,手足抽搐,目疾,月经不调等。胆的病变主要表现为胆汁排泄失常及情志异常,常见症状有口苦,黄疸,惊悸,胆怯等。

肝的病证有虚证、实证和虚实夹杂之分。虚证多见肝血、肝阴的不足;实证多见气郁、火盛,以及寒邪、湿热等侵犯所致;虚实夹杂多见阴虚阳亢,风动上扰之证。胆与肝相为表里,胆排泄胆汁的功能受肝主疏泄功能的影响,因此胆病多与肝病并见,治疗也多肝胆同治。

(一)肝血虚证

肝血虚证,指肝血不足所表现的证候。多由生血不足,或失血过多,或久病耗伤肝血所致。

【临床表现】 眩晕耳鸣,面白无华,肢体麻木,筋脉拘挛,手足震颤,肌肉瞤动,爪甲不荣,视物模糊或夜盲,妇女常见月经量少、色淡,甚则经闭,舌淡苔白,脉弦细。

【证候分析】 肝血不足,不能上荣头面,故眩晕耳鸣,面白无华;筋、爪、目失养,则肢体麻木,筋脉拘挛,手足震颤,肌肉瞤动,爪甲不荣,视物模糊或夜盲;妇女肝血不足,血海空虚,故月经量少、色淡,甚则闭经;舌淡苔白,脉弦细为肝血不足之象。

【辨证要点】 以目、筋、爪甲等失于濡养及血虚表现为辨证要点。

(二)肝阴虚证

肝阴虚证,指肝阴不足,虚热内扰所表现的证候。多因肝郁化火,火灼伤阴,或肝病、温热病后期耗伤肝阴,或肾阴不足,水不涵木所致。

【临床表现】 眩晕耳鸣,两目干涩,视力减退,胁肋隐隐灼痛,手足蠕动,面部烘热,五心烦热,潮热盗汗,咽干口燥,舌红少津,脉弦细数。

【证候分析】 肝阴不足,头目失养,故头晕耳鸣,两目干涩,视力减退;肝阴不足,肝脉失养,又生虚火,灼伤肝络,故胁肋隐隐灼痛;筋脉失养,则手足蠕动;虚火上扰,故面部烘热;五心烦热,潮热盗汗,口燥咽干,舌红少津,脉弦细数均为肝阴不足,虚热内生之象。

【辨证要点】 以目、筋、肝脉失养和阴虚内热表现为辨证要点。

(三)肝气郁结证

肝气郁结证,指肝失疏泄,气机郁滞所表现的证候。多因情志不遂或病邪侵扰,使肝失疏泄所致。

【临床表现】 情志抑郁,喜太息,胸胁或少腹胀满窜痛,咽部梅核气,颈部瘿瘤,胁下癥瘕痞块,妇女可见乳房胀痛,乳癖,痛经,月经不调,甚则闭经,舌苔薄白,脉弦。

【证候分析】 肝主疏泄,调畅情志,肝失疏泄,气机郁滞,故情志抑郁,善太息;肝气郁结,经脉不利,故胸胁、乳房、少腹等肝经循行部位胀痛或窜痛;肝气郁结,气不行津,津聚为痰,痰气搏结,结于咽喉则成梅核气,结于颈部则生瘿瘤,在乳房则为乳癖;肝郁日久,气不行血,血瘀胁下,则生癥瘕；女性以肝为先天，以血为用，肝气郁结，气滞血瘀，冲任失调，故见痛经，月经不调，甚则闭经；脉弦为肝病之征。

【辨证要点】 以情志抑郁，胸胁、少腹胀满窜痛，妇女月经失调等表现，以及发病与情志相关为辨证要点。

(四)肝火上炎证

肝火上炎证，指肝火炽盛而上炎所表现的证候。多因情志不遂，气郁化火，或火热之邪内侵，或他脏火热累及于肝所致。

【临床表现】 胁肋灼痛，头晕胀痛，面红目赤，急躁易怒，不寐或噩梦纷纭，口干苦，耳鸣如潮或突发耳聋，吐血，衄血，便秘，尿黄，舌红苔黄，脉弦数。

【证候分析】 火热之邪内扰肝胆，故胁肋灼痛；肝火循经上攻头目，气血上壅，故头晕胀痛，面红目赤；肝失疏泄，升发太过，故急躁易怒；热扰心神，故不寐或噩梦纷纭；肝胆相位表里，肝热传胆，胆热循经上攻，故口苦，耳鸣如潮或突发耳聋；热盛迫血妄行，则吐血衄血；热盛伤津，则口干，便秘，尿黄；舌红苔黄，脉弦数为肝经实火内炽之征。

【辨证要点】 以肝胆经循行部位(头、目、耳、胁)表现的实火炽盛症状为辨证要点。

(五)肝阳上亢证

肝阳上亢证，指肝肾阴亏，肝阳亢扰于上所表现的上实下虚证候。多由年老肾亏，或房劳伤阴，或恼怒焦虑，气郁化火，内耗阴血，阴不制阳所致。

【临床表现】 眩晕耳鸣，头目胀痛，面红目赤，急躁易怒，失眠多梦，腰膝酸软，头重脚轻，步履不稳，舌红少津，脉弦有力或弦细数。

【证候分析】 肝肾阴虚，阴不制阳，肝阳升发太过，血随气逆，故眩晕耳鸣，头目胀痛，面红目赤，急躁易怒；阳亢扰心，故失眠多梦；腰为肾府，膝为筋府，肝肾阴亏，筋骨失养，故腰膝酸软无力；阴亏于下，阳亢于上，上实下虚，故头重脚轻，步履不稳；舌红少津，脉弦有力或弦细数为阴亏阳亢之征。

【辨证要点】 以头晕胀痛，腰膝酸软，头重脚轻为辨证要点。

(六)肝风内动证

肝风内动证，泛指患者出现眩晕欲仆、抽搐、震颤等"动摇"表现的一类证候。临床常见肝阳化风、热极生风、血虚生风、阴虚动风四种证候。

1. 肝阳化风证　是指肝阳亢逆无制所导致的一类动风证候，多由肝阳上亢证发展而成。

【临床表现】 眩晕欲仆，头痛，头摇，项强肢麻，肢体震颤，步履不稳，语言謇涩，突然昏倒，不省人事，喉中痰鸣，口眼㖞斜，半身不遂，舌强不语，舌红苔白或苔腻，脉弦有力。

【证候分析】 肝阳亢逆化风，风阳上扰，故眩晕欲仆，头胀痛，头摇；风动筋挛，故项强肢麻，肢体震颤；阴亏于下，阳亢于上，上实下虚，故步履不稳；肝经络舌本，风阳窜扰络脉，故语言謇涩；风阳盛灼液为痰，风阳暴升，挟痰蒙蔽清窍，则突然昏倒，不省人事，喉中痰鸣；风阳窜扰经络，经气不利，则口眼㖞斜，半身不遂；痰阻舌根，则舌强不语；阴虚，则舌红；邪未化火，则苔白；夹痰故苔腻；风阳扰动，则脉弦有力。

【辨证要点】 以平素即有头晕胀痛等肝阳上亢表现，突然出现动风之象为辨证要点。

2. 热极生风证　是指邪热亢盛，燔灼筋脉所表现的动风证候。多见于外感温热病，邪热亢盛，燔灼心肝二经所致。

【临床表现】 高热神昏，躁扰如狂，四肢抽搐，颈项强直，甚则角弓反张，牙关紧闭，两目上视，口干，舌红绛，苔黄燥，脉弦数。

【证候分析】 里热炽盛，心神被扰，故高热神昏，躁扰如狂；热灼肝经，伤津耗液，筋脉失养，挛急刚劲，则四肢抽搐，颈项强直，甚至角弓反张，牙关紧闭，两目上视；口干，舌红绛，苔黄燥，脉弦数为肝经热盛津伤之征。

【辨证要点】 以高热神昏兼见动风之象为辨证要点。

3. 血虚生风证　是指血液亏虚,筋脉失养所表现的动风证候。多因久病伤血或急慢性失血,使肝血不足,筋脉失养所致。

【临床表现】 肢体麻木,手足震颤,肌肉瞤动,爪甲不荣,眩晕耳鸣,面色无华,舌淡脉细。

【证候分析】 肝主筋,爪为筋之余,肝血不足,筋失所养,故肢体麻木,手足震颤,肌肉瞤动,爪甲不荣;头目失养,则眩晕耳鸣,面色无华;舌淡脉细为血虚表现。

【辨证要点】 以血虚和动风征象并见为辨证要点。

4. 阴虚动风证　是指阴液亏虚,筋脉失养所表现的证候。多因久病伤阴或外感热病伤阴,肝阴不足,筋脉失养所致。

【临床表现】 手足蠕动,眩晕耳鸣,口燥咽干,形体消瘦,潮热颧红,盗汗,舌红少苔,脉细数。

【证候分析】 肝阴不足,筋脉失养,故手足蠕动;机体失养,则眩晕耳鸣,口燥咽干,形体消瘦;虚火内生,则潮热颧红,盗汗,舌红少苔,脉细数。

【辨证要点】 以阴虚与动风征象并见为辨证要点。

(七)寒滞肝脉证

寒滞肝脉证,是指寒邪侵袭,凝滞肝经所表现的证候。多因外感寒邪,致肝经寒凝气滞而发病。

【临床表现】 少腹冷痛,或牵引阴部坠胀冷痛,或阴器收缩引痛,或为巅顶冷痛,受寒则甚,得热则缓,形寒肢冷,舌苔白滑,脉沉弦或迟。

【证候分析】 足厥阴肝经绕阴器,抵少腹,上巅顶。寒凝肝经,气血凝滞,经脉拘急,故少腹冷痛,或牵引阴部坠胀冷痛,甚或阴器收缩引痛,或为巅顶冷痛;气血遇寒则凝,得热则行,故疼痛遇寒加剧,得热则减;寒邪伤阳,形体失于温煦,故形寒肢冷;苔白滑,脉沉弦迟为寒凝肝脉,阴气内盛之征。

【辨证要点】 以肝经循行部位冷痛与实寒表现为辨证要点。

(八)肝胆湿热证

肝胆湿热证,是指湿热蕴结肝胆,疏泄功能失职所表现的证候。多因感受湿热之邪;或嗜酒肥甘,酿湿生热;或脾胃失健,湿浊内生,郁而化热所致。

【临床表现】 胁肋灼热胀痛,有痞块,口苦,身目发黄,黄色鲜明如橘,身热不扬,寒热往来,阴囊湿疹,睾丸肿胀热痛,或阴部瘙痒,带下黄臭,伴厌食腹胀,泛恶,大便不调,小便短赤,舌质红,苔黄腻,脉弦数或滑数。

【证候分析】 湿热蕴结肝胆,疏泄失职,气机不畅,故胁肋灼热胀痛;气滞血瘀,可致胁下痞块;湿热熏蒸,胆气上逆,则口苦;胆汁外溢,则身目发黄,黄色鲜明如橘;湿遏热伏,则身热不扬;邪郁少阳胆经,枢机不利,正邪相争,故寒热往来;肝经绕阴器,湿热循经下注,故阴囊湿疹,睾丸肿胀热痛,或阴部瘙痒,带下黄臭;肝失疏泄,脾胃升降失司,纳运失调,故厌食腹胀,泛恶;湿热内蕴,故小便短赤,湿重则大便稀溏不爽,热重则便干;舌红苔黄腻,脉弦数或滑数为肝胆湿热内蕴之征。

【辨证要点】 以胁肋胀痛,厌食,身目发黄,阴部瘙痒及湿热蕴结征象为辨证要点。

五、肾与膀胱病辨证

肾位于腰部,左右各一。肾主藏精,内寄元阴、元阳,为脏腑阴阳之本,主生长发育和生殖,故称肾为"先天之本""一身阴阳之本"。肾又主水液代谢,主纳气。肾与膀胱相为表里,在体合骨,生髓充脑,其华在发,开窍于耳及二阴。膀胱为"州都之官",主贮存和排泄尿液,依赖肾的气化作用司开合。

肾的病变主要表现在生殖机能、水液代谢及呼吸功能减退和生长发育迟缓,临床常见症状有腰膝酸软疼痛,耳鸣耳聋,齿摇发脱,男性阳痿遗精、精少不育,女性经少、经闭、不孕,水肿,呼吸气短而喘,二便异常等。膀胱病变主要表现为排尿异常,临床常见尿频,尿急,尿痛,尿闭,遗尿,小便失禁等。

肾病多虚证,可见肾的阴、阳、精、气亏损。膀胱病多见湿热内蕴。

(一)肾阴虚证

肾阴虚证,是指肾阴精不足,虚火内扰所表现的证候。多因禀赋不足,或年老体弱,或虚劳久病,或温病后期,或房劳过度,或过服温燥等,致阴精内损。

【临床表现】 腰膝酸软疼痛,眩晕,耳鸣,健忘失眠,齿松发脱,男性阳强易举,遗精,早泄,女性经少,经闭,或见崩漏,口咽干燥,五心烦热,潮热盗汗或骨蒸发热,午后颧红,尿黄便干,舌红少津,脉细数。

【证候分析】 肾阴亏精虚髓减,使腰膝失养,故腰膝酸软疼痛;耳目脑海失充,故眩晕,耳鸣,健忘;齿为骨之余,肾其华在发,肾阴亏虚,齿发失于滋养,故齿松发脱;肾阴虚,虚热内生,相火妄动,故男性阳强易举;精室被扰,精关不固,则遗精,早泄;阴虚精血亏少,故女性经少,经闭;口燥咽干,五心烦热,潮热盗汗或骨蒸发热,颧红,舌红少津,脉细数等为阴虚内热之象。

【辨证要点】 以腰膝酸软疼痛,眩晕耳鸣,男性遗精,女性经少经闭伴阴虚内热之象为辨证要点。

(二)肾阳虚证

肾阳虚证,是指肾脏阳气虚衰所表现的证候。多因素体阳虚,或年老命门火衰,久病伤阳,或房劳过度等引起。

【临床表现】 腰膝酸软冷痛,形寒肢冷,尤以下肢为甚,精神不振,头晕目眩,面色㿠白或黧黑,男性可见阳痿、精冷,女性宫寒不孕,带下清稀、量多,久泻不止,完谷不化,五更泄泻,小便频数清长,夜尿多;舌淡,苔白滑,脉沉弱,两尺尤弱。

【证候分析】 腰为肾之府,肾主骨,肾阳虚衰,不能温养腰膝筋骨,故腰膝酸软冷痛;阳虚不能温煦机体,故形寒肢冷;肾居下焦,肾阳不足,阴寒盛于下,故下肢尤冷;阳虚不能鼓舞精神,故精神不振;气血运行无力,不能上荣于面,故面色㿠白,甚或黧黑;肾阳不足,命门火衰,生殖机能减退,故男性阳痿、精冷,女性宫寒不孕;肾阳虚,寒湿内盛,气化失常,带脉失约,故带下清稀、量多;命门火衰,火不暖土,脾阳亏虚,健运失职,故见久泻不止,完谷不化,五更泄泻;肾阳不足,气化失职,膀胱失约,故小便频数清长,夜尿多;舌淡苔白滑,脉沉细无力,为阳虚表现;尺部候肾,故尺部脉尤弱。

【辨证要点】 以腰膝酸软冷痛,生殖机能减退,夜尿多与阳虚之象并见为辨证要点。

(三)肾虚水泛证

肾虚水泛证,是指肾阳虚衰,气化无权,水液泛滥所表现的证候。多因久病伤肾或素体阳虚所致。

【临床表现】 腰膝酸软冷痛,畏寒肢冷,水肿,腰以下为甚,按之没指,甚则腹胀,全身肿胀,小便短少,心悸气短,咳喘痰鸣,舌淡胖,苔白滑,脉沉迟无力。

【证候分析】 肾阳虚衰,不能温养腰膝筋骨,故腰膝酸软冷痛;机体失于温煦,故畏寒肢冷;肾阳不足,不能蒸腾气化,水湿内停,泛溢肌肤,故水肿,小便短少;肾居下焦,水势趋下,故腰以下肿甚,按之没指;水湿困脾,中焦气滞,运化水液失职,水液停聚加重,故腹胀,甚至全身肿胀;水气凌心,心阳受损,则心悸;水寒射肺,肺失宣降,故喘咳痰鸣;舌淡胖,苔白滑,脉沉迟无力为肾阳虚,水湿内停之征。

【辨证要点】 以水肿,腰以下为甚,尿少,腰膝酸软冷痛,畏寒肢冷等为辨证要点。

(四)肾精不足证

肾精不足证,是指肾精亏损,脑、髓、骨等失于充养所表现的证候。多因先天禀赋不足,元气不充;或后天失养,久病劳损,房劳过度,耗伤肾精所致。

【临床表现】 小儿生长发育迟缓,身材矮小,智力低下,囟门迟闭,骨骼痿软,动作迟钝。成人早衰,腰膝酸软,耳鸣耳聋,发脱齿摇,足痿无力,健忘恍惚,精神呆钝,性机能减退,男性精少不育,女性经闭不孕。舌淡,脉细弱。

【证候分析】 肾精不足,不能化生气血,不能充养骨髓,致骨骼失充,脑海失养,故小儿可见生长发育迟缓,身材矮小,智力低下,囟门迟闭,骨骼痿软,动作迟钝;成人则多见早衰,腰膝酸软,耳鸣耳聋,发脱齿摇,足痿无力,健忘恍惚,精神呆钝。肾精主生殖,肾精亏少,则生殖机能减退,见男性精少不育,女性经闭不孕;精血不足,故舌淡,脉细弱。

【辨证要点】 以小儿生长发育迟缓,成人早衰或生殖功能低下为辨证要点。

(五)肾气不固证

肾气不固证,是指肾气亏虚,以致下元固摄失职所表现的证候。多因年幼肾气未充,或年高肾气亏虚,或久病、劳损伤肾,或过用滑利之剂而致下元不固所致。

【临床表现】 腰膝酸软,神疲乏力,耳鸣耳聋;小便频数而清,夜尿频多,或尿后余沥不尽,或遗尿,或小便失禁;男性滑精、早泄;女性带下清稀,或月经淋漓不尽,或胎动易滑;舌淡苔白,脉沉弱。

【证候分析】 肾气亏虚,腰膝、耳窍失去充养,故腰膝酸软,神疲乏力,耳鸣耳聋;肾主封藏,固摄下元,肾气虚,封藏失职,下元不固,膀胱失约,则小便频数清长,夜尿频多,或尿后余沥不尽,或遗尿,甚则小便失禁;精关不固,则男性滑精、早泄;冲任带脉失约,则女性带下清稀,或月经淋漓不尽,或胎动易滑;舌淡苔白,脉沉弱为肾气虚弱之象。

【辨证要点】 以小便、精液、经带、胎元不固及气虚表现为辨证要点。

(六)肾不纳气证

肾不纳气证,是指肾气虚衰,纳气无权所表现的证候。多因久病咳喘,肺病及肾;或劳伤太过,先天不足,年老体弱,肾气不足所致。

【临床表现】 久病咳喘,呼多吸少,气不得续,动则喘甚,神疲自汗,语声低微,腰膝酸软,耳鸣耳聋,舌淡苔白,脉沉弱。喘息严重者,可见冷汗淋漓,肢冷面青,脉浮大无根;或见气短息促,颧红心烦,口咽干燥,舌红少苔,脉细数。

【证候分析】 久病喘咳,肺肾气虚,摄纳无权,气不归元,故呼多吸少,气不得续,动则喘甚;肺肾气虚则宗气亦微,卫外不固,故语声低微,神疲自汗;腰膝酸软,耳鸣耳聋,舌淡苔白,脉沉弱均为肾气虚弱的表现。若肾气虚极,累及肾阳,甚至肾阳衰微欲脱,则喘息加剧,冷汗淋漓,肢冷面青,脉浮大无根;阴阳互根,肾气不足,久延伤阴,或素体阴虚,均可致气阴两虚证,见气短息促,颧红心烦,口咽干燥,舌红少苔,脉细数。

【辨证要点】 以久病咳喘无力,呼多吸少,动则喘甚及肾气虚表现为辨证要点。

(七)膀胱湿热证

膀胱湿热证,是指湿热蕴结膀胱,气化不利所表现的证候。多因外感湿热之邪,侵及膀胱;或饮食不节,湿热内生,下注膀胱所致。

【临床表现】 尿急而频,尿道灼痛,尿液黄赤短少或浑浊,尿血,尿中可见砂石,小腹胀痛,或伴发热,腰痛,舌红苔黄腻,脉滑数。

【证候分析】 湿热蕴结膀胱,下迫尿道,故尿急而频,尿道灼痛;湿热煎熬津液,故尿液黄赤短少或浑浊;热邪灼伤膀胱血络,则尿血;湿热久郁,煎熬津液成石,则尿中可见砂石;膀胱位于小腹,湿热阻滞膀胱,气机不利,则小腹胀痛;湿热郁蒸,热淫肌表见发热,波及肾府见腰痛;舌质红,苔黄腻,脉滑数为湿热内蕴之征。

【辨证要点】 以尿频,尿急,尿痛及湿热表现为辨证要点。

六、脏腑兼病辨证

人体是一个有机整体,各脏腑在生理上紧密联系,发病时也相互影响,可见脏病及脏、脏病及腑、腑病及脏、腑病及腑等。两个或两个以上脏器相继或同时发病者,即为脏腑兼病。一般而言,脏腑兼病在病理上有着一定的内在规律,通常具有表里、生克、乘侮关系的脏器较常见兼病。

脏腑兼病证候极为复杂,其中部分兼病,如小肠实热证(心火下移小肠)、肝胆湿热证、肾不纳气证(肺肾气虚)等前面已经论述,现对其他临床常见的兼证进行介绍。

(一)心脾两虚证

心脾两虚证,是指心血不足,脾气虚弱所表现的证候。多由病久失调,或劳倦思虑,或饮食失宜,或慢性出血,损伤心脾气血所致。

【临床表现】 心悸怔忡,失眠多梦,健忘,眩晕,纳少,腹胀,便溏,神倦乏力,面色萎黄,或皮下出血,妇女月经量少色淡,淋漓不尽等,舌质淡嫩,脉细弱。

【证候分析】 脾主运化,为气血生化之源,又具统血功能。脾气虚弱,生血不足,或统血无权,血溢脉外,均可导致心血亏虚。心主血,血充则气足,血虚则气弱,心血不足,无以化气,则脾气亦虚。故两者在病理上常可相互影响,成为心脾气血两虚证。心悸怔忡,失眠多梦,健忘,眩晕是心血不足,心神、机体失养的表现;纳少,腹胀,便溏,神倦乏力,面色萎黄,或皮下出血,妇女月经量少、色淡,淋漓不尽等是脾气虚弱,运化失职,气虚血少,摄血不利的表现;舌质淡嫩,脉细弱是气血两虚的征象。

【辨证要点】 本证以心悸失眠,食少便溏,慢性出血及气血两虚见证为辨证要点。

(二)心肾不交证

心肾不交证,是指心肾水火阴阳失调所表现的证候,一般指心肾的阴虚阳亢证。多由思虑过度,五志化火,或久病伤阴,或房事不节,或外感热病心火独亢等引起。

【临床表现】 心烦,失眠,心悸,健忘,头晕耳鸣,腰膝酸软,或遗精,五心烦热,咽干口燥,舌红少津苔少,脉细数。

【证候分析】 心火下降,以温肾水;肾水上济,以制心火;心肾相交,阴阳平衡,水火既济。若肾水不足,心火失济,则心阳偏亢;或心火独炽,下汲肾水,致肾阴耗伤,均可形成心肾不交的病理变化。心火亢于上,心神不宁,故心烦,心悸,失眠;肾阴虚于下,髓海失充,腰膝失养,故头晕耳鸣,健忘,腰酸;肾阴虚,虚热内生,故遗精,五心烦热,咽干口燥,舌红少津苔少,脉细数;心火亢于上,火不归元,肾水失于温煦而下寒,故可见腰腿酸困发冷。

【辨证要点】 本证以心烦,失眠,心悸,腰膝酸软及阴虚内热症状为辨证要点。

(三)心肾阳虚证

心肾阳虚证,是指心肾两脏阳气虚衰,阴寒内盛所表现的证候。多由久病不愈或劳倦内伤所致。

【临床表现】 心悸怔忡,胸闷,水肿,下肢为甚,小便不利,畏寒肢冷,神疲乏力,唇甲青紫,舌淡紫,苔白滑,脉沉微细。

【证候分析】 肾阳为一身阳气之根本,心阳为气血津液运行流注的动力,故心肾阳虚常表现为阴寒内盛,血行瘀滞,水气内停等病变。心阳不振,故心悸怔忡,胸闷;肾阳虚,不能温化水液,水液停聚,则水肿,下肢为甚,小便不利;阳虚阴寒内盛,温运、推动不足,故畏寒肢冷,神疲乏力;唇甲青紫,舌淡紫,苔白滑,脉沉微细为阳虚血滞水停之象。

【辨证要点】 本证以心悸怔忡,尿少水肿及阳虚表现为辨证要点。

(四)肝郁脾虚证

肝郁脾虚证,是指肝郁乘脾,脾失健运所表现的证候,又称"肝脾不调证"。多由情志不遂,郁怒伤肝,肝郁乘脾;或饮食不节,劳倦伤脾,脾失健运而影响肝之疏泄所致。

【临床表现】 胸胁胀满窜痛,喜太息,情志抑郁或急躁易怒;纳少腹胀,便溏不爽,肠鸣矢气,或腹痛欲泻,泻后痛减,或大便溏结不调;舌苔白或腻,脉弦或弦缓。

【证候分析】 肝主疏泄,有助于脾的运化功能;脾主健运,生气养血,滋养肝脏,有助肝的疏泄,故在发生病变时,可相互影响,形成肝脾不调证。肝失疏泄,肝经气机郁滞,故胸胁胀满窜痛,喜太息,情志抑郁或急躁易怒;脾失健运,中焦气滞湿阻,故纳少腹胀,便溏不爽,肠鸣矢气,或腹痛欲泻,泻后疼痛得以缓解,或大便溏结不调。本证未化热,故苔白;湿邪内盛,则苔腻;弦脉为肝失柔和之征。

【辨证要点】 本证以胸胁胀满窜痛,情志不畅,纳呆腹胀便溏为辨证要点。

(五)肝胃不和证

肝胃不和证,是指肝失疏泄,胃失和降表现的证候,又称"肝气犯胃证"。多由情志不遂,肝郁犯胃;或饮食伤胃,胃病及肝所致。

【临床表现】 脘胁胀闷疼痛或窜痛,嗳气呃逆,嘈杂吞酸,不思饮食,烦躁易怒,舌淡红,苔薄白,脉弦,或舌淡红,苔薄黄,弦数。

【证候分析】 肝气主升主动,胃气以降为和,两者协调,有利于气机升降的平衡。当肝气或胃气失调,常可致脾胃不和证。肝气郁结,横逆犯胃,胃失和降,故胃脘、胸胁胀闷或窜痛,嗳气呃逆;气滞化火,郁于肝胃,则见嘈杂吞酸;胃纳失健,故不思饮食;肝失柔和,则烦躁易怒;舌淡红,苔薄白,脉弦为肝气郁结之象;舌淡红,苔薄黄,脉弦数为气郁化火之征。

【辨证要点】 以脘胁胀痛,吞酸嘈杂为辨证要点。

(六)肝火犯肺证

肝火犯肺证,是指肝经火盛,上逆犯肺所表现的证候,五行称为"木火刑金"。多由郁怒伤肝,气郁化火,或肝经热邪上逆犯肺所致。

【临床表现】 胸胁灼痛,急躁易怒,头晕胀痛,面红目赤,烦热口苦,咳嗽阵作,痰黄、量少、质黏,甚则咯血,舌红苔薄黄,脉弦数。

【证候分析】 肝气升发,肺气肃降,升降相因,气机调畅。肝脉贯膈上肺,肝气升发太过,气火上逆,循经犯肺,即成肝火犯肺证。肝经火盛,循经上炎,气血上壅,故胸胁灼痛,急躁易怒,头晕胀痛,面红目赤,烦热口苦;气火灼肺,肺失清肃,通调失职,炼液为痰,故咳嗽,痰黄量少、质黏;火灼肺络,络伤血溢,甚则咯血;舌红苔薄黄,脉弦数为肝经实火内炽之征。

【辨证要点】 本证以胸胁灼痛,急躁易怒,咳嗽痰黄为辨证要点。

(七)肝肾阴虚证

肝肾阴虚证,是指肝肾两脏阴液亏虚所表现的证候。多由久病失调,或房事不节,或情志内伤,或温病日久,耗伤肝肾之阴所致。

【临床表现】 胁肋隐痛,腰膝酸软,头晕目眩,耳鸣,健忘,失眠多梦,男性遗精,女性经少,五心烦热,颧红盗汗,咽干口燥,舌红少苔,脉细数。

【证候分析】 肝肾阴液相互滋生,所谓"肝肾同源",故两者常盛则同盛、衰则同衰,形成肝肾阴虚证。肝肾阴虚,肝脉、腰膝、髓海失养,故胁肋隐痛,腰膝酸软,头晕目眩,耳鸣,健忘;阴虚血少,则女性经少;阴虚阳亢,虚火内生,扰动精室,则男性遗精;五心烦热,颧红盗汗,口燥咽干,失眠多梦,舌红少苔,脉细数为阴虚内热之征。

【辨证要点】 以胁痛,腰酸,眩晕,耳鸣与阴虚内热证共见为辨证要点。

(八)肺脾气虚证

脾肺气虚证,指脾肺两脏气虚所表现的证候。多因久病咳喘,肺虚及脾;或饮食劳倦伤脾,脾虚及肺所致。

【临床表现】 久咳不止,气短而喘,痰多稀白,食欲减退,腹胀便溏,甚则面浮足肿,声低懒言,疲倦乏力,面白无华,自汗畏风,舌淡苔白滑,脉细弱。

【证候分析】 脾为生气之源,肺为主气之枢。久咳肺气虚损,宣降失职,水津不布,聚湿生痰,故咳嗽,气短而喘,痰多稀白;脾气虚弱,运化无力,故食欲减退,腹胀便溏,或面浮肢肿;声低懒言,疲倦乏力,面白无华,自汗畏风,舌淡苔白,脉细弱为气虚之象。

【辨证要点】 本证主要以咳喘气短,纳少腹胀便溏与气虚证共见为辨证要点。

(九)肺肾阴虚证

肺肾阴虚证,是指肺肾两脏阴液亏虚,虚火内扰所表现的证候。多由燥热、痨虫、久咳肺阴受损,肺虚及肾,或房劳太过,肾阴亏虚,肾虚及肺所致。

【临床表现】 干咳无痰或痰少而黏,痰中带血,口燥咽干,声音嘶哑,腰膝酸软,男性遗精,女性月经不调,形体消瘦,骨蒸潮热,颧红盗汗,舌红少苔,脉细数。

【证候分析】 肺肾阴液互相滋养,所谓"金水相生",故病理上常相互影响而形成肺肾阴虚证。阴虚肺燥,肺失清润,故干咳无痰或痰少而黏;热灼肺络,络损血溢,故痰中带血;虚火熏灼口咽,故口干咽燥,声音嘶哑;肾阴亏虚,腰膝失养,故腰膝酸软无力;阴血亏虚,故女性经少,或虚火灼络,也可见月经先期或量多,甚则崩中;热扰精室,故男性遗精;形体消瘦,骨蒸潮热,颧红盗汗,舌红少苔,脉细数为阴虚内热之征。

【辨证要点】 以久咳痰少,腰膝酸软与阴虚证共见为辨证要点。

(十)脾肾阳虚证

脾肾阳虚证,是指脾肾两脏阳气亏虚所表现的证候。多由久病、久泻久痢或水邪久停,导致脾、肾两脏阳虚而成。

【临床表现】 腰膝或腹部冷痛,久泻久痢,五更泄泻,下利清谷,小便不利,面浮肢肿,甚则腹胀如鼓,畏寒肢冷,面色㿠白,舌淡胖,苔白滑,脉弱或沉迟无力。

【证候分析】 肾为先天之本,脾为后天之本,两者相互资助,机体得以温煦。肾主水,需靠脾阳健运的转输;脾主运化,布精微,化水湿,有赖于肾阳温煦推动。因此,在病理情况下,两者常彼此相互影响,形成脾肾阳虚证。脾肾阳虚,阴寒内生,经脉气血凝滞,故腰膝或腹部冷痛;命门火衰,脾阳更弱,故久泻久痢;黎明之时,阴气极盛,阳气未复,阳虚更甚,故黎明前泄泻,即"五更泻";阳虚,水谷不得腐熟运化,故下利清谷;水湿无以温化,溢于肌肤则面浮肢肿,停于腹内则腹胀如鼓;膀胱气化失司,则小便不利;畏寒肢冷,面色㿠白,舌淡胖,苔白滑,脉弱或沉迟无力均为阳虚阴盛,水湿内停之征。

【辨证要点】 以腰膝腹部冷痛,久泻久痢,水肿等与虚寒证并见为辨证要点。

[要点:脏腑辨证的常见证候、临床表现、辨证要点]

知识链接

张某,女性,75 岁。患高血压十余年,平常多因劳累、情绪急躁等导致头痛反复发作,平时服用"波依定"等治疗控制血压。近 3 天来因琐事心情烦闷,头痛再发并加重,就诊时测得血压为 170/100 mmHg,头痛发胀,伴有眩晕耳鸣,头重脚轻,面红目赤,心烦易怒,腰膝酸软无力,失眠多梦,无肢体麻木及恶心呕吐,舌红,苔少,脉弦细数。

证候分析:"年过四十而阴气自半",患者年过古稀,肝肾亏虚,阴液不足,不能制阳,使肝阳偏亢。头为诸阳之会,虚阳亢盛,循经上扰。"阳气者,烦劳则张",此次心情烦闷,肝失疏泄,气郁化火,引动阳邪扰动清窍,因此头痛眩晕;血随气逆,则头目胀痛,面红目赤;心神被扰,则心烦,失眠多梦;阴虚肝失柔润则情绪急躁易怒;肾开窍于耳,肾阴亏虚,虚火内扰,则耳鸣如蝉;肝主筋,肾主骨,腰为肾府,肝肾亏虚,筋骨失养,故腰膝酸软;阴亏于下,阳亢于上,上实下虚,故头重脚轻;舌质红,脉弦细数,为肝肾阴亏,肝阳亢盛之征。

结论:肝阳上亢证。

第四节 六 经 辨 证

六经,是指太阳、阳明、少阳、太阴、厥阴、少阴经脉。张仲景在《伤寒论》中继承了《黄帝内经》中六经分证的方法,将外感病错综复杂的证候及其演变加以总结,分为太阳、阳明、少阳、太阴、厥阴、少阴六个阶段,并以此解释病位、病性、邪正盛衰、传变规律等问题,称为"六经辨证"。

六经辨证与八纲辨证不可分割。就疾病的阴阳属性而言,三阳病多属热证、实证,概为阳证;三阴病多属寒证、虚证,概为阴证。就表里而言,太阳主表,阳明主里,少阳主半表半里,三阴经皆主里。十二正经与脏腑有直接络属关系,故六经辨证是脏腑病理变化的反映,其中三阳证以六腑病变为基础,三阴证以五脏病变为基础。因此,六经病证实质上仍是十二经脉和脏腑病变的反映。但是,六经辨证的重点在于分析外感风寒所引起的一系列病理变化及其传变规律,因此不能等同于内伤病的脏腑辨证。

由于脏腑经络的联系,六经病证常循着一定的趋势发展变化,即所谓"传变"。其基本规律为由表入里,由轻到重,由实致虚;反之,则由里出表,由阴出阳,由虚转实。六经传变大多是循经传变,从太阳开始,然后传入阳明或少阳,如正气不足,再传及三阴,多从太阴,到少阴、厥阴,这种由一经证候转变为另一经证候,称为"传经";但也有病邪不经三阳经,而直接侵犯三阴经的,称为"直中"。此外,还会有两经或三经的证候同时出现者,即"合病";或一经病变未罢,而又出现另一经证候,称"并病"。

学习六经辨证,有助于对外感病的辨证论治打下基础。

一、太 阳 病 证

太阳主一身之表,统摄营卫,经脉循行项背,为诸经藩篱,太阳之腑指膀胱和小肠。外邪侵袭,每先入犯太阳经,故首先表现为太阳证。

【临床表现】 恶寒,头项强痛,脉浮。

【证候分析】 风寒侵袭,卫阳被郁,肌表失于温煦,故恶风寒;足太阳经循行项背,受邪而经气不利,气血运行不畅,故头项强痛;正邪抗争于肌表,脉气鼓动于外,故脉浮。

太阳病可分为经证和腑证。太阳经证因患者体质和感受风寒之邪的偏重不同,又有中风与伤寒的区别;太阳腑证有蓄水和蓄血的区别。

(一)太阳经证

1. 太阳中风证 是指以风邪为主侵犯太阳经脉,致使营卫失和的证候。

【临床表现】 恶风寒,发热,头项强痛,汗出,苔薄白,脉浮缓,或见鼻鸣,干呕。

【证候分析】 恶风寒,发热,头项强痛,脉浮是太阳病的主症;风邪袭表,卫阳受病不能固外,致营阴不能内守而汗出;汗出腠理疏松,营阴受损,故脉浮而缓;鼻鸣、干呕是风邪壅滞,影响肺胃所致。本证具有汗出,脉浮缓的特征,故又称表虚证。

2. 太阳伤寒证　是指以寒邪为主侵犯太阳经脉,致使卫阳被遏的证候。

【临床表现】　恶寒,发热,头项强痛,周身骨节疼痛,无汗,咳喘,苔薄白,脉浮紧。

【证候分析】　恶寒,发热,头项强痛,脉浮是太阳病的主症;寒性凝滞,故头项强痛,周身骨节疼痛明显;寒性收引,腠理闭塞,故无汗,脉浮而紧;寒邪犯肺,肺失宣降,故咳喘。本证具有无汗,脉浮紧的特征,故又称表实证。

(二)太阳腑证

1. 太阳蓄水证　是由于太阳经证不解,邪气循太阳膀胱经入里,致膀胱气化不利,水液停聚所表现的证候。

【临床表现】　恶寒发热,汗出,小便不利,少腹胀满,消渴,水入即吐,脉浮或浮数。

【证候分析】　太阳经证未解,故恶寒发热,汗出,脉浮等表证仍在;邪气循经入里,影响膀胱气化,使水津布散紊乱,水蓄下焦,故小便不利,少腹胀满;津不上承,故渴饮不解,即消渴;此口渴为津液不升而非不足,水停不化,反逆于胃,故水入即吐。

2. 太阳蓄血证　是太阳经邪化热入里,邪热与瘀血搏结于下焦所表现的证候。

【临床表现】　少腹急结、硬满,小便自利,如狂或发狂,善忘,身体发黄,大便色黑如漆,脉沉涩或沉结。

【证候分析】　太阳经邪入里化热,邪热结于小肠血分,故少腹急结、硬满;邪在小肠血分,膀胱未受影响,故小便自利;瘀热互结,上扰心神,故轻则如狂、善忘,重则发狂;瘀血阻滞,营气不能敷布,故身体发黄;瘀血下行,可见大便色黑如漆;脉沉涩或沉结为瘀热内阻所致。

二、阳明病证

阳明病证,是外感病发展过程中,出现阳热亢盛的阶段,可由太阳病传经入里,也可由阳明经自发为病。

阳明病证以"胃家实"为主要病机。胃家,指胃和大肠;实,指邪盛,说明病邪深入阳明,阳气亢盛,邪从燥化,故病以里实热证为特征。

【临床表现】　身热,不恶寒,反恶热,汗自出,脉洪大。

【证候分析】　邪热亢盛于内,故身热,不恶寒,反恶热;热迫津液外泄,故大汗出;热盛血涌,故脉洪大。

阳明病证也分经证和腑证两种类型。

(一)阳明经证

阳明经证,是风寒之邪化热入里,弥漫全身,充斥阳明经,而肠中糟粕尚未结成燥屎的无形热证,又称阳明热证。

【临床表现】　大热,大汗,大渴,面赤心烦,苔黄燥,脉洪大。

【证候分析】　大热,大汗,脉洪大是阳明病证的主症;汗出津伤,故口渴;火邪炎上,扰乱心神,故面赤心烦;胃热灼津,故苔黄燥。

(二)阳明腑证

阳明腑证,是邪热传里,与肠中糟粕相搏而成燥屎内结的有形实热证,又称为阳明实证。

【临床表现】　日晡潮热,手足濈然(连绵不断)汗出,腹胀满,疼痛拒按,便秘,烦躁失眠,甚则神昏谵语,苔黄厚干燥,边尖起刺或焦黑燥裂,脉实或沉迟有力。

【证候分析】　邪热弥漫阳明经,日晡为阳明经气旺盛之时,故发热而日晡尤甚;四肢为阳明所主,热蒸津泄,故手足濈然汗出;邪热与糟粕相结,形成燥屎,胃肠腑气不通,故腹胀满,疼痛拒按,便秘;热扰心神,故烦躁失眠,甚则神昏谵语;苔黄厚干燥,边尖起刺或焦黑燥裂,脉实或沉迟有力为阳明热盛,津液被劫之象。

三、少阳病证

少阳病证,是病邪侵犯少阳胆腑,邪正相争于表里之间,少阳枢机不利所表现的证候,可由他经传变或少阳经自发为病。

【临床表现】 寒热往来,胸胁苦满,口苦,咽干,目眩,心烦,默默不欲饮食,喜呕,舌苔白或薄黄,脉弦。

【证候分析】 正邪分争于表里之间,正不胜邪则恶寒,正胜于邪则发热,故寒热往来;邪郁少阳,经气不舒,故胸胁苦满,脉弦;气郁化火,胆热上犯且伤津,故口苦,咽干,目眩,心烦;胆热犯胃,胃失和降,故默默不欲饮食,喜呕;邪气尚未入阳明之里,故舌苔白或薄黄。

四、太阴病证

太阴病证,是邪入太阴,脾阳虚衰,寒湿内生所表现的证候。可由三阳病失治,或风寒外邪直侵中焦,使脾阳受损,寒湿内生,脾胃纳运失常所致。

【临床表现】 腹满而吐,食不下,自利益甚,时腹自痛,喜温喜按,口不渴,舌质淡,苔白滑,脉缓弱。

【证候分析】 脾阳虚衰,寒湿内生,中焦气机升降失调,纳运失职,故腹满而吐,食不下,自利益甚,时腹自痛,喜温喜按;邪从寒湿而化,故口不渴;舌质淡,苔白滑,脉缓弱为中焦虚寒有湿之征。

五、少阴病证

少阴病证,是伤寒六经病变发展过程中的后期危重阶段,属全身性虚寒证,可由表证转来或外邪直入。少阴经属心肾,统水火之气,故临床上有两种证候。

(一)少阴寒化证

少阴寒化证,是心肾阳气虚衰,病邪入里从阴化寒所表现的虚寒证候,就伤寒病而言,此证候较多见。

【临床表现】 恶寒,不发热,四肢厥冷,但欲寐,上吐下利,或反不恶寒,发热,面赤,烦躁,舌淡苔白,脉微细。

【证候分析】 少阴阳气虚衰,阴寒独盛,故恶寒,不发热,四肢厥冷,舌淡苔白,脉微细;阳气衰微,心神失养,故神志衰惫,但欲寐;火不暖土,纳运失职,升降失调,故上吐下利;阴寒独盛于内,将虚阳格拒于外,故或反不恶寒,表现出发热,面赤,烦躁等假热表现。

(二)少阴热化证

少阴热化证,是少阴阴虚阳亢,病邪从阳化热所表现的虚热证候。

【临床表现】 口燥咽干,心烦失眠,咽痛,舌尖红绛少苔,脉细数。

【证候分析】 少阴病邪从热化,热灼阴伤,故口燥咽干;虚火上炎,故心烦失眠,咽痛;舌红少苔,脉细数为阴虚内热之象。

六、厥阴病证

厥阴病证,为六经病证较后阶段,病情变化复杂。厥阴病证可由其他诸经传变而来,也可因肝经素虚、肝肾两虚所致。

【临床表现】 消渴,气上撞心,心中发热而痛,饥不欲食,腹冷腹泻,呕吐,甚或吐出蛔虫。

【证候分析】 厥阴为三阴之尽,有阴阳各趋其极的特点,阳并于上则上热,阴并于下则下寒,故厥阴病证特点为上热下寒。上热伤津,故消渴;邪热上冲,故气上撞心,心中发热而痛;下部肠道虚寒,故饥不欲食,腹冷腹泻,呕吐;上热下寒,蛔虫不安,故甚则吐出蛔虫。

[要点:外感伤寒病传变规律,六经病各证的临床表现]

第五节 卫气营血辨证

卫气营血辨证是清代叶天士论治外感温热病的一种辨证方法。叶天士根据温病发生、发展过程中,病邪由浅入深、病情由轻到重的规律,将温病分为四个阶段和证型,即卫分证、气分证、营分证、血分证。一般而言,卫分证主表,病在肺系及皮毛;气分证主里,病在胸膈、肺、胃、肠、胆等脏腑;营分证是邪热入于心营,病在心与心包络;血分证是热已深入肝肾,重在动血、生风。卫气营血辨证是在伤寒六经辨证基础上发展起来的,同时又弥补了六经辨证的不足。

一般来说,温热病多起于卫分,渐次内传,入气分、营分、血分。但由于季节不同,病邪差异,患者体质强弱等因素,传变并不是一成不变的,需根据临床实际,具体分析。

一、卫 分 证

卫分证,是温热之邪袭表,肺卫失宣所表现的证候,属于表热证。

【临床表现】 发热,微恶风寒,舌边尖红,苔薄白,脉浮数,常伴头痛,口微渴,咳嗽,咽喉肿痛等。

【证候分析】 温热之邪侵袭肌表,卫气被郁,故恶寒发热;温为阳邪,故发热重,恶寒轻;邪热在肺卫,故舌边尖红,苔薄白,脉浮数;热邪上扰清窍,故头痛;热伤津液,故口微渴;温热袭肺,故咳嗽,咽喉肿痛。

二、气 分 证

气分证,是温热病邪内传脏腑,正盛邪实,邪正剧争,阳热亢盛所表现的证候,属于里实热证。

【临床表现】 以发热,不恶寒反恶热,舌红苔黄,脉数为特征;常伴见心烦,汗出,口渴,尿赤。此外根据病变部位不同,或见咳喘,痰黄稠;或见胸痛,苔黄腻,脉滑数;或见心烦懊侬,坐卧不安;或见胃脘灼热,渴甚欲冷饮,大汗出,舌苔黄燥,脉洪大;或见日晡潮热,腹胀满,按之作痛,大便秘结或泻下黄臭稀水;或时有谵语,舌苔黄燥,脉沉数有力;或见胁肋不舒或灼痛,口苦咽干,脉弦数等。

【证候分析】 温热之邪已入气分,正邪剧争,阳热亢盛,故发热,不恶寒反恶热,舌红苔黄,脉数;热扰心神,则心烦;热迫津外泄,则汗出;汗出伤津,则口渴,尿赤。若热壅于肺,肺失清肃,其气上逆,则见咳喘,痰黄稠;或胸痛,苔黄腻,脉滑数。若热扰胸膈,郁而不宣,扰乱心神,则见心烦懊侬,坐卧不安。若热积于胃,燥热津伤,则见胃脘灼热,渴甚欲冷饮,大汗出,舌苔黄燥,脉洪大。若热结大肠,与肠中糟粕相搏,腑气不通,则见日晡潮热,腹胀满,按之作痛,大便秘结,舌苔黄燥,脉沉数有力;燥屎内结,然热迫津泄,则见泻下黄臭稀水;热邪炽盛,扰乱心神,则时有谵语。若热郁胆腑,少阳枢机不利,胆气上逆,故胁肋不舒或灼痛,口苦咽干,脉弦数。

三、营 分 证

营分证,是温热病邪内陷,劫灼营阴,心神被扰的证候,为温热病发展的严重阶段。本证多由气分证不解而内传,或由卫分证逆传直入,也有发病即见营分证者。

【临床表现】 身热夜甚,口不甚渴,心烦不寐,甚或神昏谵语,斑疹隐现,舌红绛,脉细数。

【证候分析】 营气行于脉中,内通于心。热入营分,灼伤营阴,而黑夜为阴,以阴助阴,与邪剧争,故身热夜甚;营阴受损,故口干,但因热蒸营阴,上潮于口,故反不甚渴;营通于心,营热扰心,故心烦不寐,甚或神昏谵语;热窜血络,故斑疹隐现;营热,阴伤,故舌红绛,脉细数。

四、血 分 证

血分证,是温热病邪深入阴血,导致动血、动风、耗阴的证候,是温热病最危重的阶段。本证可由营分传变而来,可与营分同时并见,也可由气分实热直入血分,或气分证未罢,血分证已见。

【临床表现】 身热夜甚,烦热躁扰,甚则狂乱谵妄,斑疹显露,色紫黑,吐血、衄血、尿血、便血等,舌深绛或紫,抽搐,颈项强直,角弓反张,两目上视,牙关紧闭,脉细数或弦数,持续低热,暮热朝凉,五心烦热,口干咽燥,神倦,耳聋,干瘦,或见手足蠕动,瘛疭,舌红少津,脉虚数。

【证候分析】 血分热盛,阴血受损,故身热夜甚;热扰心神,故烦热躁扰,甚则狂乱谵妄;热灼血络,故见各种出血,斑疹显露;热灼津伤,津伤血稠,故斑疹紫黑,舌绛紫,脉细数;血热燔灼肝经,引动肝风,故抽搐,颈项强直,角弓反张,两目上视,牙关紧闭,脉弦数。邪热久羁,劫灼肝肾之阴,阴虚阳亢,故低热,暮热朝凉,五心烦热,口干咽燥,神倦,耳聋,干瘦,舌红少津,脉虚数;阴血不足,筋脉失养,故虚风内动,见手足蠕动,瘛疭。

[要点:外感病温热病传变规律,卫气营血各病证的临床表现]

知识链接

三焦辨证是清代吴鞠通根据《黄帝内经》中有关三焦的理论,在六经和卫气营血辨证的基础上,结合温热病的传变规律而创立的一种温热病辨证方法。三焦辨证将温热病的证候归纳为上、中、下三焦病证,来阐述三焦所属脏腑在温热病过程中的病理变化、证候表现及传变规律。上焦病证包括手太阴肺经和手厥阴心包经病变,其中手太阴肺经证候多为初起阶段,病较轻浅,严重时可逆传心包;中焦病证主要包括手阳明大肠经、足阳明胃经和足太阴脾经病变,有阳明燥热证和太阴湿热证两种情况,属温热病中期,病情较重;下焦病证包括足厥阴肝经和足少阴肾经的病变,属温病末期,病情深重。三焦病证多循着病情由浅入深、由轻到重的一般规律顺传,即从上焦手太阴肺经开始,传入中焦,进而传入下焦。但若邪热炽盛,也会出现病邪从肺卫传入心包,即所谓"逆传心包"。

经典诵读

1. 黄帝曰:怯士之得酒,怒不避勇士者,何脏使然?

少俞曰:酒者,水谷之精,熟谷之液也,其气慓悍,其入于胃中,则胃胀,气上逆,满于胸中,肝浮胆横,当是之时,固比于勇士,气衰则悔。与勇士同类,不知避之,名曰酒悖也。

——《灵枢·论勇》

2. 毒药攻邪,五谷为养,五果为助,五畜为益,五菜为充。气味合而服之,以补精益气。此五者,有辛、酸、甘、苦、咸,各有所利,或散、或收、或缓、或急、或坚、或耎,四时五脏,病随五味所宜也。

——《素问·脏气法时论》

思考与练习

一、单选题

1. 辨别表证最主要的症状是（   ）
   A. 发热　　　　B. 恶寒　　　　C. 脉浮　　　　D. 舌苔薄白

2. 辨寒热的意义是（   ）
   A. 辨病因　　　B. 辨病位　　　C. 辨病性　　　D. 辨标本缓急

3. 阳虚与气虚的主要区别是（   ）
   A. 有无神疲乏力　B. 有无少气懒言　C. 寒象是否明显　D. 舌质是否淡嫩

4. 面色无华，全身乏力，心悸气短，头晕目眩，虚烦不寐，自汗盗汗，纳少乏味，舌淡，少苔，脉细弱，证属（   ）
   A. 心气虚　　　B. 脾气虚　　　C. 气阴两虚　　D. 气血两虚

5. 心胸刺痛阵作，痛处固定不移，入夜为甚，伴有胸闷心悸，面色晦暗，舌紫暗，或有瘀斑瘀点，脉沉涩或结代，证属（   ）
   A. 寒凝心脉　　B. 瘀阻心脉　　C. 痰滞心脉　　D. 心气虚

二、案例分析

请对本章导学情景中的案例进行分析，判断证候。

真题链接

单选题

1. 中医诊断用以分辨邪正盛衰的纲领是（   ）
   A. 阴阳　　　　　　B. 表里　　　　　　C. 寒热
   D. 虚实　　　　　　E. 气血

（2015年国家执业药师资格考试《中药学综合知识与技能》真题）

2. 中医诊断用以分辨疾病性质的纲领是（   ）
   A. 阴阳　　　　　　B. 表里　　　　　　C. 寒热
   D. 虚实　　　　　　E. 气血

（2016年国家执业药师资格考试《中药学综合知识与技能》真题）

（董正平）

第九章　养生与治则

学习导航
1. 掌握中医学治则与治法的含义。
2. 熟悉治则与治法之间的相互关系。
3. 了解养生的基本方法。
4. 能指导患者选择正确的养生方法；根据辨证结果确定合理的治则。

导学情景
　　张学良是现代中国历史上一位独特的政治人物，他的经历极不平常，特别是被幽居50余年，竟还能保持健康长寿。他的长寿秘诀在哪里？他多次说："我一生有三爱，爱打麻将，爱说笑话，爱唱老歌。"并且还说："如果明天我被枪毙，今天晚上我仍能睡得又香又甜。"可见乐观与幽默恰是他长寿的秘诀。
　　随着人类和社会的进步，人们的健康意识逐步提高。那么，应该如何合理地养生？同学们要想了解中医的养生理论，就需要认真学习本章内容。

第一节　养　生

　　养生一词，首见于《吕氏春秋·节丧》。其曰："知生也者，不以害生，养生之谓也。"所谓生，即生命、生存、生长之意；所谓养，即保养、调养、护养之意。生长老死是人体生命过程的必然规律，不可抗拒。但在中医理论指导下，通过各种方法调摄保养，可以增强体质，使机体的生命活动处于阴阳协调、体用和谐、身心健康的最佳状态，从而达到延缓人体衰老、延年益寿的目的。养生是指根据生命发展规律，采取各种方法保养身体、增强体质、预防疾病、延缓衰老。它是维护生命健康最积极有效的措施。在长期的摄生保健实践中，中医养生学创立了顺应环境、形神共养、脾胃为先、辨证施养的基本原则。

一、养生的基本原则

　　生命是具有生长、发育活力，并按自然规律发展变化的过程。"生、长、壮、老、已"是人类生命的自然规律。机体从出生到死亡所经历的时间，称为寿命。通常以年龄作为衡量寿命长短的尺度。"天年"是天赋之年寿，即人的自然寿命可以活到的年龄，中医学认为120岁左右是人类寿命的自然限度。例如，《尚书·洪范》中说："寿，百二十岁也"，《养生论》中也有"上寿百二十，古今所同"之说。但是，由于主客观环境的影响，能达到这一寿限的人为数甚少。衰老是一种生命现象，依据衰老发生原因的不同，分为生理性衰老与病理性衰老。生理性衰老是指随着年龄的增长，机体各脏腑、组织、器官功能逐渐降低的过程，是生命的动态变化过程。病理性衰老是指由于内、外因素的影响，使人体过早地出现脏腑、组织、器官功能衰退的现象。衰老受各种因素的影响，如社会因素、自然环境、遗传因素、情志失调及劳逸失度等。衰老的机制与阴阳失调、脏腑虚衰、精气衰竭等密切相关。中医学在长期的发展过程中，逐步形成了具有自身特色的养生理论和方法来预防疾病、延缓衰老，对人类的健康及延年益寿起到了十分重要的作用。

1. 顺应环境　自然界是万物赖以生存的基础，为人类提供了各种生存的物质和条件。人和自然环境是一个整体，四时气候、昼夜晨昏、日月运行、地理环境等自然界的变化都会影响人体。人类在长期进化过程中，五脏功能盛衰的生理变化顺应自然规律的变化，并形成与之同步的节律性变化及自我调适的能力。顺应自然界的变化规律，人体的生理活动才能稳定有序，阴阳才能平衡协调，健康才能维系。若违背自然规律，人体生理活动的节律紊乱无序，阴阳失调，适应外界变化和抵御外邪的能力减弱，则易患各种疾病。人需要掌握自然环境规律，主动地采取各种养生措施适应其变化，才能避邪防病，保健延衰。

顺应环境，强调了人与环境的统一性。人体生存的环境包括自然环境和社会环境，人不仅有自然属性，还有社会属性，社会因素可以通过对人的精神状态和身体素质的作用而影响人体健康。顺应环境的养生原则，不仅要求人的各种活动应顺应自然环境的变化，还包括与社会环境的协调一致，才能养生防病，延年益寿。

2. 形神共养　形与神俱，形神相因，是中医学的生命观。中医学认为，人的形体与精神活动密不可分，形为神之基，神为形之主，形者神之质，神者形之用，两者相辅相成，不可分离。这种"形神合一""形与神俱"的生命观就是形神共养的理论依据。

人的精神状态与人体生理、病理有密切关系。心情舒畅，精神愉快，心境安定，有利于气机的调畅和气血和调，是人体健康长寿的重要因素之一。突然、强烈的精神刺激，可使人体气机逆乱，气血、阴阳失调而发病。《素问·上古天真论》中说："恬淡虚无，真气从之，精神内守，病安从来。"亦如《类经》中所说："无神则形不可活，无形则神无以生。"养生而尽其天年的最高境界是"形与神俱"，即形与神的高度和谐。形神共养要求养形与养神相结合，不可偏废某一方面。

3. 脾胃为先　脾胃为后天之本，气血生化之源，气机升降之枢纽，脾胃功能的强盛是正常生命活动的重要保证。五脏六腑、四肢百骸无不依赖脾胃运化所生的精微物质充养。脾胃健运，精微物质源源不断地产生，输送到全身，滋养五脏六腑、四肢百骸。若脾胃运化功能失常，精微物质不能化生和输布，脏腑失养而不能发挥正常功能活动，则会导致疾病。因此，中医历来有"饮食自倍，脾胃乃伤……膏粱之变，足生大丁"的说法，说明饮食不当可导致疾病的发生。

若由于各种原因，尤其是饮食失常导致脾胃虚损，气血生化无源，不能滋养先天肾精，脏腑失于濡养，则人体不能正常生长发育，容易发生衰老。脾胃虚弱，精血不足，肌肉、颜面、发须、五官也失于濡养，出现面焦、发堕、肌肉松弛等衰老形态。脾胃虚弱，运化无权，水湿不化，停聚为水饮、痰浊。这些病理产物可引起和加重各种疾病，如咳喘、胸痹、心痛、痰饮、水肿、眩晕等，从而影响健康，加速衰老。历代医家特别注重脾胃与养生的关系，正如《素问·上古天真论》中说："饮食有节，起居有常，不妄作劳，故能形与神俱，而尽终其天年，度百岁而去。"节，即节度与节制，饮食要有规律。例如，贪食过度或暴饮暴食，超越了脾胃的运化能力，就会导致积滞难消，使脾胃失运。在食物种类的选择方面，要多用清淡素食，少用肥腻厚味。五谷、蔬菜多无明显的寒热之偏，容易消化吸收。故而《景岳全书》指出："土气为万物之源，胃气为养生之主。胃强则强，胃弱则衰，有胃则生，无胃则死，是以养生家必当以脾胃为先。"养生之道，贵在后天，而后天之道，又当以脾胃为本。

4. 辨证施养　中医养生以"因人制宜"为基本原则，注意养生的个体差异，强调在辨识个体差异基础上，选择适当的养生方法，以达到最佳的养生效果。食物、药物均有四气五味，如体胖之人，多有痰湿,故饮食宜清淡,肥甘油腻不宜多食;体瘦之人,多阴虚内热,故在饮食上宜多吃甘润生津的食品,辛辣燥烈之品不宜多食;偏阳虚体质的人可以多吃辛味的食品以助阳气生发;偏阴虚体质的人可以多吃酸甘之品以养阴。

二、养生的基本方法

(一)起居养生

起居养生是一种通过合理安排人的生活起居,从而达到健康长寿的养生方法。起居养生主要包括以下三个方面。

1. 起居有常　《素问·上古天真论》曰:"起居有常"而能"尽终其天年";反之,若"起居无节"多致"半百而衰"。一年之中有春、夏、秋、冬的变迁,一天之中有昼、夜、晨、昏的变化,均呈现出自然界的规律性。例如,平旦之时阳气从阴始生,日中之时则阳气最盛,黄昏时分则阳气渐虚而阴气渐长,深夜之时则阴气最为隆盛。人们应在白昼阳气隆盛之时从事日常活动,到夜晚阳气衰微之时安卧休息。古人从天人相应的观点出发,认为人体的生命活动也具有与其相对应的规律性变化,起居活动也应顺应自然的正常变化。"日出而作,日落而息",这样可以使阴阳运动保持平衡协调,是保持健康的前提条件之一。

2. 劳逸适度　中医养生强调劳逸适度。劳和逸之间具有一种相互独立、相互协调的辩证统一关系,两者都是人体的生理需要。人们在生活中,必须有劳有逸,既不能过劳,也不能过逸,体力劳动要轻重相宜,脑力劳动也要与体力活动相结合。只有安排得当,劳逸结合,既锻炼身体,又增添精神享受,才能有利于健康长寿。

3. 节欲保精　中国历代养生家十分重视节欲保精在养生中的重要作用,提倡房事有度、节欲保精。"欲不可纵"是中医养生学的基本要点之一,节欲保精是抗衰防老的重要环节。正如《素问·上古天真论》中所说:"以欲竭其精,以耗散其真……故半百而衰也。"

(二)饮食养生

饮食养生是通过合理而适度的摄取营养,以补益精气,并通过饮食调配,纠正脏腑阴阳的盛衰,从而增进机体健康,抗衰延寿。

饮食养生,必须遵循一定的原则和法度。中医主张饮食有节,食不可偏,合理配膳,全面营养。正如《素问·脏气法时论》中所说:"五谷为养,五果为助,五畜为益,五菜为充。气味合而服之,以补精益气。"饮食养生提倡以谷类为主食,肉类为副食,主食与副食相配,动物食品与新鲜果蔬相配,这样调配饮食才会供给人体需求的营养,有益于人体健康。《素问·生气通天论》中指出:"阴之所生,本在五味,阴之五宫,伤在五味""是以谨和五味,骨正筋柔,气血以流,腠理以密,如是则骨气以精,谨道如法,长有天命",说明饮食调配得当,五味和谐,则可使脏腑、筋骨、气血得到滋养,因而有利于健康长寿。

随四时气候的变化而调节饮食也是饮食养生的原则之一。元代忽思慧所著的《饮膳正要》一书中说:"春气温,宜食麦以凉之;夏气热,宜食菽以寒之;秋气燥,宜食麻以润其燥;冬气寒,宜食黍以热性治其寒",概括地指明了饮食四时宜忌的原则。提倡饮食调摄,还要根据不同的年龄、体质、个性、习惯等方面的差异,分别予以安排,不可一概而论。

(三)运动养生

运动养生主要指传统健身术。中医传统的健身术包括太极拳、五禽戏、八段锦、各种气功等。古人养生主张"形动神静"。"形动",即加强运动。《吕氏春秋·达郁》以"流水不腐,户枢不蠹,动也"为例,阐释了"形气亦然,形不动则精不充,精不流则气郁"的道理。《吕氏春秋·古乐篇》记载:"昔陶唐氏之始,阴多滞伏而湛积,水道壅塞,不行其源,民气郁阏而滞着,筋骨瑟缩不达,故作为舞以宣导之。"古人利用健身术宣通气血,防止瘀滞,从而不使筋骨挛缩疼痛。传统健身术不但可使气血流通和畅、肌肉筋骨强健、脏腑功能旺盛，而且对某些慢性疾病的调治也有一定的作用。

知识链接

八段锦是一种优秀的传统保健功法，动作简单易行，功效显著。古人把这套动作比喻为"锦"，意为动作舒展优美，如锦缎般优美、柔顺，又因为功法共为八段，每段一个动作，故名为"八段锦"。整套动作柔和连绵，滑利流畅；有松有紧，动静相兼；气机流畅，骨正筋柔。

(四)精神养生

精神养生是在"天人相应"整体观念的指导下，通过调养精神、调摄情绪等方法，使形神高度统一，提高健康水平。精神养生主要包括以下两个方面。

1. **调养精神法** 历代养生家把调养精神作为养生长寿之本法、防病治病之良药。《素问·上古天真论》说："恬淡虚无，真气从之，精神内守，病安从来"，说明"养生贵乎养神"。调神要求人们减少私心杂念，降低对名利和物质的嗜欲，保养心神，志向专一，排除杂念，驱逐烦恼。培养开朗的性格，保持乐观情绪，心情舒畅，精神愉快，心境安定，有利于气机的调畅和气血调和，是人体健康长寿的重要因素之一。提高自身的心理承受能力，培养健康的心理，才能保证旺盛的精力，拥有一个健康的体魄。

2. **调摄情绪法** 突然、剧烈、长期的精神刺激，会导致机体气机失调、脏腑功能紊乱而生病。所以《灵枢·本神》说"智者之养生"必须"和喜怒"。强调养生要注意调摄情绪，保持乐观，调整心态，遇事戒怒，宠辱不惊，防止七情过极，培养健康平衡的心理。

调摄情绪可以通过直接宣泄或借助别人疏导的方法，把抑郁在心中的不良情绪发泄出去；或通过移情易性法和运动移情法来转移注意力，避免不良情绪的干扰；也可以通过情志制约法来转移和干扰原来对机体有害的情志，以达到协调情志的目的。《素问·阴阳应象大论》中指出"怒伤肝，悲胜怒""喜伤心，恐胜喜""思伤脾，怒胜思""忧伤肺，喜胜忧""恐伤肾，思胜恐"。这种"以情胜情"的调理方法，主要根据五行与五志的对应关系，以及五行相克的理论，用一种情绪活动来协调另一种情绪活动，从而平复人的情绪，达到防病治病的目的。

第二节 治 则

治则是在整体观念和辨证论治的指导下制订的治疗原则和方法，对临床治疗立法、处方用药，具有普遍指导意义。

治则是治疗疾病所遵循的原则或法则，有很强的原则性和抽象性，是相对稳定的、规范的，对于防病治病具有较普遍的指导意义；治法是在一定的治则指导下制订的针对证候的具体治疗措施和方法。治则与治法有着密切的联系。治则是总的原则，对治法的选择和运用具有普遍性意义；治法从属于治则，针对性较强，是治则理论在临床实践中的具体运用。治则是治法的升华，任何具体的治法，总是从属于一定的治则的，而治则的确立是否正确也是要通过治法在实施过程中检验，并且不断修正和完善的。

一、既病防变

既病防变，是指在疾病发生的早期或初始阶段，应力求做到早期诊断，早期治疗，以防止疾病的发展及传变。掌握不同疾病的发生、发展变化过程及传变规律，才能在早期诊治过程中及时采取措施以防止传变的发生。

1. 外感疾病的早期治疗　外感疾病，多由感受六淫之邪引发。六淫之邪自皮毛、肌腠而入，传变的一般规律是由表入里。早治的关键在于把握疾病初起、邪在皮毛的轻浅时刻。在疾病初期阶段正确而有效的治疗是阻断外感疾病病势的最佳措施。《素问·阴阳应象大论》说："故邪风之至，疾如风雨，故善治者治皮毛，其次治肌肤，其次治筋脉，其次治六腑，其次治五脏，治五脏者，半死半生也"，说明早期诊治是防微杜渐的有效方法。

2. 内伤疾病的早期治疗　内伤疾病，多由情志刺激、劳逸损伤、饮食失宜等引起的一类疾病。病多由内生，首先影响脏腑气机，导致脏腑功能失调，进而造成脏腑的形质损伤。早治的关键在于调气，即首先要辨明内伤疾病的病位，调理其气机，纠正失常的功能活动，以阻断其疾病的深入和传变。

二、治病求本

治病求本，是指在治疗疾病时，必须寻求疾病的本质，并针对其本质确定正确的治本方法。正如《素问·阴阳应象大论》中所说："治病必求本。"病因、病机是对疾病本质的抽象认识，因而"求本"实际上就是辨清病因、病机。治病求本是整体观念和辨证论治的体现，反映了最具有普遍指导意义的治疗规律，是贯穿于整个治疗过程的指导思想，也是中医治则理论体系中最高层次的治疗原则。

［要点：治病求本之"求本"的含义］

(一) 治标与治本

标与本是一个相对的概念，用来说明病变过程中矛盾的主次关系。本是本质，标是现象，主要用来概括疾病过程中矛盾的主次先后关系。本代表着疾病过程中占主导地位和起主导作用的方面；标是疾病中由"本"相应产生的或属次要地位的方面。本是主要矛盾和矛盾的主要方面，标是次要矛盾和矛盾的次要方面。例如，就邪正而言，正气为本，邪气为标；就病机与症状而言，病机为本，症状为标；就疾病出现的先后而言，旧病、原发病为本，新病、继发病为标。因此，在辨证时必须通过标本的分析归纳，分清矛盾的主次关系，根据标本主次的不同，考虑治标治本的缓急先后。

1. 急则治标　一般适用于病情严重，在疾病过程中又出现某些急重症状的情况。当"标"病成为疾病矛盾的主要方面时，若不先治其"标"，就会危及患者的生命或影响疾病的治疗。例如，患者大出血危及生命，不论何种原因，均应紧急止血以治标，待病情缓和后再治其本。若在疾病过程中出现暴泻、剧痛、昏迷、喘促、虚脱、高热等标症甚急的情况，应及时治标，采用止泻、止痛、开窍、定喘、固脱、清热等法，然后再治其本病。

2. 缓则治本　是与急则治标相对而言。缓则治本一般适用于慢性疾病或急性疾病的恢复期，是指在病情不急的情况下，抓住疾病的本质进行治疗时所采取的一种治疗原则，即找出疾病的本质，针对主要病因、病机进行治疗，解除病证的根本。当"本"病是矛盾的主要方面时，要直接治其本。因为标病产生于本病，本病不去则标病不除。例如，肺痨病和肺肾阴虚的咳嗽，肺肾阴虚是本，咳嗽是标，治疗不能用单纯止咳来治标，而应滋养肺肾以治本，肺肾阴足，本病得愈，咳嗽自除。

3. 标本兼治　一般是指标病与本病错杂并重时采取的一种治疗原则。此时单治本病不顾其标病，或单治标病不顾其本病，都不能适应治疗病证的要求，故必须标本兼顾而治才能获得好的治疗效果。例如，虚人感冒，素体气虚为本，复感外邪为标，其外感病虽不重，但因其正虚无力抗邪，故外邪不易祛除，如单补气则易留邪，单发汗则易伤正，故治宜益气解表，标本同治，才能使正盛邪退而病愈；燥热不解，阴液大伤，可出现身热、腹满硬痛、干渴、舌燥苔黄等症，此时燥热不解为邪盛，阴液大伤为正虚，标本均急，治疗时就必须标本兼顾，泻下实热以存阴液，滋阴润燥以利通下。

总之，病有轻重缓急、先后主次之不同，因而标本的治则运用也就有先后与缓急、单用与兼用的区别,要善于区分主次,抓住主要矛盾,以确定治疗的先后缓急,或先治本,或先治标,或标本同治。

(二)正治与反治

疾病的变化是很复杂的,一般情况下,疾病的本质与表现出来的现象是一致的,但由于病情的复杂性,有时疾病的本质与现象却不一致,因此有正治与反治的不同。

1. 正治 "正",有正规、常规之意。正治,指逆其证候性质而治的一种常用治疗原则。因为治疗采用的方法与疾病的性质相反,故又称为"逆治",用于疾病的本质和现象一致的病证。例如,寒性病证见寒象,热性病证见热象,虚性病证见虚象,实性病证见实象,本质与现象相一致。此时,治疗用药的性质与疾病的本质及表象皆相反。正治是临床上最常用的治疗原则。

(1)寒者热之:指寒性的病证用温热的方法来治疗。具体运用时,还要分清寒证的表、里、虚、实属性,表寒证多为表实证,宜用辛温解表法;里寒证则需根据具体病证分别采取温经散寒、温中祛寒、回阳救逆等治法。

(2)热者寒之:指热性病证用寒凉的方法来治疗。具体运用时,也应分清热证的表、里、虚、实属性,表热证多为表实证,宜用辛凉解表法;里热证则需根据具体病证分别采取清气分热、清营凉血、清热解毒、清脏腑热等治法。

(3)虚则补之:指虚损性病证,用补益的方法来治疗。具体运用时,要根据气虚、血虚、阳虚、阴虚分别给予补气、补血、补阳、补阴等方法。

(4)实则泻之:指实证病证,用攻逐邪实的方法来治疗。具体运用时,要分清邪气的性质及所在的部位,如瘀阻经脉则用化瘀通经法,痰热蕴肺则用清肺化痰法,里热积滞则用寒下法,宿食壅滞胸脘则用涌吐法。

2. 反治 "反"与"正"相对,有反常、变异之意。反治,指顺从病证的假象而治的一种治则,采用的方药性质与疾病中的假象一致,故又称为"从治"。在某些比较严重、复杂的病证,有时会出现寒热或虚实的真假之象混杂的情况,如寒性病证反见热象,热性病证反见寒象,虚性病证反见实象,实性病证反见虚象,即疾病的本质与其征象不完全一致的病证。此时治疗用药应究其实质,针对疾病本质而治,仍遵循治病求本。

(1)热因热用:即以热治热,指用温热法来治疗具有假热征象的病证。前一个"热"是指治法和方药的性质;后一个"热"是指病证出现的假热现象。热因热用适用于阴盛格阳的真寒假热证。例如,格阳证中,由于阴寒充塞于内,逼迫阳气浮越于外,故可见身热反不恶寒、面赤如妆等假热之象,但由于疾病的本质是阴寒内盛,故同时可见下利清谷、四肢厥逆、脉微欲绝、精神萎靡、舌淡苔白等真寒表现,因此当用温热法以治其本。"热因热用"的反治,本质上还是"寒者热之"的正治。

(2)寒因寒用:即以寒治寒,指用寒凉法来治疗具有假寒征象的病证。前一个"寒"是指治法和方药的性质;后一个"寒"是指病证出现的假寒现象。寒因寒用适用于阳盛格阴的真热假寒证。例如,热厥证中,由于里热盛极,阳气郁阻于内,不能外达,而见手足厥冷、脉沉伏等假寒之象。但细究之,患者手足虽冷,但躯干部却壮热而欲掀衣揭被,或见恶热、烦渴饮冷、小便短赤、舌红绛、苔黄等真热表现,因此当用寒凉法以清其热。"寒因寒用"的反治,本质上还是"热者寒之"的正治。

(3)塞因塞用:即以补开塞,指用补益法来治疗具有闭塞不通症状的虚证。前一个"塞"是指具有补益功用的治法和方药;后一个"塞"是指因虚而闭塞不通的现象。塞因塞用适用于体质虚弱,脏腑功能减退而出现的真虚假实证,此时出现的闭塞不通是由于正气虚弱,运化无力所致,并非是实邪阻滞气机。例如,脾虚患者,可见少气懒言、神疲乏力、肢体倦怠、舌淡脉弱的气虚症状,同时又出现腹胀纳呆,腹胀尤以食后为重,可用益气健脾法治疗脾虚的本质,脾气健运则腹胀自消;血虚而致闭经者,其本质为虚,闭是由虚所致,故当补益气血而充其源,无须用活血通经的方法。"塞因塞用"的反治,对于"真虚"的本质来说,仍属于"虚则补之"的正治。

(4)通因通用:即以通治通,指用通利法来治疗具有通泻症状的实证。前一个"通"是指具有通利功用的治法和方药;后一个"通"是指通泻下利的现象。通因通用适用于因实邪内阻出现通泻症状的真实假虚证,此时出现的通利症状是由于实邪阻滞气机,气化传导失司而致,并非是正气虚弱,无力固摄所致。一般情况下,崩漏、泄泻多用固冲、止泻等法,但如果出现在实证中,则当以通治通。例如,瘀血内阻,血不循经所致的崩漏,当活血化瘀,瘀去则血自归经而出血自止。"通因通用"的反治,对于"真实"的本质来说,仍属于"实则泻之"的正治。

总之,正治与反治的本质都是"治病求本",在具体运用时,若病变性质与其证象相符,采用正治法;若病情复杂,某些病证表现的症状与疾病的本质不相一致而出现假象时,则需透过假象,抓住本质,采用反治法。

[要点:正治、反治的适用范围]

三、扶 正 祛 邪

扶正祛邪,是指扶助机体的正气和祛除体内的邪气,是针对虚证和实证所制订的基本治疗原则。疾病的过程,就是正气与邪气相互斗争的过程。正胜邪则病退,邪胜正则病进。因此,治疗的基本原则,就是改变正邪双方力量的对比,扶助正气,祛除邪气,使疾病向痊愈方向转化。

(一)扶正祛邪的概念

1. 扶正　即扶助机体的正气,以增强体质,提高机体的抗邪及康复能力,达到战胜疾病,恢复健康的目的。扶正多用补法,包括药物、针灸、气功、体育锻炼等,而注重饮食营养和精神调摄,对于扶正也有重要意义。

2. 祛邪　即祛除体内的邪气,使邪去正安。祛邪多用泻实法,使用祛除邪气的药物或其他疗法,以祛除邪气,达到邪去正复的目的。临床运用时,要注意根据病邪性质和侵袭部位的不同,采用不同的治法。

扶正与祛邪是相辅相成的两个方面。扶正能增强正气,提高机体抵抗和祛除病邪的能力,有利于祛邪;祛邪可减轻和中止病邪对正气的损害和干扰,有利于正气恢复,即所谓"正复邪自去,邪去正自安"。因此,扶正与祛邪的关系是扶正即所以祛邪,祛邪即所以扶正。只要运用得当,扶正与祛邪相互促进,可使疾病早日好转,机体早日康复。

(二)扶正祛邪的临床应用

1. 单独运用

(1)扶正:适用于虚证或真虚假实证,即"虚则补之",多用于以正气虚弱为主要矛盾而邪气不盛的虚性病证。一般常见于某些慢性疾病,或疾病的后期、恢复期,或素体虚弱之人。治疗时抓住正气虚弱这一主要矛盾,扶助正气,增强体质,提高机体的抗病能力。正虚主要分为气虚、血虚、阴虚、阳虚,分别给予益气、养血、滋阴、助阳;气血双亏或阴阳两虚者,当气血双补或阴阳双补。

(2)祛邪:适用于实证或真实假虚证,即"实则泻之",多用于以邪气亢盛为主要矛盾,而正气未衰的实性病证。一般常见于外感病初期、极盛期,或疾病过程中出现痰饮、瘀血、结石等病理产物,而正气尚可耐受攻伐。治疗应抓住邪气亢盛这一主要矛盾,祛除邪气。祛邪的方法主要有汗法、吐法、下法、清法、消法等。选择具体的祛邪方法,要注意使邪有出路,对尽快祛除邪气具有重要意义。

2. 同时运用　扶正与祛邪同时使用即攻补兼施,适用于虚实夹杂的病证。由于病证虚实有主次之分,因而扶正与祛邪在同时使用时也有主次之别。

(1)扶正兼祛邪:多用于以正虚为主,邪盛为次的虚实夹杂证,治疗应以扶正为主,辅以祛邪。例如,肾阳虚所致水饮内停,治疗以温补肾阳为主,兼利水湿之邪。

(2)祛邪兼扶正:多用于以邪实为主,正虚为次的虚实夹杂证,治疗应以祛邪为主,辅以扶正。例如,夏季感受暑热之邪而伤津耗气,治疗以清解暑热为主,兼以益气生津。

需注意,使用扶正药物的时机不当或药量过大,常有留邪之虞;使用祛邪药物的时间过长或药量过猛,常有伤正之弊。扶正与祛邪同时使用时,必须做到"扶正不留邪,祛邪不伤正"。

3. 先后运用 扶正与祛邪的先后运用,也适用于虚实夹杂证,主要根据病证的轻重缓急变通使用。

(1)先扶正后祛邪:即先补后攻,适用于正虚为主,机体不能耐受攻伐者。此时兼顾祛邪反更伤正气,故应先扶正以助正气,正气能耐受攻时再予以祛邪。例如,某些虫积患者,因正气太虚弱,不宜先驱虫,治疗应先健脾扶正,恢复正气,再驱虫消积。

(2)先祛邪后扶正:即先攻后补。适用于两种情况:① 邪盛为主,兼扶正反助邪;② 正虚不甚,邪势方张,正气尚能耐攻者。此时先行祛邪,邪气去则正易复,再补虚以收全功。例如,瘀血所致的崩漏,瘀血不去,崩漏难止,治疗应先活血化瘀,后补血扶正。

扶正祛邪在临床运用时要掌握好以下原则:① 扶正用于虚证,祛邪用于实证,攻补应用合理;② 对虚实错杂证,应根据虚实的主次与缓急,决定扶正祛邪运用的先后与主次;③ 做到扶正不留邪,祛邪不伤正。

[要点:扶正的适用范围]

四、调 衡 阴 阳

调衡阴阳,是指调整阴阳的偏盛、偏衰,恢复阴阳的相对平衡。调衡阴阳是根据阴阳的盛衰制订的治疗原则。疾病的发生,从本质而言,就是机体的阴阳相对平衡遭到破坏。调衡阴阳,损其有余,补其不足,使其恢复相对平衡。正如《素问·至真要大论》中所说:"谨察阴阳所在而调之,以平为期。"

(一)损其有余

损其有余,即"实则泻之",适用于人体阴阳失调中阴或阳偏盛有余的实证。损其有余即损其偏盛,使过盛的阴或阳恢复到正常状态。阴阳一方偏盛属于"邪气盛则实",因此要"实则泻之"。

1. 泻其阳盛 适用于"阳胜则热"的实热证。用"热者寒之"的方法清泻阳热,治疗需用苦寒之品以泻其有余,使阳邪被祛除而热退。例如,外感热病中阳明热盛,症见身大热,面红赤,汗出多,口烦渴,脉洪大,治疗以清泻阳明之热。由于"阳胜则阴病",易导致阴气的亏减,在清热的同时,应配以滋阴之品,即祛邪为主兼以扶正。

2. 损其阴盛 适用于"阴胜则寒"的实寒证。宜用"寒者热之"的方法温阳散寒,治疗需用辛温之品以温里祛寒。例如,寒疝,内外俱受寒邪,寒凝气滞,症见腹中痛,逆冷,手足不仁,身体疼痛,治疗以温散内外寒邪。由于"阴胜则阳病",易导致阳气受损,在散寒的同时,应配以扶阳之品,即祛邪为主兼以扶正。

[要点:实则泻之]

(二)补其不足

补其不足,即"虚则补之",适用于人体阴阳失调中阴或阳虚损不足的病证。补其不足即补其偏衰,使过于衰弱的阴或阳恢复到正常状态。阴阳一方偏衰属于"精气夺则虚",因此要"虚则补之"。

1. 阴病治阳 适用于"阳虚则寒"的虚寒证。宜采用"阴病治阳"的方法,补阳以制阴。这里的"阴病"是指阳虚则阴气相对偏盛,"治阳"即补阳之意。当阳偏衰,阳虚无以制阴而致阴气相对偏盛,助阳则可胜其阴寒,即"益火之源,以消阴翳"。

2. 阳病治阴 适用于"阴虚则热"的虚热证。宜采用"阳病治阴"的方法,滋阴以制阳。这里的"阳病"是指阴虚则阳气相对偏亢,"治阴"即补阴之意。当阴偏衰,阴虚无以制阳而致阳气相对偏亢,滋阴以制约阳亢,即所谓"壮水之主,以制阳光"。

3. 阴阳并补　　适用于阴阳互损的病证。由于阴阳之间存在着互根互用的关系,阴阳互损,初则阴损及阳,阳损及阴,终则阴阳俱虚,但有先后、主次轻重之别。阴损及阳,其阴亏为主、为重,当以滋阴为先、为主,酌配以温润助阳之品,以求阴阳并补。阳损及阴,其阳虚为主、为重,当以温阳为先、为主,配合滋阴。阴阳并补法,虽然用药都是滋阴、补阳并用,但用药主次不同,且适应的证候有别。

[要点:虚则补之]

(三)损益兼有

在阴阳偏盛的病证中,阴或阳一方的偏盛会引起另一方的偏衰,因而在治疗时应损其有余,兼顾补其不足。例如,"阳胜则阴病",则在清泻阳热的同时佐以滋阴;"阴胜则阳病",则在温散阴寒的同时佐以扶阳。反之,在阴阳失调的病理变化中,以阴阳偏衰为主,同时存在着阳或阴的偏盛的病机,则应以补其不足,兼损其有余。

五、调 理 气 血

调理气血,是指调气、调血、气血双调。调理气血是针对气血失调的病理变化确立的治疗原则。在疾病发展过程中,常常会出现气和血的不足及各自功能失常,以及气血互根互用关系失常等病理变化。

1. 调气　　是针对气虚证或气机失调病证所采取的补气或调理气机的治疗原则。肺为气之主,肺能吸入自然界的清气;脾胃为生气之源,脾运化的水谷之精为气生成的来源;肾为气之根,肾所藏先天之精能化生先天之气。因此,补气应补肺、脾、肾三脏之气,使其生理功能正常,保证气的生成充足。由于"脾胃为气血生化之源",因此调补脾胃为补气的关键。

气机失调是气的运行失常,主要有气滞、气逆、气陷、气脱等,治疗时当调理气机。气滞者当行气,气逆者当降气,气陷者当益气举陷,气脱者当固脱。

2. 调血　　是针对单纯血虚证或血运失常病证所采取的补血或调理血行的治疗原则。血液主要由营气和津液组成,水谷精微和肾精是血液化生的基础,它们在脾、心、肺、肾等脏腑的共同作用下,经过一系列气化作用而生成血液。因此,治疗血虚时,首先要调理脾胃,助其运化功能,还要注意调补心肺功能,有时还需采用补肾益精法,增强肾精及肾气的作用,促进脾胃的功能及精血之间的互生互化。

血运失常主要有血瘀、出血两种病理状态。对于血瘀证的治疗,应在活血祛瘀的基础上,根据不同的病因,分别配以补气、理气、温经、清热等治法。对于出血病证的治疗,应针对出血病因病机的不同,而予以祛瘀止血、温经止血、滋阴止血、益气摄血、收涩止血、凉血止血等治法。

3. 气血双调　　气血之间生理上存在着互根互用的关系,病理上常会相互影响,所以治疗时应气血双调。气为血之帅,血为气之母。当气和血发生病变时,都可能影响到对方,出现气病及血、血病及气的病理变化。由于有因果、先后及主次的不同,因而调理气血关系的具体方法也多种多样。例如,补气生血,是由气虚,血液生化不足,导致血虚或气血两虚,治疗应以补气为主,兼顾补血养血,而不能单纯补血;调气行血,是由于气虚推动无力,则血行缓慢而成血瘀或气滞则血瘀,治疗应益气活血或理气活血;益气摄血,是由于气虚血失统摄,导致血离经脉而出血,治疗应益气摄血;养血益气,是由于血虚而气亦虚,治疗应以养血为主,佐以益气;益气固脱,是由于血脱时,气随血脱,治疗应益气固脱。因"有形之血不能速生,无形之气所当急固",故应先益气固脱以止血,待病势缓和后再进补血之品。

六、调理脏腑

调理脏腑,是指调理脏腑气机升降,以平为期。任何疾病的发生,都是脏腑功能紊乱和气血阴阳失调的病理反映。肺司呼吸,气宜宣降,因此治肺病应注意宣降,宣降正常,则津气通畅,呼吸调匀。脾胃为升降之枢,脾胃升降正常,则水谷精微得以上输,糟粕得以下降;心肺气血得以下行,肝肾精气得以上升。肝性升发,若升发被遏,则当疏肝解郁;若升腾太过,则当平肝潜阳。《素问·至具要大论》曰:"散者收之,抑者散之,高者抑之,下者举之",就是对调理脏腑气机的高度概括。

人体是一个有机的整体,五脏六腑的功能活动不是孤立的,脏与脏、腑与腑、脏与腑之间,在生理上相互协调,在病理上相互影响。因此,在治疗疾病时,不但要考虑到脏腑本身的病变,还要考虑各脏腑之间的病变,通过整体的调理,促进各脏腑功能及相互关系恢复到正常协调状态。

七、三因制宜

三因制宜,即因时制宜、因地制宜、因人制宜,是临床治病根据时令、地域、患者等具体情况,制订适宜的治疗方法。

1. **因时制宜** 根据不同季节气候变化特点制订适宜的治疗原则,称为因时制宜。自然界存在一年四季更替、月亮盈亏、昼夜晨昏更替等变化。这种年、月、日的时间节律和表现出的不同的时令气候特点,对人体的生理活动与病理变化都会带来一定的影响。

一年之中,春夏秋冬的时令变化、寒来暑往,对人的生理活动和病理变化带来一定的影响,因而在治疗时应有所宜忌。例如,春夏季节,气候由温转热,阳气升发,人体腠理疏松,即使患外感风寒也不宜过用辛温发散药,以免开泄太过,耗伤气阴;寒冬季节,气候由凉变寒,阴盛阳衰,人体腠理致密,阳气敛藏于内,此时若感风寒,辛温发表药则用之无碍,但若病非大热应慎用寒凉之品,以防苦寒伤阳。正如《素问·六元正纪大论》中所说:"用热远热,用温远温,用寒远寒,用凉远凉,食宜同法。"

一月之中,人的气血盈亏也存在变化,如《素问·八正神明论》中说:"月始生,则血气始精,卫气始行;月郭满,则血气实,肌肉坚;月郭空,则肌肉减,经络虚,卫气去,形独居",进而提出"月生无泻,月满无补,月郭空无治,是谓得时而调之",也就是说治疗疾病时需考虑每月月相的盈亏变化规律,这在针灸及妇科的月经病治疗中较为常用。

一天之中,昼夜阴阳之气的变化影响着人体生理功能、病理变化,因此治疗时应顺应阴阳消长的节律,结合人体正气消长和病理变化规律择时选方服药,才能取得较好的疗效。针灸学中根据人体气血一日周流出入皆有定时而创立的"子午流注针法",就是择时治疗的最好体现。

2. **因地制宜** 根据不同的地域环境特点制订适宜的治疗原则,称为因地制宜。不同的地域条件及生活环境不同,人的生理活动和病变特点也不尽相同,所以治疗也有所差异。《医学源流论》指出:"人禀天地之气以生,故其气随地不同。西北之人,气深而厚,凡受风寒,难于透出,宜用疏通重剂;东南之人,气浮而薄,凡遇风寒,易于疏泄,宜用疏通轻剂。"同是风寒外感,均采用辛温解表法,西北气候寒冷,人体腠理闭塞,常用麻黄、桂枝等辛温发散药;而东南地区温暖,人体腠理疏松,多用荆芥、防风等微温药物。

3. **因人制宜** 根据不同的年龄、性别、体质、生活习惯等个体差异制订适宜的治疗原则,称为因人制宜。

年龄不同,则生理机能、病理反应各异,治宜区别对待。小儿生机旺盛,气血未充,脏腑娇嫩,发病则易寒易热,易虚易实,病情变化较快。因此,治疗小儿疾病,当忌用峻剂,少用补剂,药量宜轻。老年人,气血衰少,生机减退,脏腑功能衰弱,发病多虚证或正虚邪实。因此,治疗老年疾病,多用补虚之法或攻补兼施;对实证以攻法祛邪时,当注意中病即止,防止攻伐过度而损伤原已亏虚的正气。中年人处于生机由盛渐衰的转折时期,其精血暗耗,阴阳渐亏,故容易出现脏腑功能失调。因此,治疗中年疾病,当及时补益精血,注意调理脏腑功能,使之重归协调状态,以延缓衰老的发生。

男女性别不同,各有其生理、病理特点,治疗用药也当有别。妇女有经、带、胎、产的生理特点,治疗用药应有所考虑,如经期慎用寒凉药,孕期忌用攻下破血药,产褥期当考虑气血亏虚、恶露留存的特殊情况,治疗时兼顾补益、化瘀等。

因先天禀赋与后天生活环境不同,个体体质存在着阴阳、强弱等方面的差异,因此虽患同一种疾病,治疗用药上也应有所区别。一般而言,体质强者,病证多实,其体耐受攻伐,治疗宜攻,用药量宜重;体质弱者,病证多虚或虚实夹杂,其体不耐攻伐,治疗宜补,用攻则药量宜轻;偏于阳热或阴虚之体,病证多从体质而"热化",用药宜偏凉;阴寒或阳虚之体,病证多从体质而"寒化",用药宜温热。

经典诵读

1. 从阴阳则生,逆之则死,从之则治,逆之则乱。反顺为逆,是谓内格。是故圣人不治已病治未病,不治已乱治未乱,此之谓也。夫病已成而后药之,乱已成而后治之,譬犹渴而穿井,斗而铸锥,不亦晚乎?

——《素问·四气调神大论》

2. 天覆地载,万物悉备,莫贵于人。人以天地之气生,四时之法成。君王众庶,尽欲全形。形之疾病,莫知其情,留淫日深,著于骨髓,心私虑之。

——《素问·宝命全形论》

3. 气有高下,病有远近,证有中外,治有轻重,适其至所为故也。

——《素问·至真要大论》

思 考 与 练 习

一、单选题

1. 下列属于反治法的是(　　)
   A. 实则泻之　　B. 寒者热之　　C. 虚则补之　　D. 通因通用
2. 下列不属于在扶正治则指导下确定的治法是(　　)
   A. 益气　　B. 滋阴　　C. 补阳　　D. 发汗
3. 下列不属于治则的是(　　)
   A. 扶正祛邪　　B. 调理气血　　C. 活血化瘀　　D. 治病求本
4. 扶正祛邪兼用,适用的病证是(　　)
   A. 正虚邪实　　B. 阴虚内热　　C. 气血双亏　　D. 邪实为主
5. "老年慎泻,少年慎补"依据的用药原则是(　　)
   A. 因时制宜　　B. 因地制宜　　C. 因人制宜　　D. 同病异治
6. "通因通用"适用的病证是(　　)
   A. 脾虚泄泻　　B. 食积泄泻　　C. 肾虚泄泻　　D. 气虚泄泻
7. "阳病治阴"适用于(　　)
   A. 虚寒证　　B. 虚热证　　C. 实热证　　D. 真热假寒证
8. "阴病治阳"适用于(　　)
   A. 虚寒证　　B. 虚热证　　C. 实热证　　D. 真寒假热证

二、案例分析

宋某,女性,31岁。自诉半年来月经量少,如稀水样,腰痛甚,手足冰冷,心悸,健忘,睡眠差,纳少,白带多而呈稀水样。患者舌淡苔白,脉沉细。请给予正确辨证及治疗原则。

真题链接

多项选择题

在治疗疾病时,因人制宜需考虑的因素包括(　　)

A. 年龄　　　　　　　B. 性别　　　　　　　C. 体质
D. 季节　　　　　　　E. 生活习惯

(2016年国家执业药师资格考试《中药学综合知识与技能》真题)

(景晓琦)

第十章　常见病的辨证论治

> **学习导航**
> 1. 掌握常见病的辨证论治。
> 2. 熟悉常见病的诊断要点。
> 3. 了解常见病的病因病机。
> 4. 能正确指出临床常见病的证候类型。

中医学的病证有很多，本章将列举一些临床常见病，进行简要的辨证论治分析。

第一节　感　冒

感冒，是感受风邪或时行疫毒所引起的肺卫功能失调，以鼻塞、流涕、喷嚏、头痛、恶寒、发热、全身不适、脉浮为主要特征的常见外感性疾病。

一年四季均可发生感冒，尤以冬、春两季多见。其病证有轻重之别：轻者多为感受当令之气；重者多为感受非时之邪。如由时行病毒引起，发病急，病情重，全身症状明显，具有传染性者，称为"时行感冒"。西医学中的普通感冒、流行性感冒、上呼吸道感染，可参照本节内容辨证论治。

一、病因与病机

1. 病因　感受六淫之邪（时行疫毒）或正气不足是感冒发生的病因所在。
2. 病机　外邪袭表，伤及肺卫，肺卫功能失调，卫表不和，肺失宣肃而发病。

感冒的病位主要在肺。肺主皮毛，肺的宣发作用可以使皮毛得到温润，若皮毛受病，则肺卫功能失调。本病以实证居多，也有虚证。

一般感冒，全身症状不重，且多以表证为主，少有传变，病程短而易治，预后多良好。时行感冒患者、年老、婴幼儿及体质虚弱者，外邪也可由表入里，或变生他病。

二、诊断要点

1. 临床症状以卫表和鼻咽症状为主，如鼻塞、流涕、咽痒痛、喷嚏、声重、恶风，继而恶寒、发热、咳嗽、头痛、周身酸楚等。
2. 时行感冒多呈流行性。患者病证相似，多突然起病，恶寒、发热、周身酸楚疼痛、疲乏无力，病情较普通感冒重。
3. 起病急，病程短，持续3～7天。

4. 四季皆可发病,但以冬、春两季多见,常因气候骤变、患者劳倦、淋雨等而发病。

三、辨证论治

(一)辨证要点

1. 辨寒热　寒证,恶寒重,发热轻,无汗,流清涕,咳痰清稀色白,苔薄白,脉浮紧;热证,发热重,恶寒轻,有汗,苔薄黄或薄白而干,脉浮数,流黏稠黄涕,咳痰黄稠。

2. 辨兼夹　风邪常兼他邪。兼暑,必为夏季,有明显季节性;兼湿,有沉重感及湿象表现;兼燥,多有口、唇、咽、鼻、皮肤或毛发的干燥症状。

3. 辨虚实　感冒有表虚、表实之分,表实无汗,表虚有汗。另外,素体虚弱,正气不足,感受外邪所致之感冒,为体虚感冒,以气虚感冒、阴虚感冒最为多见。气虚感冒者,在感冒症状的基础上兼有神疲乏力、气短懒言等气虚证表现;阴虚感冒,在感冒诸症的基础上兼有五心烦热、舌红少苔等阴虚症状。

(二)治疗原则

本病邪在肺卫,多为实证,以解表、宣肺、照顾兼症为原则。风寒应辛温发汗解表;风热应辛凉解表;夹杂暑湿者,当清暑祛湿解表;体虚感冒则应扶正解表;时行感冒,常用清热解毒法。

(三)分证论治

1. 风寒证

证候:恶寒重,发热轻,无汗,头痛,周身酸楚,鼻塞,流清涕,咽喉痒痛,痰清稀色白,口不渴,舌苔薄白,脉浮紧。

治法:辛温解表,宣肺散寒。

方药:荆防败毒散加减。

2. 风热证

证候:身热较重,汗出,微恶风,鼻塞流黄浊涕,咽喉红肿疼痛,咳嗽痰稠,口渴欲饮,舌苔薄黄,脉浮数。

治法:辛凉解表,宣肺清热。

方药:银翘散加减。

3. 阴虚感冒

证候:发热,微恶风寒,无汗或少汗,或盗汗,心烦,干咳少痰,或痰中带血,舌红少苔,脉细数。

治法:滋阴解表。

方药:加减葳蕤汤加减。

4. 气虚感冒

证候:恶寒重,发热轻,无汗或自汗,头身疼痛,鼻塞,声低息短,倦怠乏力,舌淡苔白,脉浮无力。

治法:益气解表。

方药:参苏饮加减。

四、预防调护

预防感冒关键是增强体质,适当进行户外活动,提高抗病能力。同时要注意天气变化,防寒保暖。在感冒流行期间少去公共场所,避免交叉感染。感冒期间饮食宜清淡,忌生冷油腻。

[要点:感冒风寒证治宜荆防败毒散加减;风热证治宜银翘散加减;暑湿证治宜新加香薷饮加减;阴虚感冒治宜加减葳蕤汤加减;气虚感冒治宜参苏饮加减]

第二节 咳 嗽

咳嗽是外邪袭肺或脏腑功能失调,内伤及肺,导致肺失宣肃,肺气上逆,以咳嗽或咯痰为主要表现的常见病症。一般而言,无痰有声谓之咳,无声有痰称为嗽,临床多是痰声并见,两者很难截然分开,故并称咳嗽。咳嗽是最为常见的内科病症之一,既是一个独立性的病证,又是肺系多种疾病的一个症状。西医学中急性支气管炎、慢性支气管炎、支气管扩张、慢性咽炎、上呼吸道感染等,以咳嗽为主要临床症状者,均可参照本节内容进行辨证论治。

一、病因与病机

1. 病因　有外感、内伤之分,外感多为六淫邪气犯肺;内伤多为肺自身或其他脏腑功能失调,导致肺失宣肃,肺气上逆而发为咳嗽。

2. 病机　无论是外感六淫,还是内伤饮食、七情,最终都导致肺失清肃,肺气上逆而咳嗽。病位主要在肺,与肝、脾、肾关系密切。外感咳嗽属实证,由于感邪不同,有风寒、风热及风燥伤肺证的区别;内伤咳嗽则多是邪实与正虚并见,病理因素主要为痰与火。外感咳嗽与内伤咳嗽可相互为病。外感咳嗽如治疗不及时,迁延不愈,可转为内伤咳嗽;内伤咳嗽又易因外邪引发或加重,在天气转冷时尤为明显。因此,临床上咳嗽虽有外感、内伤之分,但两者又常互为因果。一般来说,外感咳嗽预后较好,可在短时间内治愈;内伤咳嗽多呈反复发作之势,病情迁延。

二、诊断要点

1. 临床以咳嗽或伴有咯痰为主要表现。
2. 外感咳嗽起病急,病程短,初起多伴有肺卫症状;内伤咳嗽起病缓,病程长,常因外感诱发而反复发作,可见相应脏腑功能失调的证候。
3. 听诊可闻及两肺呼吸音增粗,或伴有散在干湿啰音;肺部X线检查可见正常或增粗的肺纹理;急性期周围血白细胞计数和中性粒细胞计数增高。

三、辨证论治

(一)辨证要点

1. 辨外感、内伤　外感咳嗽起病急,病程短,伴恶寒发热等肺卫表证;内伤咳嗽起病缓,病程长,常反复发作,迁延不愈,可伴有脏腑功能失调之证。

2. 辨虚实　暴咳以风寒、风热、风燥为主,均属实证;久咳中的痰热、痰湿、肝火多为邪实正虚;肺阴亏耗则属虚或虚中夹实之证。

(二)治疗原则

咳嗽的治疗应分清邪正虚实,辨别标本缓急。外感咳嗽应祛邪宣肺;内伤咳嗽多虚实夹杂,发作时应化痰止咳以治其标,缓解时应扶正补虚以治其本。治疗咳嗽,除直接治肺外,还应从整体出发,注重脾、肝、肾等脏腑的调理。

(三)分证论治

1. 风寒袭肺

证候:咽痒咳嗽声重,咯痰色白稀薄,常伴有鼻塞流清涕,恶寒发热,无汗,头痛,周身酸楚等表证,舌苔薄白,脉浮紧。

治法:疏风散寒,宣肺止咳。

方药:三拗汤合止咳散加减。

2. 风热犯肺

证候:咳嗽气粗或咳声嘶哑,喉燥咽痛,咯痰不爽,痰黄稠,常伴鼻流黄涕,发热,微恶风寒,口渴等表证,舌苔薄黄,脉浮数或浮滑。

治法:疏风清热,宣肺化痰。

方药:桑菊饮加减。

3. 燥邪伤肺

证候:喉痒干咳,少痰或痰少而黏不易咯出,甚至痰中带血,鼻燥咽干,初起或有恶寒、发热、头痛等表证,舌尖红、苔薄黄而干,脉浮数。

治法:疏风清肺,润燥止咳。

方药:桑杏汤加减。

4. 痰热壅肺

证候:咳嗽气息粗促,痰多黄稠,难于咯出,或喉中有痰声,或喉间有腥味,或痰中带血,胸胁胀满,咳唾引痛,或兼身热,面赤,口干而黏,欲饮水,舌红苔黄腻,脉滑数。

治法:清热化痰,肃肺止咳。

方药:清金化痰汤加减。

5. 肺肾阴虚

证候:干咳,痰少而黏或无痰,甚至痰中带血,口燥咽干,或潮热盗汗,五心烦热,体形削瘦,神疲乏力,舌红少苔,脉细数。

治法:滋阴清热,润肺止咳。

方药:沙参麦冬汤加减。

四、预 防 调 护

咳嗽的预防调护,重点在提高机体正气的卫外功能,加强体育锻炼。要及时治疗感冒,平素自汗者可常服玉屏风散等。久咳者夏季切忌贪凉。饮食不宜肥甘、辛辣及过咸,吸烟及嗜酒等不良习惯尤当戒除。注意天气变化,调畅情志,避免刺激性气体伤肺等。

[要点:咳嗽之风寒袭肺证治宜三拗汤合止咳散加减;风热犯肺证治宜桑菊饮加减;燥邪伤肺证治宜桑杏汤加减;痰热郁肺证治宜清金化痰汤加减;肺肾阴虚证治宜沙参麦冬汤加减]

第三节 喘 证

喘证是指由于感受外邪、情志失调、痰浊内蕴等导致肺气上逆或肾失摄纳,以呼吸困难,甚至张口抬肩,鼻翼扇动,难以平卧为主要临床表现的一种病证。轻者仅为呼吸困难,不能平卧;重者稍动则喘促不已,甚至张口抬肩,鼻翼扇动;更甚者喘促持续不解,烦躁不安,面唇青紫,肢冷,汗出如珠,脉浮大无根,称为喘脱。

喘既是一种临床常见的独立病证,同时又是多种急性、慢性疾病发展过程中的一种症状。西医的喘息型支气管炎、肺炎、肺部感染、肺气肿等,若出现喘证的临床表现,可参考本节进行辨证论治。

一、病因与病机

1. 病因　喘证可由多种原因引起,常见的病因有外邪袭肺、痰浊内蕴、情志失调及劳欲久病。
2. 病机　喘证的基本病机为肺气不利,肾失摄纳。病位主要在肺、肾两脏,与肝、脾有关,甚者可累及于心。喘证的病理性质有虚、实两类。实喘在肺,为邪气壅塞,肺气宣发肃降不利所致;虚喘当责之肺、肾两脏,多因精气不足、气阴亏耗而致肺不主气、肾不纳气,且尤以气虚为主。喘证病程的长短和预后,决定于病邪的性质、患者体质的强弱、病位的深浅,以及治疗是否及时得当。一般而言,实喘如能及时祛病邪利肺气,则预后良好;虚喘,体虚卫外不固,每易复感外邪而发作,较难治愈,预后较差;如累及心阳,可致喘脱,则预后不良。

二、诊断要点

1. 临床以呼吸困难,甚至张口抬肩,鼻翼扇动,不能平卧为特征。
2. 多有久咳、哮病、肺痨、心悸等病史,每遇外感和劳累而诱发。
3. 两肺可闻及干啰音、湿啰音或哮鸣音。胸部 X 线检查、CT 检查、心电图检查、血常规检查等,有助于诊断。

知识链接

喘和哮两者都有呼吸困难的表现,均由肺气上逆所致。哮指声响而言,呼吸困难的同时伴随喉中有哮鸣音,是一种反复发作的独立疾病;喘指气息而言,为呼吸气促困难,是多种疾病的一个症状。一般说来,哮必兼喘,而喘未必兼哮。正如《医学心悟》中所说:"夫喘促喉间如水鸡声者谓之哮,气促而连续不能以息者谓之喘。"

三、辨证论治

(一)辨证要点

1. 辨病位　实喘在肺,虚喘在肺、肾。
2. 辨虚实　实喘多起病急骤,呼吸深长有余,呼出为快,气粗声高伴痰鸣咳嗽,脉象有力;虚喘多起病较缓,反复发作,呼吸短促难续,深吸为快,气怯声低,少有痰鸣咳嗽,脉象无力。
3. 辨外感内伤　外感者起病急,病程短,多有表证,且多为实证。内伤者起病缓,病程长,反复发作,无表证,且多为虚证或虚实错杂证。

(二)治疗原则

对于喘证的治疗,应分清虚实。实喘治肺,以祛邪利气为主;虚喘肺、肾同治,以肾为主,培补摄纳。

(三)分证论治

1. 风寒闭肺

证候:喘促,胸部胀闷,咳嗽,痰多色白、质清稀,初起多兼发恶寒发热,头痛无汗,鼻塞,舌苔薄白而滑,脉浮紧。

治法:宣肺散寒。

方药:麻黄汤合华盖散加减。

2. 痰热郁肺

证候:咳喘气涌,胸中胀痛,痰黄黏稠或夹有血丝,伴胸中烦闷,身热有汗,渴喜冷饮,面赤,咽干,尿黄,大便秘结,舌红苔黄腻,脉滑数。

治法:清热化痰,泻热平喘。

方药:桑白皮汤加减。

3. 痰浊阻肺

证候:咳嗽,喘而胸满闷窒,甚则胸盈仰息,痰多色白、质黏稠,咯吐不爽,兼有纳呆呕恶,口黏不渴,苔白厚腻,脉滑。

治法:祛痰降逆,宣肺平喘。

方药:二陈汤合三子养亲汤加减。

4. 肾气虚

证候:喘促日久,呼多吸少,动则尤甚,形瘦神疲,胕肿,腰膝酸软,汗出肢冷,面青唇紫,舌质淡苔白或黑而嫩滑,脉微细或沉弱。

治法:补肾纳气。

方药:金匮肾气丸合参蛤散加减。

四、预 防 调 护

饮食宜清淡,忌食辛辣刺激及肥甘厚味。平素应调畅情志,加强体育锻炼,增强机体正气。喘证发生时,应保持住所空气新鲜,避免理化因素刺激,消除紧张情绪。

[要点:喘证之风寒闭肺证治宜麻黄汤合华盖散加减;痰热郁肺证治宜桑白皮汤加减;痰浊阻肺证治宜二陈汤合三子养亲汤加减;肾气虚证治宜金匮肾气丸合参蛤散加减]

第四节 不 寐

不寐即"失眠",是由于心神失养或心神不宁,导致经常不能获得正常睡眠的一种病证。轻者入睡困难,或寐而易醒,或醒后不能再寐,或时寐时醒,重者彻夜不寐。最终导致患者睡眠时间、深度不足,以及睡后不能消除疲劳,恢复精力和体力。西医学中的神经症、更年期综合征、贫血等以不寐为主要临床表现时,可参考本节内容辨证施治。

一、病 因 与 病 机

1. 病因 情志失调、饮食不节、久病体虚、年迈精血亏少、禀赋不足、心虚胆怯等。

2. 病机 心、胆、脾、肾等阴阳失调,气血失和,阳不入阴以致心神失养或不安。不寐的病位主要在心,与肝肾脾胃也有密切关系。不寐病证有虚实之分,虚证多由心脾两虚,阴虚火旺,心虚胆怯等引起;实证则由心火炽盛,肝郁化火,痰热内扰等引起。不寐虽有虚实之别,但各证候之间常可相互转化。本病病程短,病情单纯者,预后较好;病程长,病情复杂者,难以速愈。

二、诊 断 要 点

1. 轻者入睡困难或寐而不酣,时寐时醒,醒后不能再寐;重者彻夜不寐。常伴有头痛,头晕,神疲乏力,心悸,健忘,心神不宁,多梦等。

2. 多数患者有不寐病史,常因思虑过度、精神紧张等诱发或加重。

3. 各系统检查,排除有影响睡眠的器质性病变。

4. 无饮浓茶、咖啡等诱因。

三、辨证论治

(一)辨证要点

辨虚实,虚证因阴血不足,心失所养所致,病程长,起病缓;实证因火热内扰心神,心神不安所致,起病急,病程短。

(二)治疗原则

治疗以补虚泻实为原则,同时佐以安神之品。

(三)分证论治

1. 肝郁化火

证候:急躁易怒,不寐,严重者彻夜不寐,伴目赤耳鸣,口苦而干,口渴喜饮,小便黄赤,大便秘结,舌红苔黄或苔黄燥,脉弦数或弦滑数。

治法:清肝泻火,安神。

方药:龙胆泻肝汤加减。

2. 心火炽盛

证候:心烦不寐或彻夜不寐,躁扰不宁,口舌生疮,小便短赤,舌尖红或破碎糜烂,苔薄黄,脉数有力或细数。

治法:清心泻火,宁心安神。

方药:朱砂安神丸加减。

3. 阴虚火旺

证候:心悸多梦,心烦不寐,伴健忘,腰膝酸软,头晕耳鸣,五心烦热,潮热盗汗,口干舌燥,舌红少苔或无苔,脉细数。

治法:滋阴降火,清心安神。

方药:六味地黄丸合黄连阿胶汤加减。

4. 心脾两虚

证候:不寐多梦,心悸健忘,头晕目眩,神疲乏力,伴面色少华,脘腹胀满,纳呆,舌淡,苔薄白或苔滑腻,脉细弱或濡滑。

治法:补养心脾,养血安神。

方药:归脾汤加减。

5. 心胆气虚

证候:不寐易醒,心虚胆怯,遇事易惊,心悸气短,自汗,四肢倦怠,舌淡苔薄白,脉弦细或弦弱。

治法:益气镇惊,安神定志。

方药:安神定志丸合酸枣仁汤加减。

四、预防调护

治疗不寐应重视精神调摄和讲究睡眠卫生。保持心情愉悦,消除顾虑;睡眠环境宜安静,空气清新。适当参加体力劳动,增强锻炼;作息规律,养成良好的生活习惯。忌烟酒,不饮浓茶、咖啡,避免过度兴奋。

[要点:不寐之肝火扰心证治宜龙胆泻肝汤加减;心火炽盛证治宜朱砂安神丸加减;阴虚火旺证治宜六味地黄丸合黄连阿胶汤加减;心脾两虚证治宜归脾汤加减;心胆气虚证治宜安神定志丸合酸枣仁汤加减]

第五节 胃 痛

胃痛又称胃脘痛,是由外感邪气、内伤饮食情志、素体脾虚等原因导致胃失和降,气机不利,胃失所养。临床以上腹胃脘部近心窝处疼痛为主要特征。

西医学中急性胃炎、慢性胃炎、胃及十二指肠溃疡、胃神经症、胃黏膜脱垂等疾病,以胃脘疼痛为主要表现者,均可参考本节内容进行辨证论治。

一、病因与病机

1. 病因 外邪犯胃、饮食不节、情志不畅和脾胃虚弱等因素。
2. 病机 胃失和降,气机不利,不通则痛;或胃失所养,不荣则痛。胃痛的病位在胃,与肝、脾关系密切。胃痛的病证有虚实之分,早期多为实证,后期常为脾胃虚弱、虚实夹杂。胃痛经过及时、正确的治疗和调理,预后一般较好。实证较轻,邪去则胃安;虚实夹杂或正虚邪实者,治疗难度较大,易反复发作。

二、诊断要点

1. 临床以上腹胃脘部近心窝处发生疼痛为基本特征,常伴有食欲减退,恶心呕吐,嘈杂吞酸,呃逆嗳气等症状。
2. 本病多有反复发作病史,发病前多有明显的诱因,如天气变化、情志刺激、劳累、饮食不节等。
3. 胃镜、上消化道钡餐造影、幽门螺杆菌检测等检查有助诊断。

三、辨证论治

(一)辨证要点

1. 辨寒热 胃脘冷痛,遇冷加重,得温舒缓者属寒;胃脘灼痛,得冷饮则舒缓者属热。
2. 辨虚实 新病,体壮,痛势剧烈,拒按,食后痛甚,多属实;久病,体虚,痛势缠绵,喜揉按,得食痛减,多属虚。
3. 辨气血 新病在气,久病入血。以胀痛为主,痛处游走不定,伴有嗳气者,多属气滞;痛如针刺,痛处固定不移,属血瘀。

(二)治疗原则

治疗应理气和胃止痛。邪实者祛邪、正虚者扶正、虚实夹杂者应祛邪扶正兼顾。

(三)分证论治

1. 寒邪客胃

证候:暴发胃痛,痛势剧烈,得温痛减,遇寒加剧,口淡不渴,或渴喜热饮,舌淡苔薄白,脉弦紧。

治法:温胃散寒,行气止痛。

方药:良附丸加减。

2. 食积伤胃

证候:胃脘胀满,疼痛拒按,不思饮食,嗳腐吞酸,呕吐不消化腐臭食物,吐后痛减,大便不爽,矢气或便后则舒,舌苔厚腻,脉滑。

治法:消食导滞,和胃止痛。

方药:保和丸加减。

3. 肝气犯胃

证候：胃脘胀闷，攻撑走窜，痛连两胁，遇情志不舒则疼痛加剧，胸闷，善太息，大便不畅，舌苔多薄白，脉弦。

治法：疏肝解郁，理气止痛。

方药：柴胡疏肝散加减。

4. 肝胃郁热

证候：胃脘灼痛，痛势急迫，遇凉则缓，嘈杂吞酸，烦躁易怒，口干口苦，舌红苔黄，脉弦数。

治法：疏肝泄热，和胃止痛。

方药：丹栀逍遥散或化肝煎加减。

5. 脾胃虚寒

证候：胃脘隐痛，绵绵不休，喜温喜按，得食则缓，空腹痛剧，劳累或受凉则发作或加重，泛吐清水，神疲乏力，手足不温，大便溏薄，舌淡苔白，脉虚弱。

治法：温中健脾，和胃止痛。

方药：黄芪建中汤加减。

6. 胃阴亏虚

证候：胃脘灼痛，隐隐发作，饥不欲食，口燥咽干，五心烦热，形体消瘦，大便秘结，舌红少苔或无苔，脉细数。

治法：养阴益胃，和中止痛。

方药：一贯煎合芍药甘草汤加减。

四、预防调护

生活、饮食有良好的规律，忌暴饮暴食及饮酒过度，保持良好的精神状态。胃痛持续不解者，应在一定时期内摄取易消化食物，进食宜细嚼慢咽，慎用水杨酸、肾上腺皮质激素等西药。

[要点：胃痛之寒邪客胃证治宜良附丸加减；食积伤胃证治宜保和丸加减；肝气犯胃证治宜柴胡疏肝散加减；肝胃郁热证治宜丹栀逍遥散或化肝煎加减；脾胃虚寒证治宜黄芪建中汤加减；胃阴亏虚证治宜一贯煎合芍药甘草汤加减]

第六节　呕　　吐

呕吐是指胃失和降，气逆于上，胃中之物随之从口吐出的一种病证。一般以有物有声谓之呕，有物无声谓之吐，无物有声谓之干呕。临床上，呕与吐常同时发生，很难分开，故合称为呕吐。

西医学中，神经性呕吐、急性胃炎、幽门痉挛、幽门梗阻、贲门痉挛、肠梗阻、急性胰腺炎、急性胆囊炎、颅脑疾病、心源性呕吐等疾病，其临床表现以呕吐为主症时，可参考本节辨证论治。

一、病因与病机

1. 病因　外邪犯胃、饮食不节、情志失调、脾胃虚弱等，且病因之间可相互影响，兼夹为病。

2. 病机　呕吐的基本病机为胃失和降，胃气上逆。其病证有虚实两类，实证因邪气犯胃，以致胃失和降，气逆作呕；虚证为脾胃气阴亏虚，不能和降而致呕。病变脏腑在胃，还与肝、脾关系密切。暴病呕吐多属邪实，预后良好。久病呕吐，多属正虚或虚实夹杂，病程较长，且易反复发作，预后较差。

二、诊 断 要 点

1. 呕吐食物或清水痰涎,或干呕无物,伴脘腹不适,嘈杂吞酸,恶心纳呆。
2. 新病邪实,呕吐物多,有酸腐气味,常伴恶寒、发热、脉实有力等症。久病正虚,呕吐时作时止,呕吐无力,吐出物不多,酸臭味不甚,常伴精神萎靡,神疲倦怠,面色萎黄,脉弱无力等症。
3. 本病常有饮食不节、情志不畅或慢性迁延性疾病等病史。
4. 胃镜、上消化道钡餐、腹部B超等检查有助于诊断。

三、辨 证 论 治

(一)辨证要点

应首辨虚实。实证发病急,病程短,呕吐量多,呕吐物多有酸臭味,常伴恶寒发热,脉实有力等症。虚证呕吐物不多,酸臭味不甚,常伴有精神萎靡,神疲乏力,脉弱无力等症。

(二)治疗原则

和胃降逆。

(三)分证论治

1. 外邪犯胃

证候:突然呕吐,伴有胸脘痞闷,不思饮食,发热恶寒,头身疼痛,舌苔白腻,脉濡缓。

治法:解表疏邪,化浊和中。

方药:藿香正气散加减。

2. 饮食停滞

证候:呕吐酸腐,脘腹胀满,吐后即舒,嗳气厌食,大便稀溏或秘结,舌苔厚腻,脉滑实。

治法:消食化滞,和胃降逆。

方药:保和丸加减。

3. 肝气犯胃

证候:呕吐吞酸,嗳气频繁,情志抑郁时多加重,伴胸胁胀痛,烦闷不舒,舌红苔薄腻,脉弦。

治法:疏肝理气,和胃降逆。

方药:四逆散合半夏厚朴汤加减。

四、预 防 调 护

保持心情舒畅,避免情志刺激,对肝气犯胃者尤当注意。脾胃素虚患者,饮食不宜过多;胃中有热者,忌食肥甘厚味。避免风寒暑湿之邪的侵袭。尽量选择刺激性气味小的药物服用,且应少量频服,防止服后即吐。

[要点:呕吐之外邪犯胃证治宜藿香正气散加减;饮食内停证治宜保和丸加减;肝气犯胃证治宜四逆散合半夏厚朴汤加减;脾胃虚弱证治宜香砂六君子汤加减]

第七节 便 秘

便秘是指由于多种原因导致大肠传导失职,以大便秘结,排便周期延长;或周期不长,但粪质干结难下;或粪质不硬,但便而不畅为主要临床特征的病证。便秘既是临床独立病证,又是许多疾病的临床表现。

西医学中的功能性便秘、直肠及肛门疾病所致的便秘、内分泌及代谢性疾病的便秘，以及肌力减退所致的排便困难等，均可参考本节辨证论治。

一、病因与病机

1. 病因　感受外邪、饮食所伤、情志失调、阴阳气血不足等。
2. 病机　便秘的基本病机是大肠传导功能失常。病位在大肠，与脾、胃、肺、肝、肾等脏腑功能失调密切相关。便秘的病理性质有寒、热、虚、实之分。其寒、热、虚、实可相互转化或兼夹，可由实转虚，也可因虚致实，或形成虚实夹杂之证。便秘一般预后较好，但对年老体虚、产后气血亏损者，治疗不宜过急。

二、诊断要点

1. 临床表现为排便周期延长；或粪质干燥坚硬，便下困难；或排出无力，艰涩难出。常伴有腹胀，腹痛，口臭，或肛裂，痔疮，或汗出气短，头晕心悸等症。
2. 发病常与饮食、情志、坐卧少动、年老体虚、脏腑失调、热盛伤津、产后失血等因素有关。起病多缓，表现为慢性病变过程。
3. 便常规检查、大便潜血试验、直肠指检等常有助于排除肠道器质性病变。

三、辨证论治

(一)辨证要点

1. 辨粪质　粪质干燥坚硬，便下困难，肛门灼热，属燥热内结；大便艰涩，拘急腹痛，多为阴寒内盛；粪质不甚干结，排便不爽，腹胀肠鸣，多为气滞；粪质不干，便下无力，多为气虚。
2. 辨舌象　舌红少津，少苔或无苔，为阴津亏少；舌淡苔少，为气血不足；舌淡苔白滑，系阴寒内结；舌苔黄燥或厚腻，属肠胃积热。
3. 辨虚实　实秘当辨热秘、冷秘与气秘；虚秘当辨气虚、血虚、阴虚和阳虚。

(二)治疗原则

便秘的治疗以通下为原则，针对不同的病因采取相应的治法。实者以驱邪为主，并辅以顺气导滞之品；虚者以扶正为先，辅以甘温润肠之药。

(三)分证论治

1. 热结肠胃

证候：大便燥结或兼腹胀腹痛，面赤身热，烦躁不安，口干口臭，小便短赤，舌红苔黄燥，脉滑数。

治法：泄热导滞，润肠通便。

方药：麻子仁丸加减。

2. 肝脾气郁

证候：大便干结或不甚干结，欲便不出或便而不爽，肠鸣矢气，腹中胀痛，胸胁痞满，嗳气频作，纳食减少，舌苔薄腻，脉弦。

治法：顺气导滞。

方药：六磨汤加减。

3. 津亏血燥

证候：大便干结，面色、口唇、爪甲色淡，心悸气短，健忘，失眠多梦，舌淡苔白，脉细涩。

治法：养血润燥。

方药：润肠丸加减。

4. 阳虚寒凝

证候：大便干或不干，排出艰涩不畅，小便清长，面色㿠白，四肢不温，腹中冷痛，得热痛减，腰膝冷痛，舌淡苔白，脉沉迟。

治法：温阳通便。

方药：济川煎加减。

四、预防调护

饮食以清淡为主，多食用粗纤维及维生素丰富的食物，少吃辛辣刺激的食物。增加体育锻炼，养成按时排便的习惯。

[要点：便秘之热结肠胃证治宜麻子仁丸加减；肝脾气郁证治宜六磨汤加减；津亏血燥证治宜润肠丸加减；阳虚寒凝证治宜济川煎加减]

第八节 泄 泻

泄泻是以排便次数增多，粪质稀溏或完谷不化，甚至泻出如水样为主要临床表现的病证。

西医学中急性肠炎、慢性肠炎、肠道激惹综合征、吸收不良综合征、肠道肿瘤、肠结核等，若以泄泻为主症，均可参照本节进行辨证论治。

一、病因与病机

1. 病因 外感寒热湿邪、内伤饮食情志、脏腑功能失调。
2. 病机 泄泻的基本病机为脾虚湿盛，肠道传导功能失司。其病位在肠，同时与脾、肝、肾关系密切。病证有虚实之分，一般暴泻以湿盛为主，多属实证；久泻则多偏于虚证。虚实之间又多因脾虚和湿盛而相互转化夹杂。急性泄泻，绝大多数患者经及时、正确的治疗，可在短期内痊愈，但也可因失治或误治，迁延日久，转为慢性泄泻。

二、诊断要点

1. 以大便粪质稀溏为诊断的主要依据，常伴有腹胀，腹痛，肠鸣等症。
2. 急性暴泻起病急，病程短，可伴有恶寒，发热等症。慢性久泻起病缓，病程长，反复发作，时轻时重。饮食不当、着凉受寒或情志变化可诱发或加重。
3. 便常规检查、钡剂灌肠 X 线检查或纤维肠镜检查等有助于诊断。

三、辨证论治

(一)辨证要点

1. 辨虚实 暴泻者起病急，病程短，泄泻次数多，或伴腹痛，泻后痛减，多属实证；久泻者起病缓，病程长，泄泻呈间歇性，反复发作，腹痛不甚，喜温喜按，多属虚证。
2. 辨寒热 大便黄褐而臭，泻下急迫，肛门灼热，多属热证；大便清稀，完谷不化，多属寒证。
3. 辨证候特征 外感泄泻，多兼表证；食积泄泻，多伴腹痛肠鸣，泻后痛减；肝郁泄泻，每因情志不畅而诱发；脾虚泄泻，伴神疲乏力，食少纳呆；肾虚泄泻，多发于黎明之前，完谷不化，伴形寒肢冷。

(二)治疗原则

运脾化湿。

(三)分证论治

1. 食滞肠胃

证候：肠鸣腹痛，泻后痛减，粪便臭如败卵，脘腹胀满，不思饮食，嗳腐酸臭，舌苔垢浊或厚腻，脉滑。

治法：消食导滞，和中止泻。

方药：保和丸加减。

2. 脾胃虚弱

证候：大便时溏时泻，完谷不化，迁延反复，食少纳呆，食后不舒，稍进油腻等不易消化食物，则大便次数增加，面色萎黄，神疲乏力，舌淡苔白，脉细弱。

治法：健脾益气，化湿止泻。

方药：参苓白术散加减。

3. 肾阳虚衰

证候：黎明前脐腹作痛，肠鸣即泻，泻后则安，完谷不化，形寒肢冷，喜暖喜揉按，头晕耳鸣，腰膝酸软，舌淡苔白，脉沉弱。

治法：温肾健脾，固涩止泻。

方药：四神丸加减。

4. 肝郁脾虚

证候：腹痛泄泻，肠鸣腹胀，攻窜疼痛，矢气频作，伴胸胁胀痛，食少纳呆，善叹息，每因情志抑郁或精神紧张而发，舌淡红，脉弦。

治法：抑肝扶脾。

方药：痛泻要方加减。

四、预防调护

注意饮食卫生，避免进食生冷不洁食物，饮食有节，宜清淡、易消化为主。起居有常，居室冷暖适宜，慎防风寒湿邪侵袭。注意调畅情志，保持精神愉悦。

[要点：泄泻之食滞肠胃证治宜保和丸加减；脾胃虚弱证治宜参苓白术散加减；肾阳虚弱证治宜四神丸加减；肝郁脾弱证治宜痛泻要方加减]

第九节 头 痛

头痛是指因外感邪气或内伤杂病等原因，导致经脉不畅或失养，清窍不利，以患者自觉头部疼痛为主要表现的一种病证。头痛是临床常见症状，既可以单独出现，又可见于其他疾病的临床表现。

西医中偏头痛、血管性头痛、紧张性头痛、三叉神经头痛，以及某些感染性疾病、五官科疾病的头痛等，均可参照本节内容辨证施治。

一、病因与病机

1. 病因 头痛的病因包括外感和内伤两大类。外感以风邪为主，多伴寒、湿、热邪；内伤多与肝、脾、肾有关。

2. 病机 头部经脉不畅或失养，清窍不利为头痛的基本病机。头痛病位在头，与肝、脾、肾三脏关系密切。病证有虚实之分。外感头痛,病程短,头痛暴作,以实证为主,预后较好;内伤头痛病程长,反复发作,病情较为复杂,以虚证、虚实夹杂证、本虚标实证为主。

二、诊断要点

1. 临床以头痛为主症。
2. 多有感受外邪的病史,或有起居不慎、饮食劳倦、情志不畅、头部外伤、病后体虚等病史。
3. 血常规检查、测血压、脑电图检查、经颅多普勒检查、颅脑CT检查和磁共振成像(MRI)检查可以帮助明确诊断。

三、辨证论治

(一)辨证要点

1. 辨外感与内伤　外感头痛因外邪所致,属实证,起病急,疼痛较剧;内伤头痛以虚证或虚实夹杂证多见,起病缓,疼痛轻,遇劳加重,时作时止。
2. 辨疼痛性质　重痛为风湿头痛;头痛伴有紧束感为风寒头痛;胀痛而眩晕者为肝阳头痛;空痛为精伤;隐痛为精血亏虚;刺痛,痛处固定为瘀血所致。
3. 辨头痛相关经络　阳明头痛,在前额部及眉棱骨处;少阳头痛,在头两侧;太阳头痛,在头后部,下连于项;厥阴头痛则在巅顶。
4. 辨影响因素　寒湿者常和天气变化有关;气虚者与过劳有关;肝火者与情志波动有关。

(二)治疗原则

调神通窍,活络止痛。

(三)分证论治

1. 风寒头痛

证候:头痛起病较急,痛连项背,常有拘急收束感,恶风畏寒,遇风尤甚,口不渴,苔薄白,脉浮紧。

治法:疏风散寒止痛。

方药:川芎茶调散加减。

2. 风热头痛

证候:头痛而胀,甚则头痛如裂,恶风发热,面红目赤,口渴喜饮,小便黄赤,大便秘结,舌红苔黄,脉浮数。

治法:疏风清热和络。

方药:芎芷石膏汤加减。

3. 风湿头痛

证候:头痛如裹,肢体困重,纳呆胸闷,呕恶,小便不利,大便或溏,苔白腻,脉濡。

治法:祛风胜湿通窍。

方药:羌活胜湿汤加减。

4. 肝阳头痛

证候:头胀痛眩晕,头两侧少阳经为重,心烦易怒,夜寐不安,胁肋胀痛,面赤口苦,舌红苔黄,脉弦有力。

治法:平肝潜阳熄风。

方药:天麻钩藤饮加减。

5. 痰浊头痛

证候:头痛昏蒙,胸脘满闷,纳呆少食,呕恶痰涎,舌苔白腻,脉沉滑或弦滑。

治法:健脾燥湿,降逆止痛。

方药:半夏白术天麻汤加减。

6. 瘀血头痛

证候:头痛如刺,痛处固定不移,入夜尤甚,或有头部外伤史,舌质紫暗,或有瘀斑、瘀点,苔薄白,脉沉细或细涩。

治法:活血化瘀,通窍止痛。

方药:通窍活血汤加减。

四、预防调护

头痛患者应注意休息,保持情绪舒畅,寒温适宜,避免外邪侵袭,起居定时,参加体育锻炼,劳逸结合,饮食适度。此外,选择合适的头部按摩法可以有效的缓解头痛。

[要点:风寒头痛治宜川芎茶调散加减;风热头痛治宜芎芷石膏汤加减;风湿头痛治宜羌活胜湿汤加减;肝阳头痛治宜天麻钩藤饮加减;痰浊头痛治宜半夏白术天麻汤加减;瘀血头痛治宜通窍活血汤加减]

第十节 眩 晕

眩晕是指由于风、火、痰、瘀上扰清窍或精血亏少,清窍失养,临床上以头晕、目眩为主要表现的一种病证。眩即目眩,晕即头晕,两者常同时并见,故合称"眩晕"。

西医学中脑动脉硬化、椎-基底动脉供血不足、高血压、低血压、贫血等,以眩晕为主要症状者,均可参考本节内容辨证论治。

一、病因与病机

1. 病因 主要是情志不畅、饮食不节、年高体虚、跌仆外伤等。

2. 病机 主要是风、火、痰、瘀扰乱清空;或髓海不足、气血亏虚、清窍失养。眩晕病位在脑,与肝、脾、肾三脏关系密切。眩晕的病证以虚者居多,如气血两虚、肝肾阴虚、肾精亏虚;实证多由肝阳上亢、痰浊阻滞、痰火气逆或瘀血阻窍所致。病理性质属本虚标实。眩晕轻者,预后多良好;重者,持续时间较长,频繁发作,难以获得根治。

二、诊断要点

1. 临床表现为头目眩晕,视物旋转,轻者闭目即止,重者如坐车船,甚则仆倒。可伴有面色苍白,汗出,恶心呕吐,耳鸣耳聋,眼球震颤等。

2. 起病多慢性,逐渐加重或反复发作。多有情志不畅,久病体虚,年高肾亏,饮食不节,跌仆损伤等病史。

3. 检测血红蛋白浓度、红细胞计数,测血压,做心电图、颈X线摄片、经颅多普勒、颅脑CT等检查,有助于明确诊断,同时排除颅内肿瘤、血液病等。

三、辨证论治

(一)辨证要点

1. 辨虚实 一般新病,发作期,体壮,呕恶,面赤,头胀痛者多属实;久病,缓解期,体弱,乏力,耳鸣如蝉者多属虚。病久常虚中夹实,虚实夹杂。

2. 辨脏腑 眩晕虽病在清窍,但与肝、脾、肾三脏密切相关。肝阳上亢的眩晕,多兼见头目胀痛,面红目赤等症;脾气亏虚,气血不荣的眩晕,常兼见纳呆乏力,面色淡白无华等症;脾失健运,痰湿中阻的眩晕,常兼见脘闷纳呆,头重呕恶等症;肾精不足的眩晕,多兼见失眠多梦,腰酸腿软,耳鸣如蝉等症。

3. 辨标本　眩晕以肝肾阴虚、气血不足为本,风、火、痰、瘀为标,临床需多加辨识。

(二)治疗原则

补虚泻实,调整阴阳。

(三)分证论治

1. 肝阳上扰

证候:眩晕耳鸣,头痛且胀,口苦,面红目赤,急躁易怒,或肢麻震颤,颜面潮红,腰膝酸软,心悸,健忘,失眠多梦,遇烦劳、恼怒加重,甚则仆倒,舌红苔薄黄,脉弦细数。

治法:平肝潜阳,滋养肝肾。

方药:天麻钩藤饮加减。

2. 气血亏虚

证候:头晕目眩,动则加剧,遇劳则发,神疲乏力,面色、口唇、爪甲淡白无华,少寐多梦,舌淡苔薄白,脉细弱。

治法:补养气血,健运脾胃。

方药:归脾汤加减。

3. 痰浊上蒙

证候:视物旋转,头重如裹,胸闷呕恶,脘腹痞满,纳呆神疲,苔白腻,脉弦滑。

治法:燥湿祛痰,健脾和胃。

方药:半夏白术天麻汤加减。

四、预防调护

保证充足睡眠,注意劳逸结合,保持心情愉悦。饮食以清淡易消化为主,忌烟酒、油腻、辛辣之品。眩晕发病后要及时治疗,严重者应卧床休息,避免突然、剧烈的体位改变和头颈部运动,以防眩晕症状加重或昏仆。

[要点:眩晕之肝阳上扰证治宜天麻钩藤饮加减;气血亏虚证治宜归脾汤加减;痰浊上蒙证治宜半夏白术天麻汤加减]

第十一节　淋　　证

淋证是指肾与膀胱气化不利或气化无权,水道失司,以小便频数涩痛,淋沥不尽,小腹拘急或痛引腰腹为主要表现的病证。

西医学中某些泌尿系统疾病,如泌尿系感染、泌尿系结石、泌尿系结核、急性前列腺炎、慢性前列腺炎等,其临床表现为淋证者,可参考本节内容辨证论治。

一、病因与病机

1. 病因　主要为外感湿热、饮食不节、情志失调、禀赋不足或劳伤久病等。
2. 病机　主要是湿热蕴结下焦,肾与膀胱气化不利。淋证的病位在膀胱和肾,且与肝、脾密切相关。其病理性质有实有虚,且多见虚实夹杂。淋证的预后与其类型和病情轻重有关。一般淋证初起,多较易治愈;淋证日久不愈或反复发作,可以转为劳淋。

二、诊断要点

1. 小便频数,淋沥涩痛,小腹拘急或痛引腰腹是诊断淋证的主要依据,但还要根据淋证的临床特征,再确定其具体的类型。
2. 本病多发于已婚女性,每因感受外邪、疲劳过度、情志变化、房事不洁等诱发。反复发作或久病后,常伴有低热,腰痛,小腹坠胀,疲劳等症。
3. 一般尿常规为辅助检查的首选,其他如尿细菌培养、B超、膀胱镜、肾盂造影等检查,有助于辅助诊断或指导用药。

三、辨证论治

(一)辨证要点

1. 辨淋证的类型　各类淋证除上述共同临床特征外,又各具特点。
(1)热淋:起病急,小便短赤,灼热刺痛,或伴恶寒发热。
(2)石淋:小便排出砂石样物质,或排尿突然中断,尿道窘迫疼痛,腰腹绞痛难忍,或肉眼可见血尿。
(3)血淋:尿色红而痛。
(4)劳淋:久淋,小便淋沥不尽,腰酸痛,时作时止,遇劳倦或房劳即加重或诱发。
2. 辨淋证的虚实　一般初起或在急性发作阶段属实,久病多虚。
3. 辨标本缓急　各种淋证之间可同时存在,也可相互转化,所以辨证时,须分清标本、虚实、主次。一般按照正气为本,邪气为标;病因为本,证候为标;旧病为本,新病为标的标本关系,来进行分析判断。

(二)治疗原则

实则清利,虚则补益。

(三)分证论治

1. 热淋

证候:小便短数,灼热刺痛,尿色黄赤,少腹拘急胀痛,或发热恶寒,口苦,呕恶,或腰痛拒按,或大便秘结,苔黄腻,脉濡数。

治法:清热利湿通淋。

方药:八正散加减。

2. 石淋

证候:尿中夹有砂石,小便艰涩,或排尿中断,尿道窘迫疼痛,少腹拘急,或突发腰腹绞痛难忍,往往突发,甚或尿中带血,舌红苔薄黄,脉弦或带数。

治法:清热利湿,排石通淋。

方药:石苇散加减。

3. 血淋

证候:实证小便涩痛,尿色深红,小腹胀满疼痛,或见心烦口渴,舌红苔黄,脉滑数。虚证尿色淡红,尿痛不著,神疲乏力,舌淡红,脉细数。

治法:实证宜清热通淋,凉血止血;虚证宜滋阴清热,补虚止血。

方药:实证用小蓟饮子加减,虚证则知柏地黄丸加减。

4. 劳淋

证候:淋证日久,小便赤涩疼痛不甚,但淋沥不已,时发时止,遇劳易发,伴腰酸膝软,神疲乏力,舌淡,脉弱。

治法:健脾益肾。

方药:无比山药丸加减。

四、预防调护

消除淋证发生的各种诱因,如外邪入侵、憋尿、纵欲过度、过劳、外阴不洁及不必要的泌尿道器械的使用等。淋证患者应多饮水,饮食清淡,忌肥甘厚味、辛辣之品。平时加强锻炼,保持情志舒畅,提高机体抗病能力。

[要点:热淋治宜八正散加减;石淋治宜石苇散加减;血淋实证用小蓟饮子加减,虚证则知柏地黄丸加减;劳淋治宜无比山药丸加减]

第十二节 阳 痿

阳痿是指青壮年男性性生活时,由于阴茎痿软不举或举而不坚,无法进行正常性生活的病证。西医学中各种功能及器质性疾病造成的阳痿,可参照本节内容辨证论治。

一、病因与病机

1. 病因 主要有禀赋不足、久病劳伤、饮食不节、七情内伤、外邪侵袭等。
2. 病机 为肝、肾、心、脾受损,气血阴阳亏虚,经脉失养;或经络阻滞,导致宗筋失养而发为阳痿。本病病位在宗筋,病变脏腑主要在于肝、肾、心、脾。阳痿的病理性质,有虚实之分,且多虚实相兼。本病预后大多良好,但对先天不足或久病痰瘀闭阻经络者,则多预后不良。

二、诊断要点

1. 青壮年男性性交时,阴茎痿软不举或举而不坚,无法进行正常性生活。
2. 常伴有神疲乏力,腰酸膝软,或小便不畅,淋漓不尽等症。
3. 本病常有房劳过度,频繁手淫,久病体弱等病史。

三、辨证论治

(一)辨证要点

1. 辨虚实 本病有虚实之别,也有虚实夹杂者,故首先当辨清脏腑虚实。标实者需区别气滞、湿热;本虚者需辨气、血、阴、阳之别,病变脏腑的不同;虚实夹杂者,先辨虚损之脏腑,后辨夹杂之病邪。
2. 辨有火无火 阳痿者,舌淡苔白,脉沉细,为无火;舌红苔黄腻,脉濡数或弦数者,为有火。

(二)治疗原则

实证宜泻,虚证宜补,虚实夹杂者宜标本兼顾。

(三)分证论治

1. 肾阳不振

证候:阳痿不举或举而不坚,精薄清冷,神疲倦怠,畏寒肢冷,面色㿠白,腰膝酸软,夜尿清长,舌淡胖苔白,脉沉细。

治法:温肾壮阳。

方药：右归丸、赞育丸加减。

2. 心脾两虚

证候：阳痿不举，心悸，夜寐不安，神疲乏力，面色萎黄，胃纳不佳，腹胀便溏，舌淡苔薄白，脉细弱。

治法：补益心脾。

方药：归脾汤加减。

3. 肝郁不舒

证候：阳痿不举或举而不坚，心情抑郁，急躁易怒，胸胁胀满疼痛，脘闷不适，食少便溏，苔薄白，脉弦。

治法：疏肝解郁。

方药：逍遥散加减。

四、预防调护

切忌恣情纵欲、房事过频、手淫过度。饮食宜清淡，不应过食醇酒肥甘。调畅情志，防止精神紧张是预防及调护阳痿的重要环节。

[要点：阳痿之命门火衰证治宜右归丸、赞育丸加减；心脾亏虚证治宜归脾汤加减；肝郁不舒证治宜逍遥散加减；惊恐伤肾证治宜大补元煎加减；湿热下注证治宜龙胆泻肝汤加减]

第十三节 郁 证

郁证是由气机郁滞所致，以精神抑郁，情志不宁，胸部满闷，胁肋胀痛，或易怒善哭，或咽中如有异物梗塞为主要临床表现的病证。

西医学的抑郁型精神病、神经衰弱、癔病、焦虑症、更年期综合征等，出现郁证临床表现时，均可参照本节内容进行辨证论治。

一、病因与病机

1. 病因　愤懑郁怒、忧思不解等情志内伤是郁证发生的主要原因。

2. 病机　主要为肝气郁结，脾失健运，心失所养，脏腑阴阳气血失调，气机郁滞。病位主要在肝，与心、脾、肾关系密切。初起多为实证，日久转虚或虚实夹杂，预后一般较好。如能尽早解除致病的根本情志刺激，对本证的治疗有很大帮助；如不能很好地控制情绪，病情常有反复和波动。

二、诊断要点

1. 临床以心情抑郁，情绪不宁，胸部满闷，胁肋胀痛，或善怒易哭，或咽中如有异物梗塞为主要临床表现。病情随情志变化而波动，多发于中青年女性。

2. 多数患者有忧愁、焦虑、悲哀、恐惧、愤懑等情绪内伤病史。

3. 排除器质性病变。

三、辨证论治

(一)辨证要点

1. 辨脏腑　郁证临证时应辨清受病脏腑及六郁的不同。一般而言，气郁、血瘀、火郁与肝有关；食积、湿滞、痰积与脾有关；虚证则分别与心、肝、脾有关，其中与心的关系最为密切。

2. 辨虚证　初病多实,久病多虚。气郁、血瘀、火郁、食积、湿滞、痰积属实;而心、肝、脾等脏腑气血或阴精亏损所致的郁证属虚。同时还应注意虚实夹杂的复杂证候。

(二)治疗原则

理气开郁,调畅气机,怡情易性。

(三)分证论治

1. 肝气郁结

证候:精神抑郁,情志不宁,善太息,胸部痞满,胁肋胀痛,痛无定处,脘闷嗳气,食少纳呆,大便不调,妇女乳房胀痛,舌苔薄腻,脉弦。

治法:疏肝解郁,理气畅中。

方药:柴胡疏肝散加减。

2. 痰气郁结

证候:精神抑郁,胸部窒闷,胁肋胀痛,咽中如有炙脔,吐之不出,咽之不入,病情随情志变化而波动,苔白腻,脉弦滑。

治法:行气开郁,化痰散结。

方药:半夏厚朴汤加减。

3. 心脾两虚

证候:多思善疑,神疲头晕,心悸气短,失眠健忘,食少纳呆,面色少华,舌淡苔薄白,脉细。

治法:健脾养心,补益气血。

方药:归脾汤加减。

四、预防调护

本病防治的重要措施是避免忧愁思虑,防止情志内伤。

[要点:肝气郁结证治宜柴胡疏肝散加减;痰气郁结证治宜半夏厚朴汤加减;心脾两虚证治宜归脾汤加减]

第十四节　虚　劳

虚劳又称虚损,是以脏腑亏败、阴阳气血虚衰为主要病机,以五脏虚损为主要表现的多种慢性虚弱证候的总称。

西医学中各系统的各种慢性消耗性和功能衰退性疾病,出现类似虚劳的症状时,均可参照本节内容辨证论治。

一、病因与病机

1. 病因　主要为禀赋薄弱,烦劳过度,饮食不节,久病体虚,失治、误治等。

2. 病机　为脏腑功能减退,气、血、阴、阳亏虚。其病位在五脏,尤以脾、肾为主。虚劳一般病程长,多为久病顽疾。其转归及预后与患者体质的强弱,能否消除致病因素,以及能否得到及时、正确的治疗密切相关。

二、诊断要点

1. 多见体倦乏力,身形瘦小,食少纳呆,心悸气短,面容憔悴,或五心烦热,潮热盗汗,或畏寒肢冷,脉虚无力等症。若病程较长,经久不愈,症状可呈进行性加重。

2. 有引起虚劳的病因及较长的原发病史。

3. 排除其他病证中的虚证。

三、辨 证 论 治

(一)辨证要点

1. 辨别五脏气血阴阳亏虚　虚劳的证候不离五脏,而五脏之虚,又不外乎气、血、阴、阳的亏虚,故虚劳的辨证应以五脏的气、血、阴、阳为纲。

2. 辨有无兼夹病证　虚劳一般病程较长,辨证时还应注意有无兼夹病证。

(二)治疗原则

对于虚劳的治疗,当以补益为基本原则。

(三)分证论治

1. 肺气虚

证候:咳嗽无力,咳痰清稀,气短懒言,自汗,声音低怯,时寒时热,易于感冒,面色淡白,舌淡,脉弱。

治法:补益肺气。

方药:补肺汤加减。

2. 心气虚

证候:心悸气短,动则尤甚,神疲乏力,自汗懒言,舌淡,脉弱。

治法:益气养心。

方药:七福饮加减。

3. 脾气虚

证候:食少纳呆,食后胃脘不舒,神疲乏力,大便溏薄,面色萎黄,舌淡,脉弱。

治法:健脾益气。

方药:加味四君子汤加减。

4. 肾气虚

证候:倦怠乏力,腰膝酸软,头晕耳鸣,小便频数清长,白带清稀,舌淡,脉弱。

治法:益气补肾。

方药:大补元煎加减。

5. 肝血虚

证候:头晕目花,胁肋疼痛,四肢麻木,筋脉拘急,或筋惕肉瞤,唇、舌、爪甲色淡,妇女月经不调甚至闭经,面色少华,舌淡,脉弦细。

治法:补血养肝。

方药:四物汤加减。

6. 肺阴虚

证候:干咳少痰,口燥咽干,声音嘶哑,甚或失音,咯血,潮热盗汗,五心烦热,两颧潮红,舌红少津,脉细数。

治法:养阴润肺。

方药:沙参麦冬汤加减。

7. 肾阴虚

证候:腰膝酸软,头晕耳鸣,甚则耳聋,盗汗遗精,口干咽痛,两颧潮红,舌红少津,脉沉细。

治法:滋补肾阴。

方药:左归丸加减。

8. 肾阳虚

证候：腰膝酸软，阳痿遗精，多尿或失禁，面色苍白，形寒肢冷，下利清谷或五更泄泻，舌淡胖有齿痕，苔白，脉沉迟。

治法：温补肾阳。

方药：右归丸加减。

四、预防调护

预防虚劳应注意防寒保暖，尽量减少伤风感冒。饮食有节，食清淡、富于营养、易消化的食物，戒烟酒。生活起居有规律，劳逸适度。保持情绪稳定，精神愉悦。

[要点：肺气虚证治宜补肺汤加减；心气虚证治宜七福饮加减；脾气虚证治宜加味四君子汤加减；肾气虚证治宜大补元煎加减；肝血虚证治宜四物汤加减；肺阴虚证治宜沙参麦冬汤加减；肾阴虚证治宜左归丸加减；肾阳虚证治宜右归丸加减]

第十五节 痹 症

痹症是由于正气不足，致风、寒、湿、热等邪气乘虚而入，滞留筋脉、关节等部位，导致经脉痹阻，不通则痛的一种病证。

西医学中风湿热、风湿性关节炎、类风湿关节炎、痛风、强直性脊柱炎、骨质增生性疾病（如颈椎病、增生性脊柱炎）等，在其病变过程中出现类似痹症的临床表现时，均可参考本节内容辨证论治。

一、病因与病机

1. 病因 正气亏虚、卫外不固是痹症发病的内在因素，而感受风、寒、湿、热等外邪是其发病的外在条件。

2. 病机 风、寒、湿、热、痰、瘀之邪侵袭肢体筋脉、关节、肌肉，致经脉痹阻，气血不畅，不通则痛，为痹症的基本病机。病位主要在关节、肌肉、经络，与肝、脾、肾关系密切。疾病初期、中期以风、寒、湿、热、瘀血、痰浊痹阻为主，多为实证；后期往往损伤脏腑气血，发展为正虚邪实的虚实夹杂证。本病的预后与感邪的轻重、正气强弱、治疗是否得当等因素密切相关。痹症初起，及时治疗，多可痊愈；若反复发作，迁延不愈，或失治、误治等，多预后较差。

二、诊断要点

1. 临床以肢体肌肉或关节疼痛、麻木、重着，或关节僵硬变形，行动障碍等为特征。
2. 本病可发生于任何年龄，发病与寒冷、潮湿、劳累或饮食不当等因素有关。
3. 红细胞沉降率（ESR）增快，关节 X 线摄片等见病理改变，常可辅助诊断。

三、辨证论治

(一) 辨证要点

1. 辨病因 以游走性疼痛为主，多为风痹；痛势盛，遇寒加剧者，为寒痹；关节重着不移，为湿痹；关节红肿热痛，为风湿热痹；关节肿大，见漫肿，多为水湿。痰瘀互结，则按之稍硬，疼痛剧烈；若有瘀血则舌有瘀斑、瘀点，痰浊则舌苔腻。

2. 辨虚实 痹症初起，多为实证；若渐进发展或反复发作，多为正虚邪实之证。

(二)治疗原则

祛邪通络,缓急止痛。

(三)分证论治

1. 行痹

证候:肢体关节疼痛酸楚,游走不定,屈伸不利,日轻夜重,不局限于任何位置,可涉及肢体多个关节。急性期红肿热剧,伴恶风发热,舌苔薄白或腻,脉浮或浮紧。

治法:祛风通络,散寒除湿。

方药:防风汤加减。

2. 痛痹

证候:肢体关节疼痛剧烈,痛有定处,得热痛减,遇寒增剧,日轻夜重,关节屈伸不利,局部有冷感,皮色不红,关节不肿,舌淡苔白,脉弦紧或沉弦。

治法:温经散寒,祛风除湿。

方药:乌头汤加减。

3. 着痹

证候:多见于下肢,肢体关节肌肉疼痛酸胀,重则肿胀,痛有定处,重着不移,皮色不红,肌肤麻木不仁,活动不便,苔厚腻,脉濡缓。

治法:除湿健脾,祛风通络。

方药:薏仁汤加减。

四、预防调护

预防痹证应首先注意防寒保暖,适度进行体育锻炼,增强机体抗病能力。

[要点:行痹治宜防风汤加减;痛痹治宜乌头汤加减;着痹治宜薏仁汤加减]

第十六节 痛 经

女性在经期或经行前后出现周期性小腹疼痛,或痛引腰骶,或剧痛晕厥者,称为痛经,又称经行腹痛。

痛经分为原发性痛经和继发性痛经。原发性痛经即功能性痛经,不伴有明显的盆腔器质性疾病。本节所述痛经均为原发性痛经。

一、病因与病机

1. 病因 先天不足,久病体虚,房劳过度,情志不遂,外感寒凉或湿热之邪等。

2. 病机 痛经之证有虚实之分。实证多为冲任受阻所致,不通则痛;虚证多由冲任失养所致,不荣则痛。病位在冲任、胞宫。

二、诊断要点

1. 临床表现为经期或经行前后小腹疼痛,可痛及全腹或腰骶部,甚者疼痛难忍,晕厥,伴有呕吐,汗出。

2. 排除器质性病变引发的继发性痛经。

三、辨 证 论 治

(一)辨证要点

辨脏腑寒、热、虚、实:一般经前、经期痛,腹痛拒按,多属实;经后痛,隐痛喜按,多属虚。得热痛减多为寒,得热痛增多为热。胀甚于痛多为气滞,痛甚于胀多为血瘀。痛在少腹病多在肝,痛引腰际病多在肾。本病以实证居多,虚证较少,也有虚实夹杂者。

(二)治疗原则

本病治疗以调理气血为主。

(三)分证论治

1. 气滞血瘀

证候:经前或经期小腹胀痛,伴有胸胁、两乳胀痛,经行不畅,紫黯有块,经下痛减,舌紫黯瘀斑瘀点,脉弦或弦涩有力。

治法:活血化瘀,行气止痛。

方药:膈下逐瘀汤加减。

2. 阳虚内寒

证候:经期或经后小腹冷痛,疼痛隐隐,喜温喜按,遇寒加重,得热痛减,经行量少,色淡,腰膝酸软,小便清长,大便溏薄,舌淡胖苔白润,脉沉。

治法:扶阳暖宫,温经止痛。

方药:温经汤加减。

3. 气血亏虚

证候:经期或经后小腹隐痛喜揉按或坠痛,经行量少,色淡质稀,伴神疲倦怠,头晕耳鸣,心悸失眠,面色淡白无华,舌淡苔薄,脉细弱。

治法:益气补血,和营止痛。

方药:圣愈汤加减。

四、预 防 调 护

经期注意防寒保暖,禁房事,不宜食用生冷、寒凉、油腻之品。注意调畅情志,以免气机郁滞。

[要点:痛经之气滞血瘀证治宜膈下逐瘀汤加减;阳虚内寒证治宜温经汤加减;气血亏虚证治宜圣愈汤加减]

第十七节 带 下 病

带下量明显增多,伴色、质、味的异常,或伴全身或局部症状者,称带下病。西医学的阴道炎、宫颈炎、盆腔炎等所致的白带增多,均可参考本节辨证论治。

一、病因与病机

1. 病因 湿邪为患。
2. 病机 任脉不固,带脉失约。病位主要在前阴、胞宫。临证有虚实之分。

二、诊断要点

1. 临床表现为带下量明显增多,并伴色、质、气味的异常,或伴有局部和全身症状。
2. 妇科检查可见各类阴道炎、宫颈炎、盆腔炎等炎症体征,也可发现肿瘤。

3. 血常规检查、阴道分泌物涂片检查、宫颈刮片检查、B超检查等有助于明确诊断。

三、辨证论治

(一)辨证要点

主要辨虚、实、寒、热：量少色淡质稀者，多属虚、属寒；量多色黄质稠者，多属实、属热；带下量多，色黄或赤白带下，质稠如脓，腐臭难闻者，多为热毒。

(二)治疗原则

治疗以除湿为主。

(三)分证论治

1. 脾虚湿困

证候：带下量多，色白，质稀或如涕如唾，绵绵不断，无气味，伴面色淡白，四肢不温，食少纳呆，腹胀便溏，神疲体倦，或肢体水肿，舌淡胖，苔白或腻，脉缓弱。

治法：健脾益气，升阳除湿。

方药：完带汤加减。

2. 湿热下注

证候：带下量多，色黄或呈脓性，质稠味臭，或带下色白，如豆渣状。伴外阴瘙痒，小腹坠胀，纳呆呕恶，口苦口干，小便赤涩，舌红苔黄腻，脉滑数。

治法：清热利湿止带。

方药：止带方加减。

四、预防调护

注意个人卫生，保持外阴清洁。经期、产后不要冒雨涉水或久居潮湿之地。饮食清淡，不宜过食肥甘厚味或辛辣之品。避免多产及多次人工流产。反复发作者，应检查性伴侣。医务人员应严格执行消毒隔离制度，避免交叉感染。

［要点：带下之脾虚湿困证治宜完带汤加减；湿热下注证治宜止带方加减］

第十八节 乳　　癖

乳癖是以乳腺内有形状不一、大小不等的肿块，并伴有疼痛，与月经周期相关为主要表现的乳腺组织的良性增生性病证。

一、病因与病机

由于情志不畅或精神刺激，致肝气郁结，气机阻滞不通，或所思不遂，致脾失健运，痰浊内生，肝郁痰结，气血瘀阻，滞于乳络而发本病；或因冲任失调，乳房痰浊凝结而发病。

二、诊断要点

1. 两侧乳房内有多个大小不一的肿块，形态不规则，或圆或扁，质地坚韧，经前常有乳房胀痛。
2. 多见于中青年女性，病程较长，可达数年。
3. B超检查、乳腺钼靶X线摄影检查等，可帮助明确诊断。

三、辨证论治

1. 肝郁痰凝

证候：乳房胀痛或刺痛，病症可随情志改变缓解或加重，伴胸胁胀闷，善太息，闷闷不乐，情志抑郁，失眠健忘，舌淡红苔薄白，脉弦和细涩。多见于青年妇女。

治法：疏肝解郁，化痰散结。

方药：逍遥蒌贝散加减。

2. 冲任失调

证候：乳房肿块，胀满疼痛，经前加重，经后缓减，伴腰酸倦怠，神疲乏力，头晕目眩，月经先期或后期，量少色淡，甚至经闭，舌淡苔白，脉沉细。多见于中年女性。

治法：调摄冲任。

方药：加味二仙汤加减。

四、预防调护

调畅情志，保持心情愉悦。生活有规律，饮食清淡，忌食辛辣厚味之品。

[要点：乳癖之肝郁痰凝证治宜逍遥蒌贝散加减；冲任失调证治宜加味二仙汤加减]

第十九节 疖

疖是一种局限于皮肤和皮下组织的急性化脓性疾病，可生长在皮肤任何部位，小儿、青壮年多见。

一、病因与病机

内有湿火，外感风邪，两邪相搏，蕴结肌肤；或由于在夏秋之季，感受暑热湿毒之邪而生；或因天气炎热，汗出不彻，引起痱子，破伤染毒而发。

疖一般症状较轻，预后较好。但患疖肿后，若处理不当，脓液潴留；或搔抓碰破，致脓毒旁窜，则易在头皮较薄之处蔓延，窜空而成蝼蛄疖，预后较差。

二、诊断要点

1. 突起根浅，局部皮肤红肿热痛，肿势局限，范围多在3厘米左右，易肿、易溃、易敛。
2. 可伴恶寒发热、口干口渴、小便短黄、大便秘结等症状。
3. 多发于夏秋季节，小儿、青壮年多见。

三、辨证论治

1. 热毒蕴结

证候：轻者疖肿只有数个，重者散发全身，或簇集一处，或此起彼伏，伴发热口渴，小便短赤，大便秘结，舌红苔黄，脉数。

治法：清热解毒。

方药：五味消毒饮加减。

2. 暑湿蕴结

证候：好发于头面、颈背、臀部等部位，单个或多个发病，红肿热痛，抓破流脓水，伴心烦呕恶，胸闷纳呆,口苦咽干,小便短赤,大便干结,舌红苔黄腻,脉滑数。

治法:清暑化湿解毒。

方药:清暑汤加减。

3. 体虚毒恋

证候:疖肿较大,颜色暗红,脓水稀少,散发于全身各处,此起彼伏,易发展成有头疽,伴烦热口渴,神疲乏力,舌红苔薄黄,脉细数。

治法:扶正解毒。

方药:四妙汤加减。

四、预防调护

注意个人卫生,保持局部皮肤清洁。夏秋之季多食用绿豆薏仁汤等清凉饮品,少食辛辣、油炸及醇厚之品,患病时忌食鱼腥等发物。

[要点:疖之热毒蕴结证治宜五味消毒饮加减;暑湿蕴结证治宜清暑汤加减;体虚毒恋证治宜四妙汤加减]

第二十节 瘾 疹

瘾疹是以皮肤异常瘙痒,出现成块、成片状风团,时隐时现,遇风易发为特征的病证,又称"风疹块"。

一、病因与病机

本病产生的根本原因是禀赋不足,机体对某些物质过敏所致。可因肌表卫外不固,外邪客于肌肤;或因湿热郁蒸于肌肤;或因气血不足,虚风内生;或因情志不畅,冲任失调,肝肾亏虚,而致风邪搏结于皮肤而发病。本病急性发作者,多可痊愈;慢性发作者,常反复发作,缠绵难愈。

二、诊断要点

1. 皮肤上突然出现风团,色白、色红或正常肤色,形态不等,大小不一,或稀疏出现,或密集成片,发无定时,反复发作,但以傍晚为多;消退后不留痕迹。

2. 自觉剧痒、烧灼或刺痛。急性者,发病急,风团骤然出现,迅速消退;慢性者,反复发作,经久不愈。

三、辨证论治

1. 风热犯表

证候:风团色鲜红,灼热剧痒,遇热则症状加重,遇寒稍缓,伴恶寒发热,咽喉肿痛,口干口渴,舌红苔薄白或薄黄,脉浮数。

治法:疏风清热。

方药:消风散加减。

2. 风寒束表

证候:风团色白,遇风寒加重,得温稍缓,口淡不渴,舌淡苔白,脉浮紧。

治法:疏风散寒。

方药:桂枝汤或麻黄桂枝各半汤加减。

3. 血虚风燥

证候：风团反复发作，迁延不愈，午后或夜间加剧，伴烦躁易怒，口干口渴，手足心热，舌红少津，脉沉细。

治法：养血祛风润燥。

方药：当归饮子加减。

四、预防调护

尽可能找到导致瘾疹的病因并祛除。平时应生活规律，起居有时，保持情绪舒畅，避免风寒之邪。饮食宜清淡，禁食辛辣刺激、鱼虾等物。

[要点：瘾疹之风热犯表证治宜消风散加减；风寒束表证治宜桂枝汤或麻黄桂枝各半汤加减；血虚风燥证治宜当归饮子加减]

第二十一节 痔

痔又称痔疮，是直肠末端黏膜下和肛管皮肤下的直肠静脉丛发生扩大、曲张所形成的柔软静脉团，或肛缘皮肤结缔组织增生，或肛管皮下静脉曲张破裂形成隆起物。痔是发生在肛门部位的常见疾病。根据病变部位不同，分为内痔、外痔和混合痔。

一、内 痔

发生在肛门齿线以上，直肠末端黏膜下的静脉丛扩大、曲张，所形成的柔软静脉团，称为内痔。

(一)病因与病机

多因素体虚弱，静脉壁薄弱，或便秘，或久泻久痢，或如厕久蹲，或过食辛辣肥甘厚味，导致脏腑功能失调，气血瘀滞不畅，阻于肛门而生痔。

(二)诊断要点

初期多以便血而无痛感为主要症状，多在排便时出血，血液与粪便不相混。多因饮酒、过劳、便秘或腹泻时加重或复发。

(三)辨证论治

1. 风伤肠络

证候：大便带血、滴血或呈喷射状，色鲜红，伴口干，小便短黄，大便秘结，舌红苔黄，脉数。

治法：清热凉血祛风。

方药：凉血地黄汤加减。

2. 湿热下注

证候：便血色鲜红，量多，痔核脱出嵌顿，肿胀疼痛，或糜烂坏死，口渴不欲饮，口干口苦，小便黄，舌质红，苔黄腻，脉滑数。

治法：清热利湿止血。

方药：止痛如神汤加减。

3. 脾虚气陷

证候：肛门重坠，痔核脱出，需用手托回，大便带血，色淡红，病程迁延，面色淡白，倦怠乏力，纳呆便溏，舌淡苔白，脉弱。

治法:健脾益气。

方药:补中益气汤加减。

(四)预防调护

养成每天定时排便的习惯,保持大便通畅,如厕不宜久蹲。注意饮食清淡,多饮水,多食蔬菜水果和富含纤维的食物,少食辛辣刺激之物。

二、外 痔

发生在齿线以下的肛管外静脉丛扩大曲张、破裂或肛门皮肤因反复炎症刺激而增生所形成的疾病称为外痔。

(一)病因与病机

邪毒入侵、大便努责或女性生产,致气滞血瘀,日久不散,或肌肤增生致外痔形成。

(二)诊断要点

肛门边缘有赘生物,质地柔软,逐渐增大,不痛,一般无出血。

(三)治疗方法

1. 内治法 外痔一般不需内治。若外痔染毒肿痛,可清热利湿,方用止痛如神汤或五神汤加减。

2. 外治法

(1)可用苦参煎汤清洗以防感染。

(2)外痔肿痛时可用痔疮膏外涂。

3. 其他疗法 外痔较大,经常肿痛,影响生活质量时可手术切除。

(四)预防调护

同内痔的预防调护。

[要点:内痔之风伤肠络证治宜凉血地黄汤加减;湿热下注证治宜止痛如神汤加减;脾虚气陷证治宜补中益气汤加减。外痔主要采用药物清洗、涂抹以及手术摘除等治疗方法]

思 考 与 练 习

单选题

1. 感冒之风寒证常用的方药是(　　)
   A. 荆防败毒散　　B. 银翘散　　C. 新加香薷饮　　D. 加减葳蕤汤

2. 咳嗽之风燥伤肺证常用的方药是(　　)
   A. 桑菊饮　　B. 桑杏汤　　C. 清金化痰汤　　D. 沙参麦冬汤

3. 不寐之心火炽盛证常用的方药是(　　)
   A. 龙胆泻肝汤　　B. 黄连温胆汤　　C. 朱砂安神丸　　D. 酸枣仁汤

4. 呕吐之脾胃虚弱证常用的方药是(　　)
   A. 藿香正气散　　B. 沙参麦冬汤　　C. 归脾汤　　D. 香砂六君子汤

5. 胸痹之心血瘀阻证常用的方药是(　　)
   A. 血府逐瘀汤　　B. 柴胡疏肝散　　C. 瓜蒌薤白半夏汤　　D. 天王补心丹

真题链接

单选题

1. 某男,62岁。患胸痹5年,胸痛胸闷,胸胁胀满,唇舌紫暗,脉涩。其证当属于( )
   A. 寒凝心脉　　　　B. 痰瘀痹阻　　　　C. 气虚血瘀
   D. 心肾阳虚　　　　E. 气滞血瘀

   (2015年国家执业药师资格考试《中药学综合知识与技能》真题)

2. 某男,75岁。患中风1年,左侧肢软无力,手足浮肿,语言謇涩,面色少华。舌体不正,舌质淡紫,边有瘀斑,舌苔薄白,脉细涩无力。中医辨证是( )
   A. 风痰阻络　　　　B. 气虚血瘀　　　　C. 肾精亏损
   D. 痰蒙神窍　　　　E. 肝阳上亢

   (2016年国家执业药师资格考试《中药学综合知识与技能》真题)

(王光普)

参 考 文 献

[1] 刘忠德,张鸥.中医外科学[M].北京:中国中医药出版社,2009.
[2] 张伯讷.中医学基础讲稿[M].北京:人民卫生出版社,2009.
[3] 潘年松.中医学[M].北京:人民卫生出版社,2009.
[4] 梁华龙.中医辨证学[M].2版.北京:人民军医出版社,2009.
[5] 肖振辉.中医内科学[M].北京:人民卫生出版社,2010.
[6] 傅淑清.中医妇科学[M].北京:人民卫生出版社,2010.
[7] 何晓晖.中医基础理论[M].北京:人民卫生出版社,2010.
[8] 孙广仁.中医基础理论[M].北京:中国中医药出版社,2012.
[9] 高思华,王键.中医基础理论[M].北京:人民卫生出版社,2012.
[10] 何建成,潘毅.中医学基础[M].北京:人民卫生出版社,2012.
[11] 陈家旭,邹小娟.中医诊断学[M].2版.北京:人民卫生出版社,2012.
[12] 马宝璋,齐聪.中医妇科学[M].北京:中国中医药出版社,2012.
[13] 叶玉枝.中医基本理论[M].北京:人民卫生出版社,2013.
[14] 高鹏翔.中医学[M].北京:人民卫生出版社,2013.

图书在版编目(CIP)数据

中医学基础/孙立艳,李艳梅主编.—2版.—南京：江苏凤凰科学技术出版社，2018.1(2023.7重印)
全国高职高专教育"十三五"规划教材
ISBN 978-7-5537-8718-3

Ⅰ.①中… Ⅱ.①孙…②李… Ⅲ.①中医医学基础—高等职业教育—教材 Ⅳ.①R22

中国版本图书馆CIP数据核字(2017)第286874号

中医学基础

主　　编	孙立艳　李艳梅
策划编辑	樊　明　谷建亚
责任编辑	易莉炜
责任校对	仲　敏
责任监制	刘文洋
出版发行	江苏凤凰科学技术出版社
出版社地址	南京市湖南路1号A楼，邮编：210009
出版社网址	http://www.pspress.cn
照　　排	南京紫藤制版印务中心
印　　刷	江苏凤凰数码印务有限公司
开　　本	880 mm×1 230 mm　1/16
印　　张	14.75
版　　次	2018年1月第2版
印　　次	2023年7月第4次印刷
标准书号	ISBN 978-7-5537-8718-3
定　　价	39.80元

图书如有印装质量问题，可随时与我社印务部调换。